薬剤師のための医学論文活用ガイド

エビデンスを探して読んで行動するために必要なこと

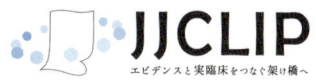

「薬剤師のジャーナルクラブ」編集

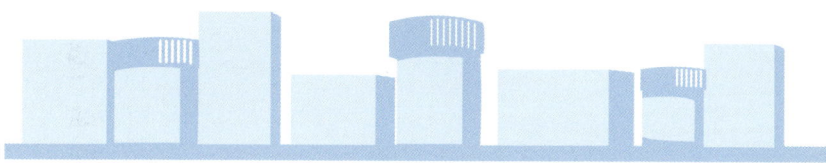

中外医学社

序

　私たちの願いは，「EBM」という言葉がこの世からなくなることです．

　EBM とは，Evidenced Based Medicine のことで，「科学的根拠に基づく医療」と訳されます．しかし，そもそも医学や薬学というのは科学なのですから，「科学的根拠のない医療」なんてものは中世以前の呪術のようなもので，本来そんなものはありえないはずです．では，なぜわざわざ EBM なんて言葉を使わなければならないのでしょうか．
　それは，本書を手に取ったあなたは既に知っているはずです．医師の好みや気まぐれで決まってしまう処方を．「念のため」と無駄に使われている薬を．巷にあふれる怪しげな商品を．正しい医薬品情報を提供したはずなのに聞き入れられない無力感を．それらがもたらす不全感を打破する武器として EBM に出会ったという方も多いかもしれません．

　一方で，EBM を批判する人も多くいます．
　「エビデンスは万能ではない」
　「エビデンスよりもナラティブ（物語，文脈）や経験の方が大事だ」

　これらは至極当然のことだと思います．ただ，科学的根拠を一切無視してよいとまで言う人はいないでしょうから，EBM の賛否の議論には何か論点のズレがあったり，どこかに落としどころがあったりするのかもしれません．私たちはまず，薬剤師もその議論に自分なりの答えを出せるようにと思って本書を執筆しました．EBM に関する書籍はたくさんありますが，薬剤師が薬剤師向けに書いた実践的な書籍が見当たらなかったこともまた執筆の動機です．私たちが EBM をどう捉えているかは，本書を読み終えた時にはきっと心の中に落とし込めていることと思います．

　また，こういう方もおられるでしょう．
　「薬剤師は以前から科学的根拠に基づいて仕事をしてきた」

それはまさにその通りで，薬剤師は薬学部で薬理学，病態生理学，薬物動態学，製剤学などを学んでその知識をバックボーンにし，臨床では添付文書やインタビューフォームはもちろん，基礎研究の最新知見も読み込み，処方提案や疑義照会をしてきたわけです．そこは確かに科学的根拠に基づいて仕事をしています．

ですが，この「従来のやり方」には一つ重大な視点が欠けていて，そのために薬剤師の仕事が空回りしていることが多々見受けられるのを指摘したいと思います．そのような空回りを生み出す構造については本書の序盤で明らかになるよう書きました．本書はぜひそのような現場で空回りしがちな薬剤師，そして空回りするような仕事はしたくないと考えている薬学生に読んでいただきたいと思います．

いずれにしても，薬剤師には膨大な医薬品情報の中から価値ある情報を選び抜き，現場において活かしていく使命があります．そのための一環として，私たちは医学論文をインターネット上で読み合う「抄読会」を定期的に開催しています．その名も，

「薬剤師のジャーナルクラブ」，通称【JJCLIP (Japanese Journal Club for cLInical Pharmacists，じぇじぇくりっぷ)】です．
(Facebook ページ: http://j.mp/jjclippage)

これは私たち3人が，仮想症例を出発点に，その時々でピックアップした論文を読み解き，その結果について話し合うことを，インターネットラジオを使ってリアルタイムに配信するものです．ツイキャス（TwitCasting）というサービスを使っていますので，コメント投稿によって視聴者もリアルタイムに質問したりディスカッションに参加したりが可能です．第5章ではそのJJCLIP抄読会の様子をできるだけ伝えられるような雰囲気で書いてみました．「疫学や統計学の話は難しくてなかなか覚えられない！」という方は，こちらを先に読んでみて「医学論文ってこんなに簡単に読めるんだ！」というのをまず実感していただいてもよいかもしれません．

私たちは，このように現場で遭遇した臨床疑問を出発点に，医薬品情報を適切に検索し，その妥当性を吟味して，現場に適用していくという一連の流れに対して他に上手い言葉を知りませんので，とりあえずEBMという言葉を拝借して「EBMスタイル」という行動様式を掲げて本書を執筆しました．本書を手にした薬剤師が，「EBMスタイルな薬剤師業務の実践」について学び合い，試行錯誤して，みんなでそれを共有していった先に，このような行動様式がごくごく当たり前のこととなり，EBMなんて言葉が必要なくなる日が来ることを私たちは願っています．

　さあ，このページをめくって先に進むことは，閉ざされたドアを開けて新しい一歩を踏み出すことです．そんなあなたがJJCLIP抄読会にご参加されるのを楽しみにしています！

2016年2月

桑原秀徳

目次

第1部 薬剤効果を紐解くための基礎知識

1章 疫学的思考に基づく薬の考え方

1-1. 臨床で遭遇し得る疑問（背景疑問と臨床疑問）〈青島周一〉…… 2
- 臨床疑問（clinical question） …… 2
- 背景疑問と前景疑問 …… 4
- いつ，どのように疑問を提起するか …… 5
- アウトカム …… 6

1-2. 病態生理と臨床エビデンスのギャップ〜糖尿病を例に〜〈山本雅洋〉…… 9
- 糖尿病治療〜血糖値を下げれば全て解決？〜 …… 10
- 糖尿病は放置しておくと何が怖いのか？ …… 10
- 血糖値を是正すれば本当に合併症は減らせるのか？ …… 11
- 血糖値を積極的に下げても合併症が減るとは限らない …… 12
- 血糖値を積極的に下げるとむしろ死亡が増える〜ACCORD研究を例に〜… 13
- 血糖コントロールはどれくらいが妥当なの〜観察研究からわかったこと〜 …… 14
- 40年間無視され続けた血糖コントロールへの疑問〜UGDP研究〜 …… 14
- 病態生理と臨床エビデンスのギャップ …… 15
- ギャップを体験した後，どう立ち居振舞うのか …… 16

1-3. 臨床疫学的思考の位置づけ
（病態生理＋薬理学＋製剤学＋動態＋疫学＝薬剤師のEBM）〈山本雅洋〉…… 18
- 介入行為を評価することの大切さ …… 18
- 臨床疫学，EBM（Evidence Based Medicine）とは？ …… 20
- 病態生理＋薬理＋製剤＋動態＋臨床疫学＝薬剤師のEBM …… 20
- EBMの5つのステップ …… 23

1-4. EBMの入り口（疑問の定式化 PECO・実例を交えて）……〈山本雅洋〉… 25
　　PECOとは？………………………………………………………………… 25
　　疑問を定式化することの有用性 ………………………………………… 26
　　PECOによる定式化の実例………………………………………………… 27
　　7つのPECO，その種類を規定する「T」………………………………… 28
　　真・代用のアウトカムという考え方の注意点 ………………………… 30

1-5. 情報の種類と取り扱い方 …………………………………〈桑原秀徳〉… 33
　　薬剤師と情報化時代 ……………………………………………………… 33
　　一次情報と二次情報 ……………………………………………………… 35
　　知っておきたい検索エンジンの基本的使い方 ………………………… 38

1-6. 情報検索のポイント ………………………………………〈桑原秀徳〉… 40
　　情報検索のコツ …………………………………………………………… 40
　　もう一歩踏み込んだ検索のために ……………………………………… 45

2章　疫学的研究デザインの基礎知識

2-1. 疫学的思考へ ………………………………………………〈青島周一〉… 52
　　疫学とは何か ……………………………………………………………… 52
　　ジョン・スノウの疫学的アプローチ …………………………………… 53
　　エドワード・ジェンナーの疫学的アプローチ ………………………… 54
　　日本における疫学的アプローチの歴史 ………………………………… 55
　　疫学研究の手法 …………………………………………………………… 56

2-2. ランダム化比較試験について ……………………………〈桑原秀徳〉… 62
　　少し昔の臨床試験 ………………………………………………………… 62
　　ランダム化比較試験は最強の検証方法 ………………………………… 63
　　ランダム化比較試験が困難な3つの壁 ………………………………… 65

2-3. メタ分析について …………………………………………〈山本雅洋〉… 68
　　メタ分析とは？…………………………………………………………… 68
　　なぜ・どんな時にメタ分析が必要？…………………………………… 68
　　メタ分析とシステマティックレビューの違いとは？ ………………… 70

メタ分析が最高のエビデンス？	72
いろいろ言われたけれど	72

2-4. コホート研究について　〈桑原秀徳〉 74
介入研究と観察研究	75
コホート研究の例	76
因果関係の証明と後ろ向きコホート研究	78
コホート研究の弱点	80

2-5. 症例対照研究について　〈青島周一〉 82
症例対照研究とは	82
症例対照研究の具体例	83
症例対照研究における結果の評価	84
症例対照研究のメリットとデメリット	86
症例対照研究におけるバイアスの制御	87
特殊な症例対照研究	90
症例対照研究と他の疫学的研究	90

3章　医学論文を読むために必要な統計/疫学の知識

3-1. 論文結果の見方　〈桑原秀徳〉 92
アウトカムの尺度	92
リスク比について	93
臨床への応用と NNT	95
統計学的有意差について	96
オッズ比について	98
ハザード比について	100

3-2. ランダム化比較試験の確認ポイント　〈桑原秀徳〉 102
ランダム化されているか？	103
論文の PECO は何か？	105
一次アウトカムは明確か？	107
真のアウトカムか？	108
盲検化されているか？	109

ランダム化は最終解析まで保持されたか？ ………………………………… 111

3-3. メタ分析の確認ポイント（メタ分析の4つのバイアス）………〈山本雅洋〉… 115
　　メタ分析を読んでみよう ……………………………………………………… 115
　　メタ分析の読み方 ……………………………………………………………… 115
　　結果は何か？ …………………………………………………………………… 126
　　役に立つか？ …………………………………………………………………… 127
　　メタ分析が最高のエビデンス？　～疑問再び～ …………………………… 127

3-4. 観察研究論文の確認ポイント ……………………………………〈青島周一〉… 129
　　因果関係を調べるには ………………………………………………………… 129
　　交絡因子 ………………………………………………………………………… 131
　　観察研究論文の読み方 ………………………………………………………… 132
　　補足：傾向スコア（propensity score）について ………………………… 141

3-5. サンプルサイズと一次アウトカム，サブグループ解析の
　　解釈について ………………………………………………………〈青島周一〉　143
　　全数調査と標本調査 …………………………………………………………… 143
　　標本調査に必要な症例数 ……………………………………………………… 143
　　αエラーとβエラー …………………………………………………………… 145
　　一次アウトカムとは何か ……………………………………………………… 146
　　実際の論文でサンプル計算がどのようにされているか見てみよう ……… 147
　　サブグループ解析 ……………………………………………………………… 150
　　交互作用（インターアクション）…………………………………………… 152

第2部　薬剤師のための薬の考え方

4章　医学論文の活用法

4-1. 薬剤効果の定量化 …………………………………………………〈青島周一〉… 154
　　医薬品の効果を客観的に把握する手段 ……………………………………… 154
　　薬剤どうしの比較の際に参考となる研究デザイン ………………………… 155
　　ネットワークメタ分析の概念 ………………………………………………… 155
　　高血圧治療における低用量利尿薬の薬剤効果を定量化する ……………… 156

同カテゴリ薬剤における有効性・安全性の定量的比較 ……………… 158
　　観察研究から得られる薬剤効果の定量的比較 …………………… 159
　　薬剤効果の定量化アセスメントから処方提案へ ………………… 160

4-2. 薬剤有害事象リスクの定量化 ……………………〈青島周一〉… 162
　　添付文書記載に基づく有害事象リスクの推定限界 ……………… 162
　　ゾルピデムの有害事象リスクの定量化 …………………………… 162
　　ゾルピデムの有害事象を定量化する ……………………………… 168

4-3. 薬物相互作用リスクの定量化 ……………………〈青島周一〉… 171
　　医薬品添付文書の併用注意をどう評価するか …………………… 171
　　スルファメトキサゾール・トリメトプリム（ST）合剤による高カリウム血症 … 171
　　薬物相互作用リスクの定量化を試みる …………………………… 177

4-4. 健康食品の考え方・使い方 ………………………〈山本雅洋〉… 179
　　健康食品とは？ ……………………………………………………… 179
　　薬剤師が健康食品を取り扱う上での心構えとは？ ……………… 180
　　「これこれに良い」とはどの程度確からしいのか？ …………… 180
　　結局のところ，疑問は解消されたのか？ ………………………… 184
　　英語を読む時間がどうしても捻出できない場合はどうすればよいのか？ … 185
　　ステップ5．結果の評価をどう実践すればよいのか？ ………… 186
　　常識を疑え，自分の頭と足で検証しよう ………………………… 187

4-5. OTC医薬品の考え方・使い方 ……………………〈山本雅洋〉… 189
　　OTC医薬品を適切に取り扱うには症候診断のスキルが必須である ……… 189
　　病名診断ではなく症候診断，その先にある臨床決断を行えるようになろう … 190
　　症候診断はすべての医療職に必須のスキル，当然薬剤師にも！ ……… 191
　　具体的にどのように医療面接をして情報を集めるとよいのか？ ……… 192
　　集めた情報をどうやって解釈すればよいのか？ ………………… 192
　　ところで，OTC医薬品にはエビデンスがあるのか？ …………… 193
　　OTC医薬品の，その先にあるもの～売ったらそれでさようなら？～ ……… 194
　　受診勧奨と薬局スタッフの書く"紹介状" ………………………… 194

4-6. 製薬メーカーのパンフレットの読み方 〈桑原秀徳〉… 198
　　表紙や頭書きはとりあえず無視する 199
　　病態生理，薬理，薬物動態の説明だけではないか？ 199
　　それはヒトを対象にした臨床研究か？ 200
　　その臨床試験結果は PECO がきちんと示されているか？ 200
　　安全性についてどのように示されているか？ 201

5章　論文抄読会から垣間見る臨床疑問の行方

5-1. 抄読会のススメ 〈青島周一〉… 203
　　医学論文を読み続けるうえでの問題 203
　　EBM 型抄読会 204
　　テーマ論文の選択と仮想症例シナリオの作成 205
　　継続した抄読会開催のために 206
　　論文抄読会からつなげる継続的な学習 207
　　論文を読む時間がない中で 207

5-2. RCT ①：JJCLIP 配信　総合感冒薬と葛根湯 〈山本雅洋〉… 209
　　仮想症例シナリオ 210
　　仮想症例シナリオの PECO 210
　　テーマ論文 211
　　論文の妥当性 211
　　論文の結果をどう活用するか 216

5-3. RCT ②：JJCLIP 配信　LABA の長期使用の安全性 〈桑原秀徳〉… 220
　　仮想症例シナリオ 220
　　仮想症例シナリオの PECO 222
　　論文の妥当性 223
　　論文の結果をどう活用するか 227

5-4. メタ分析：JJCLIP 配信　LABA の長期使用の安全性 〈青島周一〉… 230
　　仮想症例シナリオ 230
　　仮想症例シナリオの PECO 231
　　テーマ論文 231

 論文の妥当性 ……………………………………………………… 231
 研究デザイン ……………………………………………………… 232
 論文の PECO……………………………………………………… 232
 メタ分析の 4 つのバイアス ……………………………………… 233
 論文の結果をどう活用するか …………………………………… 235
 エビデンスを用いるとはどういうことか ……………………… 238

6 章　薬剤師の EBM とは何か

6-1. 病院薬剤師の EBM ……………………………………〈桑原秀徳〉… 240
 ステップ 1．臨床疑問の定式化 ………………………………… 241
 ステップ 2．情報の検索 ………………………………………… 242
 ステップ 3．得られた情報の批判的吟味 ……………………… 242
 ステップ 4．得られた情報の適用 ……………………………… 243
 ステップ 5．適用の妥当性の評価 ……………………………… 244
 病院薬剤師の EBM で注意したいこと ………………………… 244

6-2. 薬局薬剤師の EBM ……………………………………〈山本雅洋〉… 246
 その情報，どこから得たものですか？ ………………………… 246
 閑話休題 …………………………………………………………… 250

6-3. 継続学習手法としての EBM（継続して論文を読み続ける意義とは）
 ……………………………………………………………〈青島周一〉… 256
 学ぶ仕方を学ぶ …………………………………………………… 256
 スクリプトとは何か ……………………………………………… 257
 論文を読むことで臨床行動をスクリプト化する ……………… 258
 薬剤師の臨床能力を鍛えるための臨床スクリプト …………… 260
 臨床スクリプトを活用した薬剤師の EBM ……………………… 261

6-4. あとがきに変えて— EBM スタイルによる学びをすべての薬剤師に—
 ……………………………………………………………〈青島周一〉… 263
 知的情報自由化社会における薬剤師の専門性 ………………… 263
 EBM スタイルの学びは誰のためのものか ……………………… 264

巻末資料　薬剤師が知っておきたい重要論文 ……………………………………… 267

索引 ……………………………………………………………………… 289

第 1 部

薬剤効果を紐解くための基礎知識

第1部 薬剤効果を紐解くための基礎知識

1章　疫学的思考に基づく薬の考え方

1-1. 臨床で遭遇し得る疑問
（背景疑問と臨床疑問）

臨床疑問（clinical question）

　日常業務において，なんとなく疑問に思うことは多々ありますが，その疑問をどのように捉えていくか，というプロセスは大変重要です．どういうことでしょうか．日常臨床で遭遇する疑問を本稿では，臨床疑問（clinical question）とよぶことにします．日常業務の中で生じた臨床疑問について，世間一般的な解釈ルールの中で「そんなこともあるだろう」とか，「きっと当たり前のことなのだろう」として捉えてしまうことで，人は思考を停止してしまいがちになります．そして，その先の認識への到達はきわめて困難になると言わざるを得ません．目の前の臨床疑問に対して，常識的価値観から解釈を施すのではなく，それをいったんカッコに入れあらためて疑問を拾い直す，そういった作業の中に，世間一般的な解釈を超えた意外な事実が浮き彫りになることがあります．

　例えば，糖尿病といわれている人たちに血糖降下薬を服用させると何が起こるのでしょうか．もちろん，多くの場合で血糖値は下がるでしょう．では「糖尿病患者は薬によりしっかり血糖を下げる治療することが当たり前のことだ」という認識でよいのでしょうか．「血糖を下げることが，糖尿病の病態にとってよいことだ」という価値観をいったんカッコに入れ，血糖値を下げる意義とはなんだろうか，血糖を下げることによって，治療しない場合と比較してどれほど合併症の発症リスクが減るのか，そもそも健康寿命が延びるのだろうか，このような疑問をもたなくてよいのでしょうか（図1）．

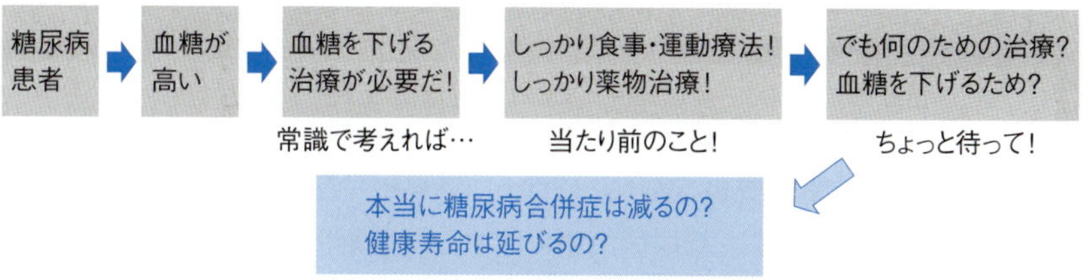

図1　常識的判断のその先へ

[Background questions：背景疑問]
治療や病態等における一般的な基礎知識に対する疑問
▶喘息はどのように発症するのか？（病態生理に関する疑問）
▶β刺激薬の気管支拡張作用はどのようにもたらされるのだろうか？（薬理作用に関する疑問）

[Foreground questions：前景疑問]
「この患者における問題は何か」というような患者個別の疑問
▶吸入ステロイドや長期間作用型β刺激薬でどの程度，喘息発作頻度が減らせるのだろうか？
（患者個別の明確な答えのない疑問）

図2　2つの臨床疑問

　私たちが日常業務で遭遇する臨床疑問は大きく分けると図2のように背景疑問と前景疑問の2種類に分けることができます[1]．

　多くの場合で背景疑問に対する答えは薬物治療に対する世間一般的な解釈，いわゆる「常識」を形作ることでしょう．喘息患者では気管支が狭窄しており，気道の炎症が起きています．したがって，これを治療するためには気管支拡張作用のある薬や，気道の炎症を押さえる薬剤が有効であると考えることに違和感はありませんよね．

　これに対して，前景疑問を立てるというのは，このような違和感のない常識的な考え方をいったんカッコに入れることで，「果たして本当に，この薬剤が患者さんの喘息増悪を抑制したり，喘息関連死亡を減らすことができているのだろうか」という，患者さん個別の問題を浮き彫りにしていく作業なのです．では背景疑問と前景疑問について，もう少し詳しく見てゆきましょう．

1章　疫学的思考に基づく薬の考え方　3

背景疑問と前景疑問

　背景疑問とは治療や病態等における基礎的な一般的知識に対する疑問です．このような疑問は概ね 5W1H（Who, What, When, Where, Why, How）の要素を含みます．糖尿病治療に関する背景疑問を例に，その概要をまとめると表1のようになります．

　このような背景疑問については，病態生理学や薬理学などの一般的な基礎学問を整理していくことで解決できることが多いでしょう．そして，そのような作業を継続的に続けるなかで，やがて個別の事象や状態に関する様相，すなわち前景疑問が見えてくるのです．言い換えれば一般的な基礎学問（背景疑問に対する答え）を学ぶことなしに，患者さん個別の疑問である前景疑問を解決することはできないのです．したがって基礎研究から得られた病態生理学的知見や薬理学的知見は，前景疑問に対する示唆を得るうえで，必要な情報であり，とても重要な知識なのです．ただ，あくまで理論であり，仮説にすぎないという認識は必要です．例えば，統合失調症におけるドパミン仮説は病態生理学的な仮説の代表的なものです．

　糖尿病に関しても，血糖値が高いという病態に対して，ではその上昇した血糖値を下げる治療が有効である，というのは薬物治療の常識を形成することも多々あります．しかしながら，病態生理学的理論から導き出された仮説という側面と軽視してはなりません．
　薬物治療の考え方において，このような病態生理に基づく薬剤効果は，実際

表1　背景疑問の例

糖尿病に関する背景疑問	要素
どのような人が糖尿病を発症しやすいのか	Who
何が血糖値を上げるのか	What
インスリンはいつ分泌されるのか	When
なぜ糖尿病では血糖値が高くなるのか	Why
血糖降下薬はどのように血糖を下げるのか	How

表2 病態生理に基づく薬物治療の考え方とその限界

病態生理	病態生理に基づく治療の考え方	前景疑問
高血圧（血圧が高い）	血圧を下げる治療	脳卒中が減るか？
糖尿病（血糖値が高い）	血糖値を下げる治療	合併症が防げるか？
骨粗鬆症（骨密度が低い）	骨密度を上げる治療	骨折は減るか？
気管支喘息（気管支狭窄）	気管支を拡張する治療	喘息死は減るか？
緑内障（眼圧上昇）	眼圧を下げる治療	失明は防げるか？

に人に投与した場合に，その後の人の人生にどのような影響を及ぼし得るのかという前景疑問に対する明確な答えをもっていません（表2）．すなわち薬が生体の中でどのように作用するのかという理論を病態生理学や薬理学で学ぶことはできますが，薬がどの程度人の生存期間あるいは症状持続期間に影響を与えるのかという前景疑問に対する示唆を得ることは非常に難しいのです．したがって，病態生理に基づく治療の考え方で思考を停止せず，その先の前景疑問をいかに提起させることができるかということが，薬物治療の本質をとらえるうえで，非常に重要なプロセスとなります．

いつ，どのように疑問を提起するか

いつ，どのように疑問を提起するかは個人の知識量，経験などに左右されてきますが，重要なのは無意識的に「知っているつもりになっている」ということに気づくことです．自分自身が何を「知っている」のか，そして何を「知らない」のかを明確に区別する必要があります．薬の有害事象や副作用に関して，検診や予後に関して，薬物治療や医療介入，そして予防の効果について，日常業務において，疑問が生じる場面は多数ありますが，それを「知らないこと」として拾い上げることができれば，問題を明確に整理することが可能です．当然，すでにその明確な答えを得ている場合には拾い上げる必要はないかもしれませんが，情報が日々アップデートされる中で，常に疑問のアンテナを張り巡らしておくことは大切です．

また意外にも「常識」として取り扱われているようなことが，実はあまりよ

くわかっていなかったりすることは多いのです．「常識」というのは物事の正しさではなく，より多くの社会集団に受け入れられている共通概念に過ぎないという側面をもちます．言い換えれば，社会一般に受容されている，物事の解釈ルールであって，科学的妥当性とは無関係に運用されているルールでもあります．「医療における物事の常識」と，「医療における物事の妥当性」とは別問題だということは認識しておいてよいと思います．そして常識は，物事の前提となることが可能ですが，普遍的な原理として機能することは稀です．10年前の常識が既に現代社会では通用しないように，また，常識とは疑おうと思えばいくらでも疑うことができます．

表2における「病態生理に基づく薬物治療の考え方」を"常識"とするのならば，それを疑い，患者個別の問題として，問いかける事こそ前景疑問としてくみ上げる作業と言えましょう．

アウトカム

アウトカムとは，薬物治療の実施などの医療介入を行った結果，その患者さんがどうなったのか，介入を行った結果や，患者さんの「成り行き」のような意味合いで使用されることが多いです．このアウトカムには代用のアウトカムと真のアウトカムという2種類の概念があります．アウトカムに関しては後述する「疑問の定式化」でも触れることとなりますが，非常に重要な概念ですので，臨床疑問と合わせてここで少し整理してみましょう．

疑問を提起する際，「何を知っていて，何を知らないか」を明確にするということが肝要であることは先に述べましたが，表3のように糖尿病治療薬AとBに対する前景疑問でも複数提起することが可能です．

①の疑問はどちらがより血糖値を下げる薬剤なのかという疑問，そして②は

表3　前景疑問に対する答えとアウトカムのタイプ

糖尿病治療薬AとBに対する前景疑問	疑問に対する答え（アウトカム）
①AとBではどちらが血糖値をより下げるのか	代用のアウトカム
②AとBではどちらが死亡リスクをより下げるのか	真のアウトカム

どちらがより延命効果があるのかという疑問です．①と②の疑問，患者さんにとってより重要と考えられる疑問はどちらでしょうか．血糖値がより下がるということに価値を見出す人も中にはいるかもしれませんが，やはりどれくらい寿命が延びるのかというほうが重要な問題でしょう．

　薬物治療という医療介入における最も重要なアウトカムは本来「薬を飲むことで幸せになれるかどうか」ということなのです．しかしながら「幸せ」というのは人それぞれの主観的感情であって，一律に定量的な指標で示すのは困難です．そのため，せめて定量化が可能な死亡頻度や合併症の発症頻度を知りたいというわけです．このような人生における重大な"転帰"を「真のアウトカム」とよびます．

　一方，血糖値やコレステロール値，骨密度などの指標は基準値よりも高いことが，患者さんにおいてどれほど重大なことなのでしょうか．やはり死亡リスクなどよりも優先順位は下がるものと，一般的には考えられます．あくまでも将来リスクを予測するための代用の指標というわけです．このようなアウトカムを「代用のアウトカム」とよびます．真のアウトカムと代用のアウトカムに関して例をあげると表4のようになります．

　もちろん，表4にあげた代用のアウトカムが改善することで，患者さんの満足を得られるケースもあるのでしょう．何が真のアウトカムなのか，何が代用のアウトカムなのか，実は一律に決められるものではないという側面もあり，患者さん個別に考えていかねばなりません．前景疑問を提起する際は一般

表4 代用のアウトカムと真のアウトカムの例

疾患・病態・治療	代用のアウトカム	真のアウトカム
高血圧症	血圧値	脳卒中・死亡
糖尿病	血糖値，HbA1c	合併症・死亡
骨粗鬆症	骨密度	骨折
禁煙補助薬	禁煙割合	死亡
ピロリ菌除菌療法	除菌成功割合	胃がんによる死亡，総死亡

的に真のアウトカムを意識することが大事ですが，時に代用のアウトカムも，患者さんにとっての「真」のアウトカムになりうるということもあるでしょう．臨床疑問を提起する際は，今目の前にいる患者さんにとって最も重要なアウトカムは何か，を意識することが大切です．

■参考文献
1) Straus SE, et al. Evidence-based Medicine; How to practice and teach EBM 4th ed. New York: Churchill Livingstone; 2011.

〈青島周一〉

1-2. 病態生理と臨床エビデンスのギャップ
　　～糖尿病を例に～

　人はなぜ病気になるのでしょうか．どういうことが契機となって健康な生活が脅かされるのでしょうか．

　ヒトの歴史は病気との戦いといっても過言ではありませんでした．それはここ日本でも同様です．古代の遺跡の調査によると，縄文時代では糞石から（糞便の化石）寄生虫の卵が発見されています．そのころから寄生虫による腹痛に悩まされていたことがわかります．弥生時代になると結核菌による骨の障害の痕跡が骨から見つかっています[1]．慢性結核で脊椎が変形してしまい，ひどい痛みに悩まされていたのでしょう．結核は近代に入って抗結核薬が誕生するまで，人々から不治の病として恐れられていました（ちなみに日本は今も結核菌の中程度蔓延国です）．結核菌だけでなく，現在は根絶できた天然痘なども長い間人類を苦しめた疫病です．

　古来，病とは当時の為政者が己の失策によって神々の怒りを買ったものであり，祈祷によって神の怒りを鎮めれば病も治癒すると強く信じられていました．医療は自然科学ではなく，神学・呪術に基づいて行われていたのです．

　しかし，19世紀になって感染症が細菌によって引き起こされるという概念が確立されました．原因が神ではなく微生物によるものとわかったのです．そして20世紀になって抗菌薬ペニシリンが発見され，感染症に対して劇的な効果を示しました．また血糖を下げるホルモン，インスリンがイヌから単離・精製され，それを用いることで1型糖尿病によって早死にしてしまう患者さんを救えるようにもなりました．つまり，神学・呪術の領域にいた医療が，自然科学によって取り扱えるようになったのです．今でこそ当たり前にように思われる医療のあり方も，人類と病気の歴史から数えるとほんのごく最近に起こったことがわかります．原因と対策が硬く結びつき，人が病に立ち向かえるよう

になった歴史は思いのほか浅いと思ってもよいのかもしれません[2]．

　なぜ病気になるのか・どうやって対処すればよいのか，について非常に重要な示唆と仮説を与えるのが前節であげられた背景疑問であり，特にその中でも病態生理学や薬理学は遺憾なくその威力を発揮します．感染症がどんな原因菌によって，どこの臓器で起こるのか．また血糖値が高くなってしまい，それを下げる体の仕組みはどういう機構で起こっているのか，そして身体の恒常性を維持するにはどんな薬を使えばよいのか，などです．
　では，病気・病態の原因が特定できれば，健康でいられる対策は万全に整えることができるのでしょうか．健康が脅かされることは本当にないのでしょうか．

　ここでは先ほどの前節 1-1 に引き続いて，昨今話題になっている糖尿病を例にとってみましょう．

糖尿病治療〜血糖値を下げれば全て解決？〜

　糖尿病にはインスリンの分泌不全により生涯インスリンの体外補充が必要になる 1 型糖尿病（前述）と，インスリンの分泌不足と作用不足による持続・慢性的な高血糖状態にある 2 型糖尿病とがあることは皆さんご存知のことと思います．ここでは話を簡略化するために，2 型糖尿病に的を絞って，病態生理とエビデンスのギャップについてお話ししましょう．
　その前に，糖尿病になると，将来一体どんな危険があるのでしょうか．まずはそこからおさらいしてゆきましょう．

糖尿病は放置しておくと何が怖いのか？

　ズバリまず寿命が縮みます．糖尿病を患った方はそうでない方と比べて，男性で約 13 年，女性でも約 10 年平均寿命が短かったという結果が出ています[3]．その中身はどうなっているのでしょうか．別の調査では，糖尿病患者ではそうでない方と比べ，心筋梗塞といった大血管障害の発症リスクが 2 倍に上昇すると言われています[4]．大きな血管だけでなく，網膜や足先など細い血管にも

障害が発生します．目が見えなくなったり，足の感覚が鈍麻する・ちょっとした外傷から感染症を引き起こし，足の先などが壊死してしまい（足壊疽），それらは糖尿病を放置しておくと10年足らずの期間で生じます[5]．癌の発症リスクも，非糖尿病患者と比較して男性で1.27倍，女性で1.21倍と僅かながらですが上昇します．臓器別の癌では肝臓癌が2.38倍，子宮体癌が2.71倍のリスク増となります[6]．それだけではなく認知症や骨粗鬆症の発症リスクも増大します．久山町研究という日本の観察研究では（観察研究については2章の2-4，2-5，3章の3-4を参照），糖尿病患者は非糖尿病患者とくらべてアルツハイマー型認知症を発症するリスクが2.05倍多いという結果が出ております[7]．骨質も低下し，椎体骨折のリスクも男性で4.7倍，女性で1.9倍高いことが報告されています[8]．

このように，糖尿病の怖さとは単に血液中の糖分が多いというだけでなく，それによって将来引き起こされる合併症を指すものであることがいえます．

糖尿病とは生活習慣病のひとつと言われており，現代を代表する疾患と思われがちですが，実は糖尿病の歴史はかなり長く，古くは平安時代にまでさかのぼります．そう，「この世をば　我が世とぞ思ふ望月の　欠けたることもなしと思へば」で有名な藤原道長（966～1028年）も糖尿病の合併症である網膜症などで苦しんだと言われています[1]．

以上のように，糖尿病の病態である高血糖状態が続くことで，人の体には月日を経て様々な症状が現れることが明らかとなってきています．それらは糖尿病合併症とよばれ，単に血糖が高いだけではなくその人の予後に多大なる悪影響を及ぼすことも（平安時代から）わかってきました．

では，その諸悪の根源と言われる「持続的な高血糖」を薬によって是正することで，糖尿病の真のアウトカム（前節参照）である合併症を本当に是正できるのか，今一度しっかりと確認してゆきましょう．

血糖値を是正すれば本当に合併症は減らせるのか？

2013年6月に熊本県で開催された日本糖尿病学会において，合併症予防の

ための HbA1c（NGSP 基準，以下 A1c）の目標値を 7%未満と設定されました（図1）．以前のガイドラインのような優・良・可・不可といった細かな項目が少しスッキリして，一見するとだれでもわかる素晴らしい目標設定のように思えます．

目標	コントロール目標値[注4]		
	血糖正常化を 目指す際の目標[注1]	合併症予防 のための目標[注2]	治療強化が 困難な際の目標[注3]
HbA1c(%)	6.0 未満	7.0 未満	8.0 未満

治療目標は年齢，罹病期間，臓器障害，低血糖の危険性，サポート体制などを考慮して個別に設定する．

注1）適切な食事療法や運動療法だけで達成可能な場合．または薬物療法中でも低血糖などの副作用なく達成可能な場合の目標とする．
注2）合併症予防の観点から HbA1c の目標値を 7% 未満とする．対応する血糖値としては，空腹時血糖値 130mg/dL 未満，食後2時間血糖値 180mg/dL 未満をおおよその目安とする．
注3）低血糖などの副作用，その他の理由で治療の強化が難しい場合の目標とする．
注4）いずれも成人に対しての目標値であり，また妊娠例は除くものとする．

日本糖尿病学会プレスリリースより

図1 血糖コントロールの目標値

血糖値を積極的に下げても合併症が減るとは限らない

前述したように，疫学研究によって糖尿病患者の高血糖と，死亡や大血管障害，微小血管障害には相関関係が成り立つことがわかっています[9]．それ故に，
「血糖値は高いままだと困る」
という認識が広く世に広まりました．そこまではよいのですが，どうやらいつの間にか，
「血糖値は低く保たないと」
となり，さらに，
「血糖値はなるべく低い方がいいのだ」
という，ともすると（しなくても？）やりすぎとも言えるような解釈にすり替わっているような印象を筆者は受けています．血糖値をまるで親の仇のように

取り扱っているのではないでしょうか．

ともあれ，高血糖状態を是正するために，これまでに様々な薬が開発されてきており，今もさらに新しい作用機序を有する薬が世に出ています．その種類は作用機序別という大まかな分類でも実に9種類（インスリン製剤，スルホニル尿素薬，速攻型インスリン分泌促進薬，GLP-1受容体作動薬，DPP-4阻害薬，ビグアナイド薬，チアゾリジン薬，α-グルコシダーゼ阻害薬，SGLT2阻害薬）．後発医薬品の登場で全体としてはかなりの数の薬が使われています．歴史が長い疾患であるが故に，使われる薬の種類が多くなることは治療を受ける上での選択肢が増える（ように見える）ため喜ばしいことでしょう．患者さんも医療従事者も，いろんな薬が使える・服用できるのです．武器が増えることは良いことのように思えます．

ここからいよいよ，血糖をコントロールすることの妥当性を確かめるべく，最新のエビデンス（Evidence：科学的根拠）を紹介します．

血糖値を積極的に下げるとむしろ死亡が増える〜ACCORD研究を例に〜

積極的に血糖値を正常にまで下げるような治療を受けると，糖尿病の合併症である心筋梗塞や脳卒中などを予防できるのかという臨床研究結果が2008年に発表されました．ACCORD研究（Action to Control Cardiovascular Risk in Diabetes）です[10]．A1cを6％以下に積極的に下げることを目標にした群（強化治療群）と，7％から7.9％の範囲に緩やかにコントロールすることを目標とした群（標準治療群）とを比較して，どちらがより合併症が少ないのかを検討した臨床研究です．熊本宣言がなされる以前の研究なので，読者の皆さんは積極的にA1cを下げるような治療を受けた方が死亡などが少なくなるよう期待されるかもしれません．しかし，

強化治療を行っても，標準治療群と比べて合併症の発症は減らすことができなかったのです．
それどころか，強化治療を行うと標準治療の場合と比べて総死亡が22％も上昇してしまいました．そのため，倫理的な配慮から，追跡期間3.5年でこの研究は早期終了となってしまいました．

それまで，血糖値を低くコントロールすれば糖尿病合併症を抑えられると考えられていましたが，そうではなかったことに全世界が衝撃を受けたのです．

さらに，この他にも厳格治療群と標準治療群を比較した研究成果が発表されましたが，いずれも血糖をしっかり下げる・コントロールした分に見合う合併症予防効果を示すにはいたっておりません[11, 12]．

血糖コントロールはどれくらいが妥当なの～観察研究からわかったこと～

では，結局のところ血糖コントロールはどれくらいがよいのでしょうか．これについてもきちんと報告があります．観察研究（観察研究については2章の2-4，2-5，3章の3-4を参照）によると，A1cは下げれば下げるほどよいのではなく，6％台と9％台で死亡率に差がないことがわかっています．最も死亡率が低かったのはA1cを7から8％にコントロールした群で，全体としてU字カーブを描いていました[13, 14]．まるでBMI（Body Mass Index, 体重[kg]を身長[m]×身長[m]で除した数値）と死亡率の曲線のようです．血糖値を薬で厳格にコントロールすることは合併症や死亡を減らすわけではなく，逆に死亡を増やすことになってしまうという，先のACCORD研究の結果を支持するものとなりました．

ちなみにこれらの研究が発表されたのがそれぞれ2010年と2014年．つい最近まで，血糖コントロールをどれくらいに定めればよいのかという疑問について，はっきりと回答できる研究成果がなかったのです．

40年間無視され続けた血糖コントロールへの疑問～UGDP研究～

実は血糖値を単純に薬でコントロールしても，合併症や死亡が減らせるのかどうかわからないことはもっともっと以前から明らかになっていたのです．時代は遡って1970年，

「血糖値を薬で下げれば心血管疾患死亡や総死亡が減らせるのか？」
という前景疑問に対して，最初の臨床試験がなされていました．UGDP（University Group of Diabetes Program）という臨床試験です[15]．

この研究では2型糖尿病患者に血糖降下薬であるトルブタミドを投与した患者群，インスリンを投与した群，そして偽薬を投与した群の3つに分けて

その後の経過をみたもので，心血管疾患による死亡が減少するのかを検討しています．血糖をしっかりコントロールした群（トルブタミド投与群，インスリン群）のほうが，より亡くなる方が減るだろうなと病態生理学的には予想されます．しかし実際のところは，なんと，トルブタミドを投与したほうが，偽薬を投与した場合と比較して心血管死が増えたのです（偽薬群6％，トルブタミド群17.6％）．

さらに，インスリン群と偽薬群では死亡に差がないという結果までついてきました．つまり，2型糖尿病患者に対して血糖コントロールのためにトルブタミドを投与すると，偽薬を飲む場合とくらべてむしろ心血管死亡が増え，インスリンを投与しても死亡が減らないという，またしても驚くべき結果となりました．今から40年以上も前に，単に血糖値を下げればよいのかについて既に疑問が投げかけられていたのです．

病態生理と臨床エビデンスのギャップ

「糖尿病──→合併症が怖い──→だから血糖値はコントロールしなければならない」

という，病態生理学に基づく思考は非常にシンプルで共感を得やすいものではあります．

しかし，そういった思考による医療介入の結果，糖尿病診療の目標である合併症を本当に押さえられたのか，その治療効果はかなり限定的であるのが現状です．言い換えるならば，

「血糖値が高い（ことが何年も続く）──→合併症が起こる」

という論理構造は，病態生理上成立しておりますが，

「血糖値を薬で（無理やり）下げる・コントロールする──→合併症が予防できる・死亡が減らせる」

という論理構造が成立することは，まだ証明されていないという，一見信じら

れないような事態に陥っているのが現段階の糖尿病治療の現状なのです．

ギャップを体験した後，どう立ち居振舞うのか

ここまで読んでくださった方々の中には，

「ええ，では自分たちが今までしてきたことは一体なんだったのか…」
「血糖値は下げることが大事であるという前提は確かなものじゃなかったんだ」
「先日患者さんに"頑張って血糖を下げてゆきましょうね"と伝えたのは実は良くなったのかもしれない…」

と，途方にくれる人も，いらっしゃるのかもしれません．

ご安心ください．それが EBM（Evidence Based Medicine：科学的根拠に基づく医療）を学び実践する原動力になり続けます．これは非常に重要なことです．
例えばつい 30 年ほど前までは，「スポーツ中に水を飲むとバテやすい体質になるから水は絶対に飲んではいけない」などということがまことしやかに囁かれておりました（筆者の母の実体験より）．今の医療の常識からするととんでもないデタラメということになります．でも，当時の人たちはそれを正しいと思って行動していたのです．

つまり，
「過去の常識は現在の非常識」なのでしょう．
ならば，
「現在の常識は，もしかしたら未来の非常識」なのかもしれません．

医療は常に進歩します．その歩みは止まることがありませんし，止めてはなりません．
いまの自分の立ち居振る舞いが本当に目の前の患者さんにとって有益になっているのかを，時折でよいので振り返ってみませんか．

そうすると，意外なことがわかっていなかった・まだ明らかにはなっていなかったという，新鮮な驚きを得ることができます．もっと多くの医療従事者に，そういった体験をしていただきたいです．
　ただし，体験するだけではいけません．医療従事者ならば，その後の自分の行動をより良い方向へと変化させる必要があります．
　そのための行動指針が EBM です．次節では，薬剤師が EBM を学び・実践するための，臨床疫学的思考について触れてゆきます．

■参考文献
1) 酒井シヅ. 病が語る日本史. 講談社学術文庫. 2008.
2) 久次米義敬. 歴史の主役はみな病人. 主婦の友インフォス情報社. 2013.
3) 堀田 饒, 他. 糖尿病. 2007; 50: 47-61.
4) Sarwar N, et al. Lancet. 2010; 375: 2215-22.
5) http://www.e-resident.jp/hospital/kokushi/2004-04.php
6) Noto H, et al. Endocr Pract. 2011; 17: 616-28.
7) Ohara T, et al. Neurology. 2011; 77: 1126-34.
8) Yamamoto M, et al. J Bone Mier Tes. 2009; 24: 702-9.
9) Stratton IM, et al. BMJ. 2000; 321: 405-12.
10) Gerstein HC, et al. NEJM. 2008; 358: 2545-59.
11) Patel A, et al. NEJM. 2008; 358: 2560-72.
12) Duckworth W, et al. NEJM. 2009; 360: 129-39.
13) Curri CJ, et al. Lancet. 2010; 375: 481-9.
14) Chiang HH, et al. PLoS One. 2014; 9: e109501.
15) Meinert CL, et al. Diabetes. 1970; 19: 789-830.

〈山本雅洋〉

1-3. 臨床疫学的思考の位置づけ
(病態生理＋薬理学＋製剤学＋動態＋疫学＝薬剤師の EBM)

この小節で読者の皆さまにお伝えしたいことは次の 2 点です．

1. 臨床疫学的思考を身につける意義 (Why) を皆さんと共有する
2. 1. に基づいて，薬剤師が EBM を学び，実践する意欲を高める

ある疾患に罹っている人を目にした時，どの程度の医療介入をすべきかを，僕らは常に考えなければなりません．

血圧が高い人，コレステロール値が高い人，血糖値が高い人…などなど，こういった「検査によって生まれる異常」に対して薬などによる介入行為を考えることは，いち医療従事者として当たり前の振る舞いでしょう．また検査だけではなく，種々の疾患から生じる痛み，痒みといった，はっきりと身体に立ち現れる症状を，薬を使ってどうやって軽減すべきかを考えることもまた，医療従事者として当然の行為であります．その時の思考の基礎となるものが，病態生理学（どうやって身体の異常が起こるのか）だったり，薬理学（その薬がどうやって効くのか）だったり，製剤学（どうやって飲める・飲みやすい形にしているのか）だったり，薬物動態学（投与した薬がどうやって身体の中を巡るのか）だったりします．このあたりは特に皆さまからの異論はないと思って話を先に進めさせてください．

介入行為を評価することの大切さ

僕らが医療行為をするにあたり，これまでとは一味違った，けれども今後是非とも皆様も熟慮していただきたいのは，

「その介入，例えば薬の服用によって，目の前の患者さんの真のアウトカムは一体どれだけ改善できるのか？」

ということになります（真のアウトカム・代用のアウトカムに関しては第1節を参照）．そのためには，これまで学部時代や卒後も心血を注いで学んできた病態生理学，薬理・製剤・動態学だけでは不十分であることが多分にしてあるということを，前節糖尿病を例にとっていくつかのエビデンスを以ってお伝えしました．

　誤解していただきたくないのは，筆者らは別段病態生理や薬理学・製剤学・薬物動態学といった基礎学問を蔑視・軽視しているわけでは決してありません．

　後ほど述べますが，臨床疫学を駆使して個別の患者に適切な医療を行うには，むしろ病態生理学，薬理学，製剤学，薬物動態学（以下，基礎学問）が必須のものとなります．

　強調したいのは，そういった，背景疑問に対する答えのための基礎学問だけでは，前述したように，全てのものごとが解決できるわけではないことを，どうか納得していただきたいのです．

　人は代用のアウトカム（検査値などの変化）の方に関心が寄せられやすいです．テストの成績の良し悪しのように，「今日の（次の）採血結果はどうなんだろう？」と，不安になりながら日常を過ごしている人も，それほど少なくはないのではないでしょうか．確かに，検査の結果というものはわかりやすく，またヒトの予後を予想する上で有用であることもまた事実です．そういった背景から，患者さんだけではなく，我々医療従事者もまたテストの成績の良し悪しにより多くの関心が集まることは仕方のないことなのかもしれません．
　けれど，そういった関心ごとだけを頼りに医療を行うわけにはいきません．必ず根拠を確かめる必要があります．

　そして，エビデンスの作り方や取り扱い方の方法論であるのが臨床疫学であり，その臨床疫学を根幹とした，全ての医療従事者の思考・行動規範のことを，EBM（Evidence-based Medicine：科学的根拠に基づく医療）とよびます．

臨床疫学，EBM（Evidence Based Medicine）とは？

立ち戻って，臨床疫学とはどんなものなのでしょう．臨床疫学とは以下のものであるとされています．

「臨床疫学は，臨床医学に関する諸問題を疫学的手法により解決しようとする科学である．すなわち，臨床医の意思決定と人間集団を対象とした，定量的疫学研究を統合する方法論で，EBM の根幹をなす方法論である．臨床疫学の適用範囲は，規模でいえば小規模研究から大規模研究までの，すべての範囲，研究領域としては1次予防から3次予防，緩和医療までと，臨床医学に関するほとんどの領域を含んでいる」[1]（そもそも疫学とは何かについては，詳しくは2章の2-1 で取り扱います）

これは主に医師を対象とした定義ですが，医師以外の医療従事者にもこの視点，行動規範は身につけておいて損はないでしょう．いや，損どころか多大なる恩恵を受けること間違いないと（根拠なく）思っております．本書では主に薬剤師を読者の対象にしておりますので，ここでは薬剤師の EBM とは何かについて考えてみましょう．

病態生理＋薬理＋製剤＋動態＋臨床疫学 ＝ 薬剤師の EBM

例えばあるヒトの身体に異常が見られた際，

「こういう仕組みで病気になる（病態生理学）から，薬を使って状態を改善しましょう」
「こういう仕組みで薬が効能効果を発揮する（薬理学）から」
「こういう仕組みで薬が体内を巡る or 巡ることができるよう服用方法・服用間隔を工夫しよう（動態・製剤学）」

と考ることはきわめて重要でもあり当然です．しかし，ここで思考を止めてはいけません．

「薬を飲んだ結果，そのヒトの集団が一体どういう転機を迎えたのか（臨床疫学）」

といったところまで，目の前の患者さんの今後に想いを巡らせて欲しいと僕は思います．

もしくはこんなふうにも考えることができるでしょう．

「この薬はこういった疾患をもっているヒトの集団に投与すると，これだけの効果があることがわかった（臨床疫学）」
「では，そういったきちんと効果が証明されている薬は，そういえばどうやって身体に作用するのか今一度確認してみよう（薬理・動態・製剤学）」
「かつ，そういった効果が出る疾患をもったヒトはどういった性質をもっているのだろう（病態生理学）」

といった，臨床疫学からスタートして基礎学問に戻るようなアプローチもよいのかもしれません．つまり，臨床疫学と基礎学問は対立するものではなく自動車で言うところの前輪と後輪のように，相補的になることで互いに本領を発揮します．

　前節の通り，エビデンスから計り知れないほど深い示唆が得られます．しかし，それらの結果は限られた，特殊な環境下で特殊な集団についての平均的な

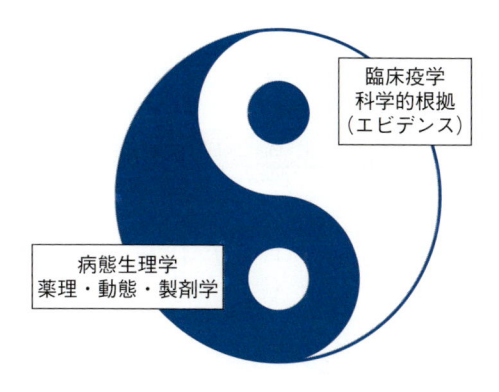

図1　臨床疫学と病態生理学，薬理・動態・薬剤学は相補的な関係を成す

もので，目の前の患者さんの状況と必ずしも一致するものではありません．むしろ，一致しないほうが当たり前で，報告された論文中にある患者さんと目の前にいる患者さんとのギャップを敏感に感じ取る必要があります．そして，そのギャップを埋めるのが個々の医療人が培ってきた経験であり，また基礎学問でもあります．よく，「EBMは経験や基礎知識がなくても実践できる・EBMは経験を否定するものだ・EBMはエビデンスの通りに医療を行う非人的医療だ」といった誤解が今も医療従事者の間でまことしやかに囁かれていますが，そうではありません．むしろEBMは経験や基礎学問の知識がなければ実践は不可能です．

加えて，図2にあるように，EBM実践の3つの輪と4つの要素には患者さんの好みや医療機関の状況も含まれています．また最近ではこれに，「医療資源」（公的資産など）を加えた4つの輪（5要素）で考えるスタイルもあります．
　なんでもかんでも理想の医療なるものを追求することも良いのかもしれませんが，それはあくまで僕ら医療従事者側の心情であって，それが必ずしも目の前の患者さんが望むものではないことも大いにありえます．

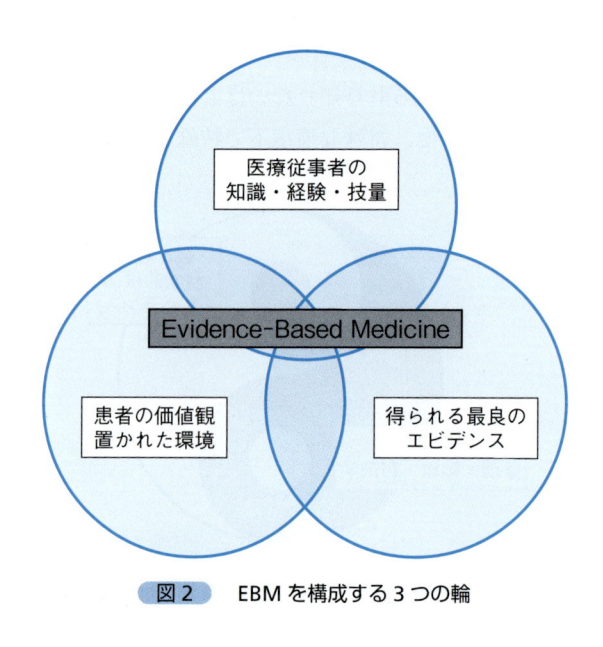

図2 EBMを構成する3つの輪

こういった，患者の心理，自分たちの置かれた環境を十分に考慮しつつ行動できるだけの，"察する力"なるものもまた EBM の実践には必須なのです．

繰り返します．エビデンスから得られる情報はある特殊な集団を対象にしたきわめて限定的なものです．それらの溝・間を埋め，スムーズでシームレスな情報活用を実現するためには基礎学問によって得られる知見や個々人の経験が大きな力を発揮するはずです．

薬は飲んでからが勝負です．どういう状況で薬が必要なのか，そしてどの薬がどうやって体に作用するのかという，基礎学問のことだけではなく，臨床疫学的思考を身につけることで，今までよりももっと薬のことについて，その使い方や服用する患者さんのことを定量的にフォローできる薬剤師になってみませんか．

EBM の 5 つのステップ

ここまで（飽きずに）読んでくださった方々ならば，もう臨床疫学を学ぶ意義をご理解いただけたかと思います．そして，臨床疫学を駆使した EBM を学び，実践する意欲が湧いてきたのではないでしょうか．

では，臨床疫学，それを駆使した EBM を実践できるようになるには，具体的にどういったことを知っておくとよいのでしょうか．疫学に関しては 2 章の 2-1 に文面を譲るとして，ここでは EBM の思考・行動の流れについて簡単に触れながらこの節の最後を迎えることにしましょう．

EBM とは医療従事者のための思考・行動規範であると述べました．もう少し言葉を補うと，
「個別の患者に対応するために，現在手に入れられる最良の情報を集め，批判的に吟味し，目の前の患者に適切に得られた情報を活用し，その結果が果たして妥当であったのかを振り返る」ことの「繰り返し」であり，以下に示すような 5 つのステップに分けることができます．

1. 臨床上浮かんだ疑問の定式化
2. 情報の検索
3. 得られた情報の批判的吟味
4. 得られた情報の適応
5. 適応の妥当性の評価

それぞれの詳しい内容は今後ページをめくるたびに明らかになってゆきます．

それではいよいよ，EBMを学び，実践してゆく上での最初のステップ，「疑問の定式化」について次節で一緒に学んでゆきましょう．

■参考文献
1) 臨床疫学：定義，歴史，現状，未来 www.chugaiigaku.jp/upfile/browse/browse1486.pdf

〈山本雅洋〉

1-4. EBM の入り口
（疑問の定式化 PECO・実例を交えて）

EBM の入り口に立つあなたへ

　これから EBM を学び・実践するにあたって，なぜその必要があるのか．その意義を前節でお話ししました．読者の皆様と Why をきちんとシェアすることができたと思って，話をどんどん先へと進めてゆきます．

　早速，EBM のステップ 1，「PECO による臨床疑問の定式化」について学んでゆきましょう．

PECO とは？

　今までのところでもちょいちょいと出てきましたが，ここでは臨床疑問をどうやって定式化するのか，そのやり方を再度確認してゆきましょう．
　臨床で出会う疑問に対して，EBM スタイルではまずその疑問を次のように，「PECO（ペコ）」という形で定式化をします．

　PECO とは，
Patient: 患者さん，もしくは患者未満（医療介入を受ける前の人，健常な人を含む）を指す．
Exposure: なんらかの医療的介入（intervention）を患者群に対して行うこ

表1　問題の定式化：PECO

Patient	どんな患者に
Exposure	何をすると
Comparison	何と比べて
Outcome	どうなるのか

と，もしくはある疾患に対する危険因子を被験者に対して暴露させることも含む．
Comparison: そうでない場合との比較．
Outcome: その被験者集団がどのような転帰を迎えたのか．

という4つの単語の頭文字をそれぞれとってPECOと言います．

　ちなみに，ここでのO：アウトカムとは「真のアウトカム」を主に考えます（真のアウトカム，代用のアウトカムについては1章の1-1を参照）．というのも，1-2でも取り上げたように，糖尿病患者に対しては，血糖値の変動などといった代用のアウトカムを改善したからといって，必ずしも患者さんの人生にとって重大な転帰をもたらすこと（＝真のアウトカム）をも改善できるとは限らないからです．よって，ここではヒトにとってより重要であろう転帰（例えば死亡，心筋梗塞・脳卒中の発症など）に的を絞っておくことにします．

疑問を定式化することの有用性

　なぜこのような定式化が必要なのでしょうか．
　我々，もしくは患者さん方は通常，「この薬っていいものなのか？」「この治療法はいいものなのかな」といった，正直に言うとやや曖昧な表現をしてしまいがちです．
　薬を服用する，治療を受けるのは患者さん個々人です．目の前の患者さんの特性によって，同じ治療法でも効果が確実に保証されているわけでは決してありません．
　また，患者さん個々の情報だけでなく，他の治療法など，一体何と比較するかも考えることで，薬や当該治療法の効果を相対視することもできます．
　そして，普段何気なく思っていることを，意識的に文章化することでより疑問点・問題点を明確にすることができるのも定式化することの利点です．

　これらをまとめて，「疑問をPECO（ペコ）で定式化」とよびます．

PECOによる定式化の実例

例えばこのように定式化することができます．

P：特に現疾患・既往のない50代半ばの男性軽度高血圧患者が
E：降圧剤を服用すると
C：薬を飲まない場合と比べて
O：脳卒中を防ぐことはできるのだろうか

あるいは，

P：風邪症状を呈する20代の女性が
E：解熱剤を服用すると
C：そのまま休んでいる場合とくらべて
O：自覚症状の消失期間は短縮できるのか

といったふうに定式化ができます．
もしくは，先の定式化は以下のようなPECOも作ることができるでしょう．

P：特に現疾患・既往のない50代半ばの男性軽度高血圧患者が
E：薬ではなく食事，運動，睡眠，ストレス対処法などのアドバイスを医療者から受けると
C：単に降圧剤を飲む場合とくらべて
O：血圧コントロールは良好になるのか

目の前の患者さんから生まれるPECOは一つとは限らないですし，また一つに限る必要もありません．いろんなEやC，そしてOを考えましょう．

また患者についての定式化だけにPECOを使うものでもありません．

P：今までEBMについてまったく勉強したことのなかった医療者が
E：本書を通じてEBMの実践について勉強すると

C：勉強しなかった場合と比べて
O：医療の質を向上させることは可能なのか

といった，医療者側の疑問についてもこのように定式化することが可能となります．

7つのPECO，その種類を規定する「T」

さてここで，PECOの種類と，それを規定するT: type of Question（疑問の種類）について簡単に触れておきましょう．

臨床上の疑問は大まかに，診断，治療，予後という3つのカテゴリーに大別されます．

A．診断のPECO

1. 頻度のPECO
   ヒトの集団を集めた際に，関心のある疾患を有する患者はどれくらいの割合でいるのかを知りたい際に用います．
2. 確定診断のPECO
   ある検査を実施した際，鑑別に上がった疾患を確定できるのか
3. 除外診断のPECO
   ある検査を実施した際，鑑別に上がった疾患を除外できるのか

表2 診断のPECO

	頻度	確定診断	除外診断
P	ある疾患が疑われる患者で		
E		検査陽性	検査陰性
C			
O	頻度	確定診断	除外診断

表3　診断のPECOの例

	頻度	確定診断	除外診断
P	足の湿疹を訴える患者で	OTCステロイド外用薬が無効の場合の足湿疹患者に	
E	OTCステロイド外用薬が無効例の場合	白癬菌検査が陽性の場合	白癬菌検査が陰性の場合
C	OTCステロイド外用薬が有効例と比べて	陰性の場合と比べて	陽性の場合と比べて
O	足白癬の割合はどれほどか	足白癬の診断を確定できるか	足白癬は除外できるか

B．治療のPECO

4. 効果のPECO

   ある治療法を実施した際，（真の）アウトカムを改善できたのか，もしくは害・副作用がなかったのかも含みます．これは初めに示したPECOの例がそれに該当します．

C．予後のPECO

5. 自然経過のPECO

   EとCがなく，何もしないまま経過を見るときに用いる定式化です．

6. 一般健常人と比べて，他疾患と比べたPECO

   ヒトの集団「間」において，疾患を有する場合とそうでない場合をくらべてアウトカムの変化を調べます．

7. 疾患内の予後因子のPECO

   ヒトの集団「内」において，特定の因子がアウトカムに影響があるのかどうかを調べる際に用います．

表4　予後のPECO

	自然経過	一般健常人と比較して，他疾患と比較した予後	疾患内の予後因子
P			
E	自然経過	患者	予後因子あり
C		一般人 or 他の疾患	予後因子なし
O		アウトカムの変化	

表5　予後のPECOの例

	自然経過	一般健常人と比較して，他疾患と比較した予後	疾患内の予後因子
P	帯状疱疹の患者	高齢者で	帯状疱疹の患者
E	長期間の経過観察	帯状疱疹の患者	どんな患者が
C		一般人と比べて	他の患者と比べて
O	神経痛が残る頻度は？	がんの頻度に違いはあるのか？	神経痛が残る頻度が高いのか？

　このあたりは成書[1]に詳細が記載されておりますので，そちらを参照していただければと思います．

　PECOはあらゆる状況において有用で，臨床上現れてくる疑問の多くを定式化することができるでしょう．それらをさらに整理してまとめあげるグループ分けによって整理しておきましょう．そうすると，次節以降で取り扱う「情報の検索」が大変楽になります．最近ではこのPECOに，疑問の種類であるTを加えて，PECOT（ペコット）で定式化することも増えてきているようです．

真・代用のアウトカムという考え方の注意点

　代用のアウトカムとは一般に，患者さんにとって重要かどうかはさておき，とりあえずそういった数値データでしか評価できないという仮のアウトカムという側面があります．ヒトはテストの点数のような代用のアウトカムに関心が奪われやすいことも前節などでお話ししましたが，だからこそ，代用ではなく，目の前の患者さんのその後の人生に重大な影響を与えるであろう，真のアウトカムを考える必要があることはここまででくどいほど繰り返してきました．

　しかし，真の・代用のという表現もまたわれわれ医療者側の価値観であることも忘れてはなりません．

　というのも，例えば過去にこんな書籍が発刊されています．

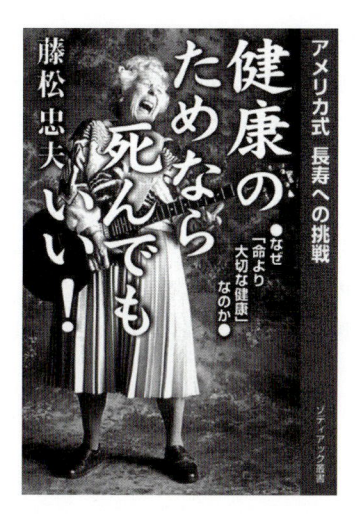

図1 「健康のためなら死んでもいい」
（筆者はタイトルを目にした途端に吹き出してしまいました）

「健康のためなら死んでもいい！」[2)]

　……思わず苦笑いしてしまったそこのあなた，もう立派な EBMer（EBM を学び実践する医療従事者）の一員です．

　もちろん，こういった考えも，いち意見として尊重すべきではあります．重要なのは「真の」，「代用の」，という区別はヒトによってなされるものであり，つまり恣意的ということを忘れてはならないということです．医療従事者が優先するアウトカムと，患者が重要と考えるアウトカムが一致するという保証はありません．そういった人様の心情も察しながら，個々の状況に合わせて，様々な視点から，その時の状況に応じた，もっとも適切な PECO を立てられるようになりましょう．

　私たちにとって大切なのは，膨大な量の知識の暗記や，高い技術を身につけることだけではありません．「適切な問いを立てること」もまた，医療を担う上で必要不可欠な営為です．目の前の患者さん，または薬局にいらっしゃるお客さんが一体どういった問題を抱えているのか．それを，誰にとってもわかりやすい形で共有できるようになりましょう．

自分は何も知らない・わからない・できないと自覚し，謙虚になりましょう．だからこそ，目の前の患者さんのことをもっともっと知りたい，わかりたい，何かができるようになりたい，そう思うことが医療従事者の立ち居振る舞いなのではないでしょうか．

そういった，自然と，ふつふつと湧いてくる，「もっともっと…」という渇望を常に持ち続けてゆきましょう．そうすることで，容易にPECO（PECOT）による疑問の定式化ができるようになるだけでなく，医療者−患者間の良好な信頼関係も築くことができるのではないでしょうか．

最後に，EBMのステップ1：疑問の定式化のとても簡単な覚え方をご紹介します．

「ペコッと（PECOT）と定式化！」

です．はい，みなさんもう覚えましたね！

それでは，次節以降ではステップ2の「情報の検索」について触れてゆきましょう．

■参考文献
1) 名郷直樹, 南郷栄秀, 編著. 基礎から学べるEBM. 医学出版; 2014.
2) 藤松忠夫. 健康のためなら死んでもいい！. ゾディアック; 2000.

〈山本雅洋〉

1-5. 情報の種類と取り扱い方

薬剤師と情報化時代

　21世紀に生きる私たちの世界は情報化社会と言えるでしょう．急速に起こる情報化は，言うなれば情報革命であり，これは18世紀の産業革命によって産業化時代が到来したのと同じように情報化時代を迎えつつあることを示しています．

　産業革命の際には蒸気機関など人間や自然の力に依存しない自動機械が次々と誕生し，それがそれまで人間が行ってきた作業を次々と代替していきました．その結果，単純作業の仕事しかできなかった人は機械に仕事を奪われ，失業かきわめて劣悪な労働環境を甘受するしかなくなってしまいました．それでは，このような社会の機械化は人類に不幸をもたらしただけだったのでしょうか？　それはこの現代に生きる我々ならそれを否定できると思います．機械を上手に取り扱える人は，機械化の恩恵を大いに享受することになりました．そして私たちは今，非常に豊かな生活を送ることができるようになりました．自動車や鉄道や飛行機で自由に移動し，食べきれないほど食べ，毎日違う衣服を着て，好きなところに住むということが，かつてよりはるかに安く簡単にできるようになったわけです．

　では，今起こりつつある情報革命はどのような世界をもたらすのでしょうか．おそらくは，産業革命と同じように，人びとの生活や仕事のあり方を大きく変えることになるのではないでしょうか．例えば，今やコンピュータのおかげで本を読んで覚えたりページをめくって調べたりすることなく，膨大な情報をデータベース化して一瞬で検索することができるようになりました．さらにインターネットがデータへのアクセスを非常に容易にしました．今やわからないことがあればネットで検索するのが一番です．

　一方で開発されつつあるのが，自動アルゴリズム生成，いわゆる人工知能です．例えば人間は「ネコ」を認識するためには「ネコ」という言葉と関連のある

イメージを予め結びつけて学習し，同じような特徴をもつ対象を見た時に「これはネコだ」と認識できるようなアルゴリズムを作るわけですが，実はコンピュータもインターネットを使って指定した言葉と関連のある画像を取り込んで同様の認識のためのアルゴリズムを自動生成し，全く別のネコの写真を「これはネコだ」と認識できるようには技術的に到達しています．そこまでいかなくても，今やほとんどの大手検索エンジンやSNS（ソーシャルネットワークサービス）で表示される広告は，ユーザーがどういう言葉をよく入力しているか，どういうサイトをよく見ているかという情報を自動で収集して解析し，最も興味をもちそうな広告を表示するようになっています．命令さえすれば自動で学習して解析して出力してくれるコンピュータが一般に登場するのも時間の問題でしょう．

　つまり，情報化時代における大きな変革とは，1. 情報へのアクセスが極めて容易になる．2. 情報の自動収集と自動分析が可能になる．この2点が中心になるのではないかと思います．これらが何を意味するかというと，まず，知識を独占する意味がなくなります．そして単純な情報収集と情報提供は自動化されていきます．これを薬剤師の医薬品情報に置き換えてみるとどうでしょう．まず，医薬品情報は誰でも簡単にアクセスできるようになります（既にそうなっていますね）．そして添付文書とかインタビューフォームに載っているようなことはいずれコンピュータが答えてくれるようになります．これもそう遠くない将来にやってくるはずです．遅くとも今の若手薬剤師が現役でいる間にはそうなると私は考えています．

　そのような時代が到来したとき，薬剤師はどのように医薬品情報を扱ったらよいのでしょう．「全部コンピュータに任せてしまえるんなら何もしなくていいじゃん」まさにその通りですが，それを上手く使ってもっと価値ある仕事ができないと，自分の仕事はなくなります．ではコンピュータを上手く使ったもっと価値ある仕事とは何でしょう．その一つの答えは，本書で扱っているEBMです．ここまで読まれた方ならおわかりかと思いますが，EBMは一人の患者さんからスタートする前景疑問へのアプローチの方法論です．世界にただ一人しかいない目の前の患者さんのことはコンピュータには認識のしようがありませんし，利用可能なデータが目の前の患者さんに当てはめることができるかという判断もコンピュータには下せません．つまり目の前の患者さんに実際に副作用が起きるのかは誰にもわかりませんし，可能性などの形でどの

程度の懸念があるかがわかっても，そこでその薬を飲んでもらうか止めてもらうかは個々の文脈に依存しますので人間が判断することになります．ということは，産業化時代には機械を上手く利用した人が大いに豊かさを享受したように，これからの情報化時代にはコンピュータやインターネットを上手く利用して臨床での判断を伴う仕事をすることを考えていけばいいわけです．

一次情報と二次情報

　コンピュータやインターネットを活用して情報を利用するとしても，医学情報は増える一方でとどまることを知りません．例えば，後述の PubMed を使って「薬剤師」＝"pharmacist"で検索される論文数は，この 50 年の間に 30 倍以上，この 10 年に限っても 2 倍以上に増えています．こういった論文の増加＝情報の増加はあらゆる領域で起きています．私たちはこのような情報の海を上手く泳ぐ方法を身に付けなければなりません（図 1）．

　さて，このような日々増え続けていく論文ですが，原著論文のような現場の出来事を直接伝える情報を一次情報とよびます．一次情報とは，誰かが見た，試した，という事実を伝えるオリジナルな情報のことだと捉えるとよいでしょう．上記のような学術誌に掲載される原著論文の他に，学会発表の要旨やスラ

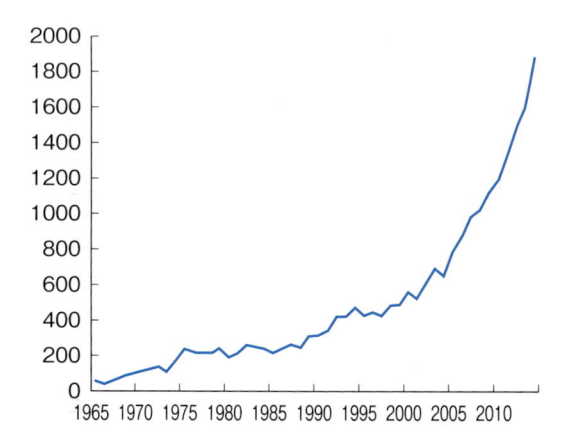

図 1　「pharmacist」をキーワードにして PubMed でヒットする論文数の過去 50 年における経時的変化

イド，大学や研究機関の研究報告書，雑誌の特集記事や書籍もオリジナルなものであれば一次情報に含まれます．もっと広い意味で言えば，誰かが書いた体験談やレポート，インタビューも立派な一次情報です．

このように一次情報は「生の情報」ともいえるのですが，それだけでは全体像が掴めなかったり，情報が多過ぎて本当に必要な情報に辿り着けなかったりします．そこで，一次情報へのアクセスを容易にするための情報が必要になります．これが二次情報で，具体的にはデータベースや検索エンジン，抄録集，あるいは原著論文などの一次情報を数多くまとめたレビューや解説，教科書，その他書籍などはこれに当たるでしょう．

そもそも，人は何のために情報を求めるのかということを考えると，自分が経験したことのない情報を手に入れるためでしょう．ということは，他の誰かが経験した生の情報＝一次情報を手に入れないと意味がありません．ただ，一次情報というのは，例えば学会誌を読んでみればわかるように，通常は特に決まったテーマで並んでいるわけではなく，掲載の順序に統一性や法則性はありません．雑誌をパラパラめくる「ハンドサーチ」もそれはそれで大切なこともありますが，それでは必要な一次情報になかなか辿り着けないので，それを探し出すためのツールとして二次情報を利用しない手はありません．または，原著論文というのはその客観性と再現性を証明するために細かく書かれているわけですから，そのエッセンスの部分はなかなかわかりにくかったりします．そこでその本質的な情報を抜き出し，効率的に学べるように加工した二次情報というものもあります．つまり，二次情報を上手に活用して一次情報に辿り着くというスキルが必要です．

ここまでで述べたように，私たちが当たらなければならないのは一次情報ですが，そのためには二次情報を情報源として上手く扱う必要があるということに気づかれたと思います．昔はそれも重たい冊子だったり高価なオンライン購読が必要だったりで手の届かない存在でしたが，現在ではインターネットの普及やデータベースの汎用化によって普通の薬剤師でも，その気になれば今日からでもそのような二次情報源にアクセスし，欲しい一次情報に手が届く時代になりました．

臨床で手にすることができる情報源の主なものを表1にまとめておきますので，メリットとデメリットを掴んでおいて下さい．

表 1　臨床で利用可能な情報源のメリットとデメリット

情報源	メリット	デメリット
他人（他の薬剤師，上司，他職種，MR，講師など）	実際の患者を知っていれば現場に適用しやすい情報が期待できる．関係が良好であれば最も手軽である．	実際の患者を知らない人から最良の情報を得ることは難しい．情報提供者の関心や利害関係の影響を大きく受ける．重要な情報が無意識または意図的に見落とされている危険がある．自分で探さない癖が付きやすい．
教科書，書籍	幅広い知見がまとめられており，読みやすい．テーマごと，または網羅的に学べる．	しばしば内容が時代遅れである．具体的個別的な情報が得られることはまれである．
雑誌の特集記事	教科書より掘り下げてあり，原著論文よりまとめられており，比較的新しい情報も得られる．	読者の興味や業界の流行，著者の好みの影響を受けやすい．必要な情報を探すにはやや手間がかかる．
原著論文	最新の情報が得られる．臨床疑問に最も近い情報を限定して得ることができる．	多過ぎて必要な論文を探すのが難しい．多くは英語である．質のばらつきが大きい．

以下，インターネットを介する情報源

情報源	メリット	デメリット
Google, Yahoo! 等の検索エンジン	手軽に膨大な情報にアクセスできる．ユーザーの好みも含めた関連の強い情報が見つかりやすい．無料である．	検索結果上位が必ずしも関連の強い情報とは限らない．多くは信頼性や妥当性に欠ける．ネットで繋がっていない情報は得られない．
PubMed	無料で Medline を検索でき，医学論文を探すには最も網羅的．	検索オプションを覚えないとなかなか絞り込めない．多くは抄録までしか読めない．英語である．
医学中央雑誌	日本語論文について網羅的で，学会抄録も検索できる．	有料である．ほとんどは抄録までしか読めない．
Up To Date，Dynamed 等の電子教科書	臨床に直結したエビデンスが推奨度とともに系統的にまとめられている．様々なトピック間でのクロスリンクからも横断的に情報を得られる．	有料である．Up To Date は日本語で検索できるものの，多くは英語での利用である．北米で執筆されているのでトピックなどに現地向きな偏りがありそう．

知っておきたい検索エンジンの基本的使い方

まず，最も有名な二次情報源として，最初に Google と Yahoo! をあげておきましょうか．これらはいわゆる「ポータルサイト」という位置づけで，ブラウザの画面を開いた時のホームに設定している人も多いかと思います．

「Google や Yahoo! みたいな商業的検索エンジンでちゃんとした医学情報が見つかるの？」と思うかもしれません．しかし，前章で触れた「EBM の 5 つのステップ」の通り，情報を探すことと吟味することと使うことはそれぞれ別のステップでしたよね？ PubMed なんかでも時にはクソみたいな（失礼）情報が引っかかることだってあるんですから，きちんとした吟味の目をもてばどのような二次情報源を使おうと現場に適用する情報の質は変わらないはずです．むしろ，この両検索エンジンは「リンク」で繋がっているインターネット上のあらゆる情報をくまなくデータベース化していますので，きわめて網羅的で，様々な言語やファイル形式などから検索できるので，検索キーワードによる「感度」という点ではきわめて高い情報源だと思います（そのかわり，まさに欲しい情報が見つかりやすいかどうかという「特異度」は低いです）．

細かい使い方はそれぞれのヘルプを参照していただきたく思いますが，紙面の都合上許せる範囲でごく簡単なテクニックを紹介しておきます．

Google や Yahoo! で複数のキーワードを使って検索した経験のある人は多いと思います．その時，各キーワードの間にはスペースを空けてますよね？これが AND 検索です．つまりスペースで隔てられた言葉を全て含むものが表示されます．では，それでは欲しい情報が手に入らなかった場合，各キーワードを「かつ」ではなく「または」で繋ぎたくなりますよね．これが OR 検索で，各キーワードを「OR」で繋ぐだけでそれができます．

一方，これらの検索エンジンは賢いので，いちいちスペースで区切らなくても勝手に単語を認識して AND 検索をしてくれます．ただ，これがむしろ余計なお世話になることもあります．例えば「EBM ってなんだろう？」と思った時には「EBM とは」というキーワードで検索すると「EBM とは・・・」で始まるページがヒットしますが，実はこの時，「EBM」と「とは」の AND 検索になっているので，「EBM とは」をひとくくりに検索した結果とはいくらか異なります．ひと続きの言葉で検索したい場合はダブルクォーテーション（"）でくくる方法があります．つまり「"EBM とは"」で検索するのです．これを使

えば，ダブルクォーテーションで括られた部分はひと続きの言葉として検索されますので，より精度の高い検索が可能になります．

　それと，この単語は除きたい，という場合もあるでしょう．例えば何かのサプリメントの情報について検索すると，その販売ページばかりヒットしてしまうといった場合です．この時は，－（マイナス）検索を使いましょう．そのような商用サイトを検索結果から除きたい場合はそのような商用サイトでは必ず使われているであろう言葉・・・例えば「価格」などに注目して，「－価格」といったキーワードを入れて検索すれば良いのです．「－」を付けた単語が含まれないページが表示されるはずです．

　GoogleやYahoo!の検索は以上を覚えればひとまず十分だと思いますが，それらの検索結果というのは，必ずしもキーワードとの関連が強いものや最新のものが表示されるわけではなく，「人気があるもの」や「上位に表示されるよう対策されたもの」または「広告料を払っているもの」が優先的に表示される傾向があるのでその点は注意が必要です．

　さて，先にあげた，最も重要であろう二次情報の一つであるPubMedの検索方法も，基本的にはGoogleやYahoo!と同じです．ただ，PubMedは医療や生命科学に関する論文に特化していますし，欲しい情報をより特異的に検索するための方法があります．基本的には英語での検索になるのでそこに高い壁を感じる人も多いと思われますが，テーマを絞り込んで繰り返し検索してみることで慣れてきます．そのようなPubMedの使い方について，次節で詳しく解説してみましょう．

〈桑原秀徳〉

1-6. 情報検索のポイント

情報検索のコツ

　前節では少しだけGoogleとYahoo!の検索の仕方について紹介してみました．どうでしょう，実際にやってみましたか？　その時にはどんなキーワードで検索しましたか？　それで思うような情報は得られましたか？
　ではここで再度，EBMの5つのステップについて確認します．

1. 臨床疑問の定式化
2. 情報の検索
3. 得られた情報の批判的吟味
4. 得られた情報の適用
5. 適用の妥当性の評価（手順を振り返り，1に戻る）

　ここでは「2．情報の検索」を解説しているわけですが，実はここにもいくつかのステップがあります．

2-1. 検索の必要性を考える
2-2. どのデータベースで検索するかを考える
2-3. どのキーワードで検索するか考える
2-4. 検索結果を絞る方法を考える
2-5. 検索の妥当性の評価（手順を振り返り，2－1に戻る）

　およそこの5つのステップを繰り返すことになるかと思います．もちろん検索の前段階として疑問の定式化が済んでいることが前提になりますので，いわゆるPECOは揃っているものとします．それでは，具体的に例をあげてやってみましょうか．

P：一般の健康な人が
E：ビタミンCを積極的に摂取すると
C：何もしない（通常の摂取）のと比べて
O：風邪の発症は予防できるか？

● 2-1. 検索の必要性を考える

　意外に思うかもしれませんが，**本当に検索が必要なのかは一度考えてみる必要があります**．自分がなぜそれを疑問に思っているのか？　ここではPubMed検索をしようとしていますが，何もPubMedじゃなくてももっと簡単な情報源では見つからないのか？　PubMed検索は慣れても数分から十数分（キーワードが絞り切れていない場合はもっと）かかりますがそんな時間はあるのか？　そもそもインターネットが使えるのか？　などなど……

　この作業は疑問を課題としてしっかりとしたものに補強することにも繋がります．今回は，例示の疑問に答えるための信頼できる情報が手元になく，検索のための時間が取れるものとして先に進めます（もし，検索できない場合でも，現在利用可能な最良な情報を臨床疑問に適切に適用していくのがEBMです．後で調べて次に活かすというのでもよいと思います）．

● 2-2. どのデータベースで検索するかを考える

　まずは前項表1の各種情報源を参考にして下さい．ここではPubMedで検索しますが，それならPubMedのどの検索機能を使用するか考えます．ここではまず，Clinical Queriesという検索ツールの使い方を学びましょう（図1）．

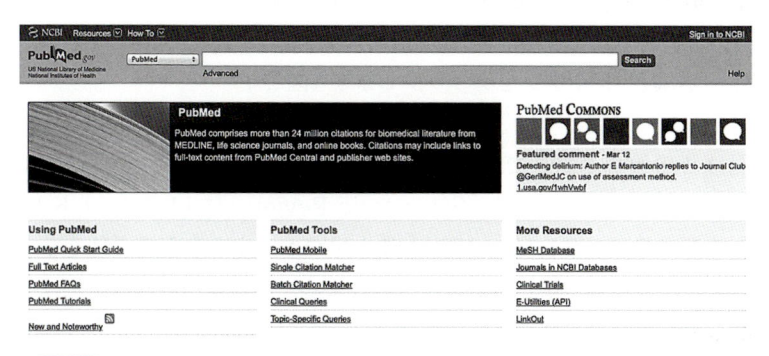

図1　PubMed (http://www.ncbi.nlm.nih.gov/pubmed/) のホーム画面

このホーム画面の中央付近，PubMed Tools の一つに"Clinical Queries"へのリンクがあります．

● 2-3. どのキーワードで検索するか考える

ここで先ほど例示した PECO を見直して下さい．検索キーワードはほとんどここから抽出できます．主には，

P は，どんな患者，対象者でしょうか．
E は，どんな介入，要因でしょうか．
C は，何との比較でしょうか．
O は，どんな予後，転帰でしょうか．

ここから重要な単語を抜き出します．今回例示した PECO からは，

P：一般の健康な人
E：ビタミン C 摂取
C：何もしない
O：風邪の発症予防

こういった感じになろうかと思いますが，すると，キーワードは「一般人口」，「ビタミン C」，「風邪」，「予防」あたりにできます．まあ「一般人口」は"healthy population"と訳せますがありふれてるのでとりあえずこれは置いといて，他を英訳して"vitamin C"，"common cold"，"prevention"あたりをキーワードにしましょうか．これらを Clinical Queries の検索ボックスに入力して Search ボタンをクリックします（図2）．

上記はこの原稿を書いている 2015 年 3 月時点での結果ですが，Clinical Study Categories に 148 件，Systematic Reviews に 11 件ヒットしました．システマティックレビューが 11 件も見つかるようならまずはそちらを読みましょうか．論文が新しい順に表示されますが，執筆時点で最上位は次の論文です．

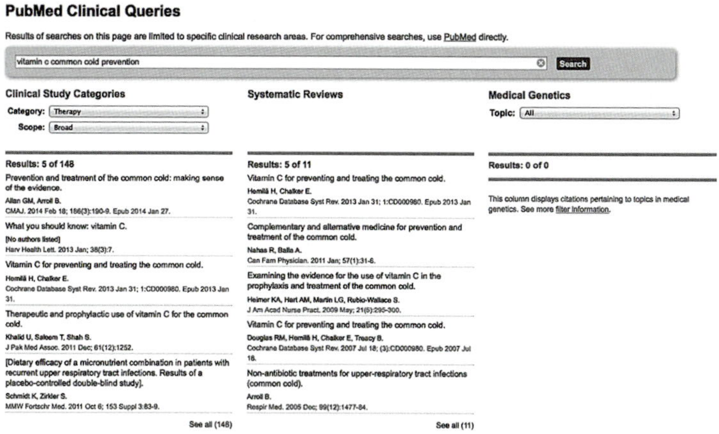

図2 Clinical Queries を使った検索結果の例

> Hemilä H, Chalker E.
> "Vitamin C for preventing and treating the common cold."
> Cochrane Database Syst Rev. 2013 Jan 31;1:CD000980.
> PubMed PMID: 23440782.

　残念ながら全文は読めませんが，abstract からある程度の情報は得られそうです（それはこの項の本題ではないので割愛します）．

　なお，Medical Genetics は遺伝医学領域の論文を探すものですので，臨床の医学論文を検索する場合は無視して差し支えないと思います．

　いかがでしょう？　結構簡単ですよね？

PubMed ホームページ
↓
Clinical Queries のページ
↓
検索キーワードを入力して Search ボタン
↓
Systematic Reviews に表示された結果を読む

これだけです．まずは他の臨床疑問を2つ3つ用意して，そこからPECOを作成し，そこからキーワードを抽出し，この作業を何度かやってみて下さい．多分，論文が見つからなかったり，何十件何百件も表示されて絞れなかったりするかと思います．その場合，キーワードの範囲を広くしたり狭くしたりすることや，キーワードの増減を考えます．

例）
　　（広い）呼吸器感染症　⇔　急性上気道炎　⇔　インフルエンザ（狭い）
　　（広い）一般人口　⇔　高齢者　⇔　糖尿病の高齢者（狭い）

これでもうまく絞りきれない場合，別の方法を使ってみましょう．これを次に示します．

● 2-4．検索結果を絞る方法を考える

まず疑問のカテゴリーを考えましょう．臨床疑問は主に以下のカテゴリーのいずれかに分けることができます．

A：診断
B：予後
C：害・病因
D：治療・予防

今回例示したPECOはOに予防が入ってますので，上記のDに該当することになります．

PubMedのClinical Queries検索ではこの疑問のカテゴリーで論文を絞り込むことができます．左側の"Clinical Study Categories"のところの"Categories"というプルダウンメニューをクリックしてみましょう．図3の状態になるはずです．

上記A〜Dの疑問のカテゴリーは，ここのClinical Study Categoriesの各カテゴリーに以下のように対応します．

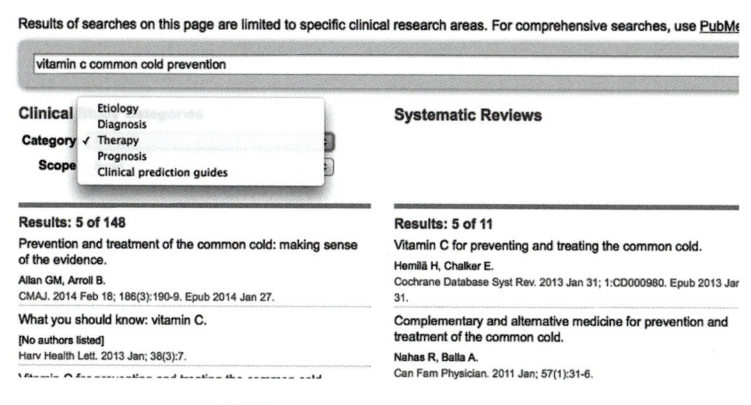

図3　疑問のカテゴリーの選び方

A：診断　→　Diagnosis
B：予後　→　Prognosis
C：害・病因　→　Etiology
D：治療・予防　→　Therapy

　つまり PECO がどのカテゴリーの疑問であるかを意識すれば，どの Clinical Study Categories を選択すべきかが自動的に決まります．今回例示した PECO であれば，Therapy のままで結構です．
　さらに絞る場合は，"Scope" のプルダウンメニューを "Broad" から "Narrow" に切り替えます．そうすることで，よりキーワードに特異的な論文が検索できます．通常は Narrow で検索し，それでは見つからない場合に Broad を使うという感じでよいと思います．

● 2-5．フィードバック（手順を振り返り，2-1 に戻る）
　ここまでの手順全体を振り返り，キーワードの選び方や検索の仕方を再考します．これが最も簡単な PubMed 検索の一連の流れになります．

もう一歩踏み込んだ検索のために

　検索初心者はここまでの手順を何度か繰り返し練習してみましょう．最も重要なのは PECO を立てて何をキーワードに選ぶかです．治療や予防に関

する比較的ありふれた疑問であれば，おそらくここまでのやり方でかなりPubMedを効率よく探せるようになるはずです．しかし，それでもキーワードなどが定まらず絞りきれない，あるいは抄読会に使えるような全文フリーのRCTだけを探したい，「あの雑誌」という特定の情報が欲しい，などあるでしょう．そこで，以下に一歩踏み込んだ検索のスキルを紹介します．

1．MeSHによる検索

　MeSHとはMedical Subject Headingのことで，MEDLINE（PubMedを介して利用するデータベース）に収載された各論文に付けられたタグのことです．全ての収載論文がMeSHでタグ付けされており，このタグを使って検索することで，同じタグ付けをされた論文を漏れなく探し出すことが可能です．実は検索窓に入力した言葉はPubMedの内部で自動的に様々な言葉に変換されて検索されています．少し難しいですが，今回の例のように"vitamin C"，"common cold"，"prevention"で検索してSystematic Reviewsを見てみた時の検索式を示します．これは検索結果を眺めた時の"Search Details"に表示されています（図4）．

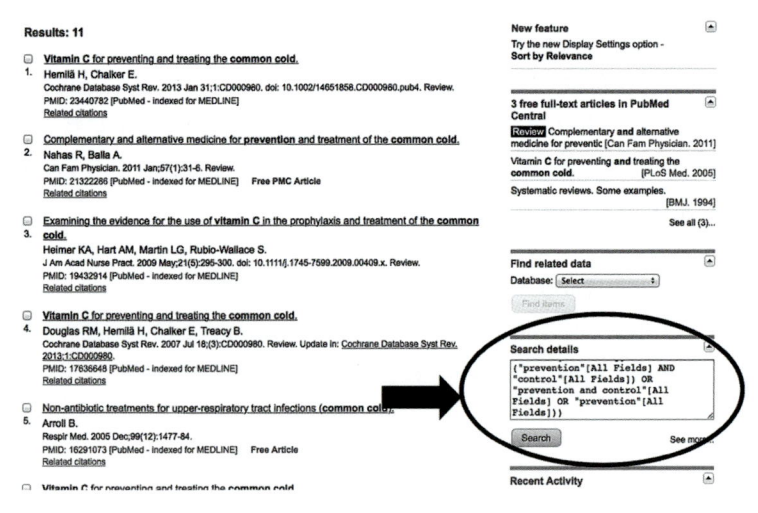

図4 検索式の表示場所

> systematic [sb] AND ((("ascorbic acid" [MeSH Terms] OR ("ascorbic" [All Fields] AND "acid" [All Fields]) OR "ascorbic acid" [All Fields] OR "vitamin c" [All Fields]) AND ("common cold" [MeSH Terms] OR ("common" [All Fields] AND "cold" [All Fields]) OR "common cold" [All Fields]) AND ("prevention and control" [Subheading] OR ("prevention" [All Fields] AND "control" [All Fields]) OR "prevention and control" [All Fields] OR "prevention" [All Fields]))

　この中に[MeSH Terms]という部分がありますよね？　その直前の言葉（""で囲まれた部分）がPubMedが自動で選んで検索に用いたMeSHです．この例では"vitamin C"は"ascorbic acid"に変換されています．このように，通常はユーザー側が入力した検索語を自動で関連の強いMeSHに変換してくれるのであまり意識はしなくてよいのですが，なかなか思うような検索結果が得られない時は確認してみるとよいでしょう．また，全ての論文がMeSHでタグ付けされているということは，自分がよく検索するキーワードについてはMeSHと同じ単語を覚えて使っていくほうがより検索精度が高まります．図5のようにして，ヒットした論文がどのようなMeSHでタグ付けされているか確認してみましょう．

2. フィルタを使った検索

　例えば抄読会を開催したい場合など，「ランダム化比較試験」といった研究デザインのみを検索したい場合や全文フリーで読める論文を検索したい場合があると思います．そのような時はフィルタを使った検索が便利です（図6）．

　特に"Article types"の"Customize…"をクリックすると様々な研究デザインが一覧として展開されますので，必要なもののチェックボックスを選択して"Show"ボタンをクリックするとそれがArticle typesのところに表示されます．表示されたものをクリックすると，それをフィルタとしてさらに論文を絞り込むことができます．

　試しにここでは，Clinical Queriesを使って"vitamin C"，"common cold"，"prevention"をキーワードに検索して（図2の状態），Systematic Reviewsのカラムに表示された論文を"See all"で展開したところ（図4および6が表示されている状態）から，"Customize…"をクリックして展開され

OBJECTIVES: To find out whether vitamin C reduces the incidence, the duration or severity of the common cold when used either as a continuous regular supplementation every day or as a therapy at the onset of cold symptoms.
SEARCH METHODS: We searched CENTRAL 2012, Issue 11, MEDLINE (1966 to November week 3, 2012), EMBASE (1990 to November 2012), CINAHL (January 2010 to November 2012), LILACS (January 2010 to November 2012) and Web of Science (January 2010 to November 2012). We also searched the U.S. National Institutes of Health trials register and WHO ICTRP on 29 November 2012.
SELECTION CRITERIA: We excluded trials which used less than 0.2 g per day of vitamin C and trials without a placebo comparison. We restricted our review to placebo-controlled trials.
DATA COLLECTION AND ANALYSIS: Two review authors independently extracted data. We assessed 'incidence' of colds during regular supplementation as the proportion of participants experiencing one or more colds during the study period. 'Duration' was the mean number of days of illness of cold episodes.
MAIN RESULTS: Twenty-nine trial comparisons involving 11,306 participants contributed to the meta-analysis on the risk ratio (RR) of developing a cold whilst taking vitamin C regularly over the study period. In the general community trials involving 10,708 participants, the pooled RR was 0.97 (95% confidence interval (CI) 0.94 to 1.00). Five trials involving a total of 598 marathon runners, skiers and soldiers on subarctic exercises yielded a pooled RR of 0.48 (95% CI 0.35 to 0.64).Thirty-one comparisons examined the effect of regular vitamin C on common cold duration (9745 episodes). In adults the duration of colds was reduced by 8% (3% to 12%) and in children by 14% (7% to 21%). In children, 1 to 2 g/day vitamin C shortened colds by 18%. The severity of colds was also reduced by regular vitamin C administration.Seven comparisons examined the effect of therapeutic vitamin C (3249 episodes). No consistent effect of vitamin C was seen on the duration or severity of colds in the therapeutic trials.The majority of included trials were randomised, double-blind trials. The exclusion of trials that were either not randomised or not double-blind had no effect on the conclusions.
AUTHORS' CONCLUSIONS: The failure of vitamin C supplementation to reduce the incidence of colds in the general population indicates that routine vitamin C supplementation is not justified, yet vitamin C may be useful for people exposed to brief periods of severe physical exercise. Regular supplementation trials have shown that vitamin C reduces the duration of colds, but this was not replicated in the few therapeutic trials that have been carried out. Nevertheless, given the consistent effect of vitamin C on the duration and severity of colds in the regular supplementation studies, and the low cost and safety, it may be worthwhile for common cold patients to test on an individual basis whether therapeutic vitamin C is beneficial for them. Further therapeutic RCTs are warranted.

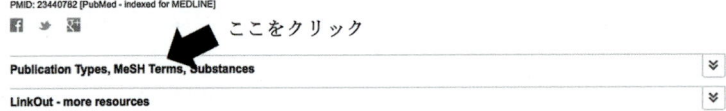

図5 各論文のアブストラクトの下に MeSH などの情報が折り畳まれている

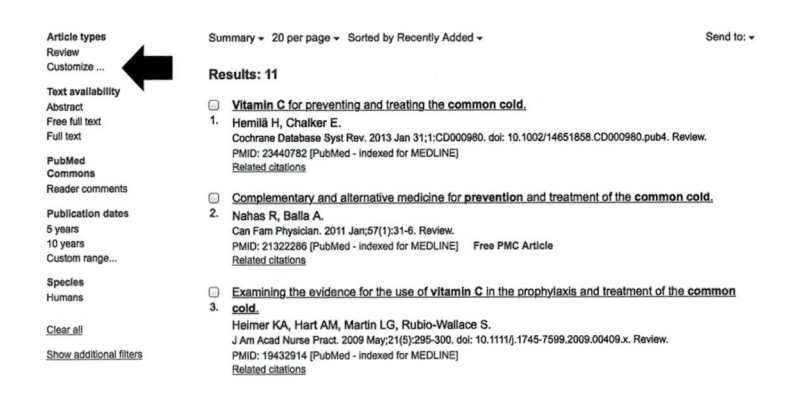

図6 フィルタは左サイドをクリックして使用

たウィンドウの中から"Meta-Analysis"のチェックボックスにチェックを入れて"Show"ボタンをクリックしてみましょう．すると Article types のところに Meta-Analysis が表示されるはずです．続いてその"Meta-Analysis"

図7 検索結果をさらにフィルタを使って絞り込んだ状態

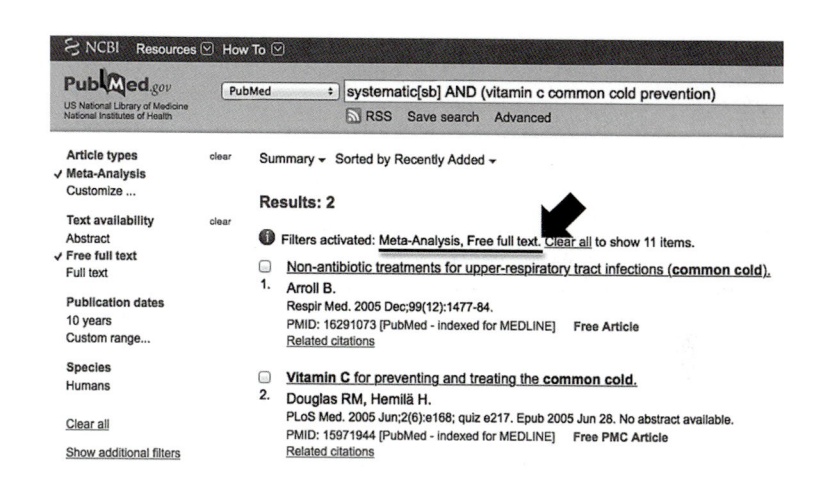

をクリックし，さらにその下にある"Text availability"のところにある"Free full text"をクリックしてみましょう．

　図7で矢印を付けた下線部が現在有効になっているフィルタです．結局，"vitamin C"，"common cold"，"prevention"をキーワードにしてClinical Queriesで検索したシステマティックレビューのうち，メタ分析になっているものでかつ無料で全文読めるのは2件に絞れました．これなら抄読会に使えそうな論文もすぐに見つかると思います．

　なお，ここまで例示した結果は，これを執筆している時点のものですから，今後さらに新しい論文が掲載されたり，PubMed内部の検索プログラムが変更されたりすると少し異なった結果になるでしょうから，その点はあしからずご了承ください．

3. Single Citation Matcher を使った検索

　さて，論文のタイトルを含めた情報はきちんと構造化されているのに気付かれたでしょうか？　先ほどフィルタを使って絞り込んだ論文の1番目に表示されたのは以下の論文です．

1章　疫学的思考に基づく薬の考え方　49

> Non-antibiotic treatments for upper-respiratory tract infections (common cold).
> Arroll B.
> Respir Med. 2005 Dec;99 (12):1477-84.
> PMID: 16291073

　1段目はタイトルですね．2段目は著者です．そして3段目が書誌情報になります．この書誌情報はPubMedの場合は以下のようになっています．

　雑誌名．年　月；巻（号）：始めのページ－終わりのページ

　通常，学術雑誌というのは最初に出版された年を1巻にし，年が変わると次の巻に変わります．月刊誌であればそれぞれ第◯号と付くわけですが，巻は変わりません．さらにページ番号は第何号かにかかわらず巻の始め，つまりその年の最初からの通し番号になっています．ということは，「雑誌名」，「年または巻」，「最初のページ」これだけわかれば論文を1つに特定できます．そして特定のために使う検索ツールが"Single Citation Matcher"です．図1のPubMedホームページのPubMed Toolsのところに，先ほど使ったClinical Queriesと同様に並んでいますので，ここで"Single Citation Matcher"をクリックしてみましょう（図8）．

　さて，一番上が"Journal"ですから，書誌名を入力します．通常書誌名は略されて書かれてますが（上記例では"Respir Med"），そのまま入力すればよいです．入力するにつれて候補が自動で示されますが，よくわからない場合は無視して略記のまま入力しても大丈夫です．
　次に，"Date"の部分は掲載年だけで十分です．
　最後に，"Details"のところで"First page"を入力します．
　試しに，先ほどの例を使ってJournalに"Respir Med"，Dateに"2005"，First pageに"1477"をそれぞれ入力してSearchボタンをクリックしてみて下さい．論文に一発で飛んでいきますね．
　もちろんSingle Citation Matcherを使った検索はわかる部分だけを入力するのでも構いません．
　「◯◯の雑誌に□□という人が2014年に出した論文何だっけ？」みたいな

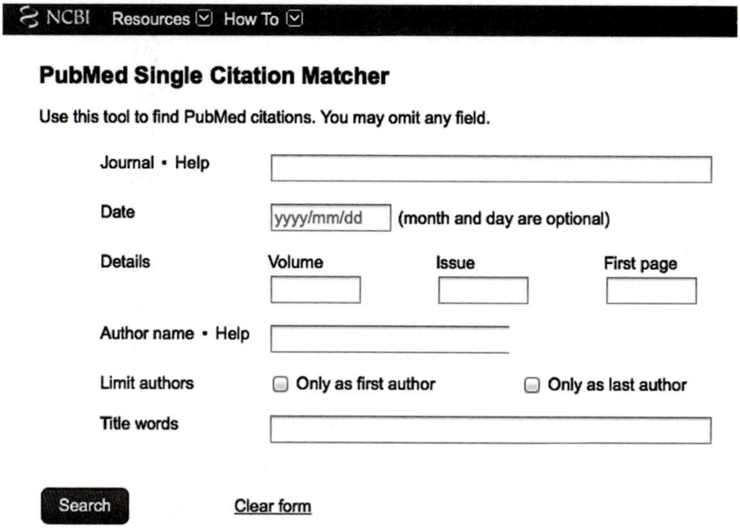

図8 PubMed Single Citation Matcher の検索画面

疑問でも大丈夫です．一つに特定されない場合はいくつか候補が表示されます．掲載年やページ，雑誌すらわからなくても筆頭著者名や論文タイトルの一部からでもそれなりに候補は絞れます．色々なケースで使って，慣れてみて下さい．

〈桑原秀徳〉

第1部 薬剤効果を紐解くための基礎知識

2章 疫学的研究デザインの基礎知識

2-1. 疫学的思考へ

疫学とは何か

疫学（epidemiology）とは何か，ということを一言で表すならば，「人間集団における疾患の分布と，その発症の広がりに関する法則性を見出し，健康に影響を及ぼす要因を明らかにすることで，疾病予防や健康増進に役立てる学問」といえましょう（図1）．

EBMの実践において，その根拠となる情報，すなわち臨床医学論文は，疫学研究から得られた示唆の一つととらえることができます．したがって疫学的知識なしにその示唆を解釈することは難しいといえましょう．EBMの基本的方法論は，臨床における諸問題への疫学的アプローチ，つまり臨床疫学に基づいています．ここでは疫学的アプローチ（epidemiological approach）に関して，疫学の歴史から垣間見てみましょう．

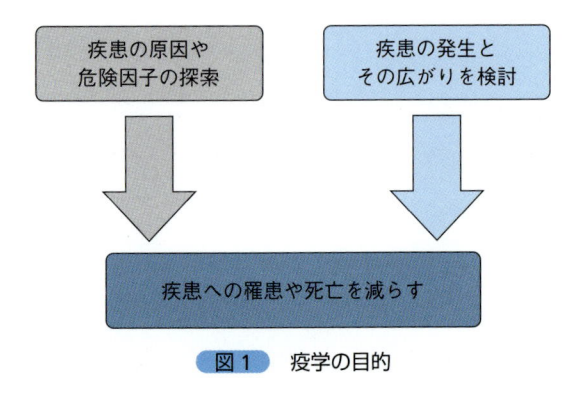

図1 疫学の目的
（疾患の原因や危険因子の探索／疾患の発生とその広がりを検討 → 疾患への罹患や死亡を減らす）

ジョン・スノウの疫学的アプローチ

　疫学の歴史として，一般によく取上げられるのがイギリス人医師であるジョン・スノウ（Jhon Snow 1813〜1858年）とコレラの話かもしれません．世界初の疫学調査ともいわれているジョン・スノウがとった対策は，19世紀半ばのロンドンで，コレラが大流行した際，コレラ死亡者数を減少させたといわれています．当時のイギリス，ロンドンは産業革命の真っただ中，急速な人口拡大に社会基盤が整わず，人の排泄物処理がかなりずさんな管理状況下にあったといいます．排泄物の多くが，ロンドン市内を流れるテムズ川へ垂れ流されていました．

　当時，コレラはミアスマ（miasma）によって伝播するのではないかという説が信じられていました．ミアスマとは悪い空気というような意味で，瘴気ともいいます．瘴気という言葉はスタジオジブリの「風の谷のナウシカ」でも登場しますね．

　標高の低い地域はミアスマがたまりやすく，コレラに罹患しやすいと当時は考えられていました．事実，このミアスマ説を支持していたウイリアム・ファー（William Farr 1807〜1883年）は実際に観察データをとり，標高の低い人たちがコレラによる死亡者が多いことを示します．
　ミアスマ説に懐疑的だったスノウは，コレラは水を介して感染が拡大するのではないかと考えました．当時のロンドンはテムズ川を水源とする2つの水道会社のうちどちらか一社から供給される水を使用していました．

　まず，スノウはコレラで死亡した患者の居住地を地図上にプロットしていきます．そして患者がある特定の井戸の周囲に集中していることを発見しました．そしてこの井戸を封鎖したところ患者が減少したのです．そして，ロンドンに水を供給している2つの水道会社を比較し，一方の水道会社から供給される水が危険因子であることも指摘しました．この2つの水道会社は，一方はテムズ川上流から，もう一方はテムズ川下流から水を取水していました．当然ながらロンドン市民のし尿は，当時そのままテムズ川に垂れ流されていましたので，川の下流ほど汚染がひどいものだったことは容易に想像がつきます．

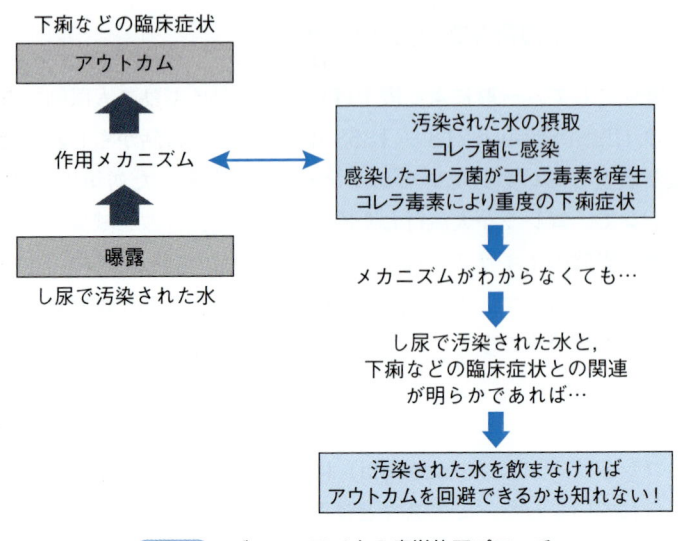

図2 ジョン・スノウの疫学的アプローチ

　このように，ジョン・スノウは，観察によって原因を推定し，データを集めて分析することで因果関係を類推するという手法を用いてコレラの感染拡大を防いだのです．驚くべきはコレラ菌がコッホにより発見されるのは1883年であり，スノウが対策をとった30年も後になってからなのです．このことが示す重要なポイントは「疾患の発生メカニズムがわからなくても曝露と疾患発生の関連が明らかであれば疾病の予防が可能なこともある」ということです（図2）．

エドワード・ジェンナーの疫学的アプローチ

　エドワード・ジェンナー（Edward Jenner 1749～1823年）はイギリスの医師で，18世紀に，世界的に流行していた天然痘に対する予防法を考案し，実行した人であり，天然痘撲滅の礎を築いた人でもあります．当時，天然痘にかかって死を免れた人は二度と天然痘にかからないということがわかっていました．そのため天然痘患者から採取した水痘の汁を健常人へ摂取する人痘接種なるものが行われていましたが，当然ながら単に天然痘を伝染させているだけであり，全く予防効果はありませんでした．

ジェンナーはもっと安全な予防法はないか思案します．彼は酪農場で働く女性たちが牛痘（牛の天然痘で罹患しても軽症）に感染することを知っていました．そして牛痘にかかった女性は天然痘が流行しても感染しないという観察的事実に注目します．このような観察に基づくデータから，ジェンナーは牛痘が天然痘を予防する可能性を検証したのです．

　ジェンナーは感染した女性の牛痘部分から分泌物を採取し，ジェームズ・フィリップスという当時8歳の子供に接種します．その後，本物の天然痘を接種しても，この少年が発病することはありませんでした．そしてこの事実がそののちに，全世界の何百万という人々を天然痘から守ったことにつながったのです．1967年WHOは天然痘撲滅のための世界的プログラムを実施し，1980年ついに天然痘はこの世から根絶されました．

　当時，天然痘はその原因ウイルスや疾患自体の病態生理は全くわかっていませんでしたが，ジェンナーは観察的事実をもとに予防対策を実行したのです．現在では天然痘はウイルス感染による感染症であり，ワクチン接種によりその免疫が獲得され，疾患を予防できるのだと，理論的に解明されていますが，疾患の原因や発生メカニズムの詳細がわからなくても予防は可能であるということを，ジェンナーのアプローチは教えてくれます．

日本における疫学的アプローチの歴史

　ビタミン B_1 が不足すると，全身の倦怠感や食欲不振，足のしびれなどの症状がでることがあります．すなわち脚気です．ビタミンに関する研究が進んだ現代日本において脚気というのは非常に珍しい疾患となりましたが，昭和初期以前は死者も出る疾患でした．

　明治時代，脚気の問題に頭を悩ませていた2人の日本人医師がいます．作家としても有名な森林太郎（森鴎外1862～1922年）と，のちに慈恵会医科大学の創設に関わる高木兼寛（1849～1920年）です．当時，陸軍，海軍ともに兵士の脚気が最大の悩みの種であったともいわれているほどありふれた疾患でした．ドイツで医学を学んだ森林太郎は脚気の原因は細菌によるものとい

う説を支持していました．

　一方，イギリス医学を学び，当時海軍軍医であった高木兼寛は，軍艦によって脚気の発症頻度に差があり，また発症者の多くが下士官以下の兵員や囚人に多いことや，士官に少ないことに注目します．そして，脚気の原因が食物にあるのではないかと考えました．具体的にはたんぱく質と炭水化物の割合の違いによるものではないかという仮説を立てるのです．そして海軍は兵員の食事を大幅に変えることで，脚気の発症が激減したのです．

　ここでも高木兼寛が脚気の原因がビタミン B_1 の不足によるものと知っていたわけではありません．実際にはたんぱく質と炭水化物の割合の違いによるものという見当違いの仮説を立てていたのです．それにもかかわらず，疾患の発症抑制に貢献することができました．

　繰り返しになりますが，疾患を予防するうえでは，必ずしもその発病メカニズムのすべてが解明されている必要はないのです．疫学では曝露と疾患発生の関連に注目しますが，その過程についてはあまり重視していません．もちろんメカニズムがわかっていたほうが因果関係を類推するのに強力な補助線となりますが，疫学的アプローチを行うことで，メカニズムを解明しなくても関連の強弱を論じることができるのです．

疫学研究の手法

　疫学的アプローチを行うための研究手法はいくつかありますが，それぞれ利点と欠点があります．疾患と介入・曝露の関連を検討する手法の詳細については後の章にて言及しますが，ここでは疫学研究の全体像を見てみたいと思います．研究手法の分類にも様々あると思いますが，本稿では大きく6つに分けてみます（表1）．

　特に薬剤の有効性，安全性を検討するための代表的な疫学的手法であるコホート研究，症例対照研究，介入研究（ランダム化比較試験など）は後の章で個別に取り上げていきますので，本稿では記述的研究，生態学的研究，横断研

表1 疫学的アプローチのための研究手法

研究手法	特徴
記述的研究	疾患の分布や健康に関する集団の特徴を記述（曝露の考慮なし）
生態学的研究	異なる地域に共通する傾向があるか検討する地域相関研究
横断研究	一時点の疾患頻度と曝露の状況
コホート研究	一定の集団を継時的に観察し疾患と曝露の関連を検討
症例対照研究	疾患発症集団と非発症集団を比較し疾患と曝露の関連を検討
介入研究	一定の集団に対して行う介入と疾患の関連

究についてまとめていきます．

① 記述的研究（記述疫学）

　記述的研究とは曝露についての言及はせず，単に疾患の頻度などを示すデータです．主に年齢や性別など人に関する情報，地域など場所に関する情報，そして年次推移や流行状況など時間を示す情報をまとめた，疫学的研究を進めるうえで最も基本となる情報です．身近なものに，厚生労働省・感染症サーベランス事業に基づいた国立感染症研究所のインフルエンザ流行状況などがあります．

　記述的研究では曝露情報に関してはほとんど考慮されないので，疾患の原因についての探索には不向きといわざるを得ませんが，疾患そのものの流行状況や年齢別の罹患状況，地域差などの全体的な疫学像をつかむことができます．

② 生態学的研究

　生態学的研究は集団における曝露と疾患頻度の関係を比較しながら疾患の危険因子を探索するための手法です．たとえば国ごとの脂肪摂取量と乳癌発症との関連など，異なる地域における疾患発症の傾向が，どのようなものかを検討する際などに用いられます．

　2001年にDiez Roux AVらにより報告された生態学的研究[1]はAtherosclerosis Risk in Communities Studyという研究に参加した13,009人を中央値で9.1年追跡し，冠動脈疾患と隣人関係について検討したものです．公害など明らかな問題を除いて，例えば隣人関係など，居住している場所

そのものが，人間の健康に関する独立した予測因子であるとはやや考えにくいと思います．しかしながらこの研究では住居地における社会的特徴が健康に影響を及ぼしている可能性を示唆したのです．

　追跡期間中に発症した615人の冠動脈疾患患者において，財産所得，教育状況，および職業状況などを考慮したとしても，もっとも貧しい人の隣で生活している集団に，より多くの冠動脈疾患が発生している可能性が示されました．このように生態学的研究は疾患の予防や対策，さらに病因の解明など，さらなる探索を進めるうえで，非常に有用な示唆となりうるのです．また，個人レベルでの検討ではないので，倫理的な問題が生じにくく，経費や労力が少なく済むという利点もあります．

　しかしながら生態学的研究は，あくまで集団レベルでの検討のために，個人レベルには当てはまらないことも多く，因果を推論するうえで，その根拠としては強いものではありません．推論をより確かなものとするには，個人の特性を比較する研究手法が必要となります．具体的には，横断研究や，症例対照研究，コホート研究，そして介入研究へと進めていくことになります．

③ 横断研究

　横断研究は個人の曝露と疾患の発生を同時点で検討するものです．これにより明らかになるのは有病割合（Prevalence）です．有病割合とは，一時点における集団内の特定の健康状態をもつ人たちの割合のことです．有病率と表記してあることもありますが，率ではなく割合です．そのため横断研究ではリスクの度合いを検討することはできません．そもそも割合とはリスク指標ではないのです．リスク指標である罹患率（発症率　incidence rate）を算出できるのは次節以降で解説するコホート研究やランダム化比較試験です．紛らわしい罹患率と有病割合，そして致死率（fatality rate）の違いについて表2にまとめます．

　罹患率は，疾患のない人がある疾患にかかる速度，と考えると理解しやすいと思います．速度は「距離/時間」で示されますよね．罹患率は単位人口当たりの「人/時間」で示され，基本的には同じ考え方ができます．現時点においてど

表2 疫学的指標

指標	意味
罹患率 （発症率）	一定の期間内において発生した単位人口当たりの疾病数．なお疾病数を死亡に置き換えたものが死亡率．年間1000人当たり10人疾病を発症するとしたら，罹患率は10/1000人年と表される．
有病割合 （存在割合）	ある特定時点に集団内に存在する疾患患者の数をその集団の総数で割ったもの．たとえば循環器疾患患者2000人のうち，高血圧患者が1000人いたら有病割合は50%となる．
致死率 （致命率）	死亡率と罹患率の比であり，本来率ではない．急性疾患においては特に一定期間内における死亡者の割合で示される（case-fatality rate）．急性感染症に100人感染したとして，そのうち90人が死亡したら致死率は90%という事になる．

表3 ある地域における疾患の有病割合と罹患率

疾患名	有病割合	罹患率
疾患A（致死率90%）	1%	50人/100人年
疾患B（致死率0.1%）	50%	1人/100人年
疾患C（致死率0.01%）	50%	50人/100人年

のくらいの距離を移動できるかが，走行スピードであるのならば，現時点において，単位人口当たりどのくらいの人が疾患にかかるのか，というのが罹患スピード，これが罹患率で，リスク指標になります．

では，有病割合がリスク指標にならないというのはどういうことなのでしょうか．少し具体例を見てみましょう．極端な例ですが，ある地域における疾患の有病割合とその罹患率（発症率）を表3に示します．

疾患Aを考えてみます．有病割合が疾患Bや疾患Cの1/50でたったの1%です．これをもって疾患Aは重篤な疾患ではないといえるでしょうか．疾患Aが高致死率性の疾患であればどうでしょうか．致死率が高いということは疾患Aに罹患すればほとんどの人が死亡することを意味しています．仮にこの疾患Aの致死率を90%としてみましょう．例えば1年で50人の患者が

2章　疫学的研究デザインの基礎知識

新たに発生したとして，そのうちの45％が死亡することになります．地域全体でみれば疾患に罹患してもそのほとんどが死亡してしまい，生存者が残っていないために有病者の数（有病割合）は少なくなるでしょう．致死率の高い急性感染症がその代表といえます．

　疾患Bのように致死率が低い疾患であれば，有病者の寿命が短くなることはなく，たとえ罹患率が低くても，時間の経過とともに徐々に有病者は増え，結果的に有病割合が高くなることもあります．糖尿病のような慢性疾患がその代表でしょう．

　また疾患Cのように罹患率が高くても，新薬の開発で死亡率（あるいは致死率）が減少すれば，生存者が多くなり有病割合は増加します（医学の進歩・発展が有病者を増やすということは重要な問題のように筆者は思います）．

　このように有病割合は疾患のリスク指標あるいは重篤度の指標にはならないことがおわかりいただけたでしょう．さらに横断研究の結果で注意すべき点は曝露状態が疾患の要因なのか，疾患が曝露を引き起こしているのか，時間の考慮がないため不明であるということです．因果関係とは（原因）⇒（結果）の関係ですが，時間的な考慮がなされていない横断研究では，（結果）⇒（原因）の関係と区別できないのです．

　例えば，横断研究でがん患者ではコレステロールが低いという結果が得られたとしても，コレステロールの摂取が少ないから，その結果としてがんになりやすいのか（原因⇒結果），がん患者では食事の摂取が困難であり，そのためコレステロールが低い（結果⇒原因）のか，区別できないのです．
　では横断研究により有病割合を調べることにどんな意義があるのでしょうか．もちろん個人単位での曝露と疾患発生との関連に関する示唆をコホート研究などに比べて容易かつ低コストで実施できる点にあります．しかしその解釈はこれまで述べたとおり，ひとつの横断研究のみでは因果関係の推論を強固にする根拠とはなりにくいといえます．横断研究が担う重要な意義とは，ある疾患が社会に与える負荷の大きさを見積もるということです．たとえば，関節炎の患者がどのくらい存在しているか，という横断研究の結果に基づき，どれほ

どのリハビリテーション施設が必要か,どれほどの医療スタッフが必要かを見積もることができるようになるのです.社会でどれだけの人々が疾患を有しているかがわかれば,その問題に対してどれだけのリソースを投入すればよいかを判断する際に貴重な情報となるのです.

次節以降,介入研究やコホート研究,症例対照研究,そしてメタ分析という疫学的研究手法についてその詳細を見ていきます.

■参考文献
1) Diez Roux AV, Merkin SS, Arnett D, et al. Neighborhood of residence and incidence of coronary heart disease. N Engl J Med. 2001; 345: 99-106.

〈青島周一〉

2-2. ランダム化比較試験について

少し昔の臨床試験

　セフェム系抗菌薬の一つ「セフカペンピボキシル」が国内で承認された際の臨床試験のデータは，インタビューフォームによれば以下の通りです．

　「承認時における一般臨床試験のうち，1回100 mg（力価），1日3回投与での有効性評価対象例は 1,261 例であり，有効率は 84.9％（1,070 例）であった．」

　なるほど，様々な感染症が対象にされていますが，全体的にはセフカペンピボキシルを投与することで 84.9％の患者さんに有効だったようです．
　しかし，何と比較して有効だったのでしょう？
　この臨床試験の場合は「投与前」と比較して有効であったということです．しかし，感染症のような疾患は時間とともに自然に良くなることがあるのを私たちは経験や知識として知っています．この臨床試験のように単純に前後を比較しているだけでは，それが薬の効果によるものなのか，自然な経過によるものなのか，厳密には区別できません．
　それを区別して評価するためには対照群を設定して比較することが欠かせません．つまり，ある薬を使うグループと使わないグループに分けて，その間の差をみないことにはその薬の本当の効果というものはわかりません．
　そのように比較対照を設定した臨床試験を対照試験とよびます．
　しかし，対照試験を実施しようにも，その対照をどうやって選ぶかは大変重要な問題になります．例えばインフルエンザに対するノイラミニダーゼ阻害薬の効果を調べようとした時，発症から時間が経っていない人だけ選んで薬を投与し，時間が経った人には無治療を選択するようにすれば，結果的に薬の効果を強くみせることができるのは容易に想像できると思います．しかし，そのよ

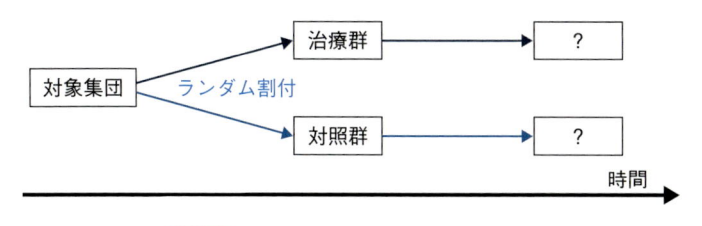

図1 ランダム化比較試験のイメージ

うな手心を加えることを禁止して平等に交互に投薬群と対照群に分けるとしても，薬が効きそうにない人や重症な人が投薬群にエントリーされそうな時はそれを避ける（エントリーさせないほうに誘導する）ことは可能です．

　それでは，もしそのような手心は一切加わらなかったとしましょうか．しかし，その場合でも例えば年齢や基礎疾患，重症度のようなアウトカムに重大な影響を及ぼす因子（交絡因子）については両群で均等に揃えるようにしなければなりません．しかし，そのような交絡因子を事前に全て知ることは不可能であり，人為的に交絡因子を揃えた場合は必ず「未知の交絡因子の偏り」が存在する可能性を排除できません．

　そこで，人による手心を排除し，全く未知の交絡因子も含めて均等にグループ分けをして介入の効果を検証するための方法として，ランダム化という方法が用いられています．そして，ランダムに振り分けた群を使って治療のような介入効果を検証する試験がランダム化比較試験です（図1）．

ランダム化比較試験は最強の検証方法

　ランダム化比較試験を最初に発案し，実行したのは現代統計学の父とされるロナルド・A・フィッシャーとされています．フィッシャーが行った世界で最初のランダム化比較試験は次のようなエピソードであったそうです．

　それは1920年代末頃の英国．何人かの紳士と婦人，そしてフィッシャーが午後のティータイムを楽しんでいたところです．その場にいたある婦人が，「紅茶を先に入れ後からミルクを注いだミルクティー」と「ミルクを先に入れ後から紅茶を注いだミルクティー」では味が違うからわかるという話をし始めた時，多くの人が「混ざってしまえばどっちが先かなんて関係ないのだからわかるはずがない」と一笑に付したところ，では本当かどうか検証してみましょ

2章　疫学的研究デザインの基礎知識　63

と提案した一人の紳士がフィッシャーでした．

　さて，一体どのような方法で検証するのがよいか，ちょっと考えてみましょう．まず，このティーパーティーの中でたまたま手にした1杯のミルクティーを飲んで，「紅茶が先」か「ミルクが先」かを言い当てた段階では，何の証明にもなっていませんよね．なぜなら，たまたま言い当てる確率は50％なのですから．

　では，「紅茶が先」のミルクティーと「ミルクが先」のミルクティーを交互に何度か飲んでもらうとどうでしょう？　これも「交互」であることが気づかれてしまえばどちらが先かを言い当てるだけで自動的に他の答えもわかってしまいます．

　それでは，どちらかのミルクティーを先に何杯か一口ずつ飲んでもらって途中でこっそりもう一方のミルクティーに切り替えてそれを当てられるかという方法はどうでしょう？　これも残念ながらいつ切り替わるかにヤマを張ってそれが当たってしまう可能性があります．それにだんだんミルクティーの温度とともに味の感じ方も変わるとすると正確性や再現性を欠くことになりそうです．

　そこで，ランダム化の登場です．まず，「紅茶が先」と「ミルクが先」を同時に用意し，ランダムにどちらかを飲ませて回答させます．そしてそれを何度か繰り返した後に正答率が「偶然とは思えない程度」であるかどうか評価すればよいのです．本人に絶対見えないように準備することさえできれば，どちらのミルクティーが1杯目なのか，次はどちらなのか，誰にも予測不可能なのでヤマを張ることの意味がなくなります．

　残念ながらこの実験の詳細な結果がわからないのですが（その婦人は全て言い当てたという伝説になってますが），3回連続で当てる確率は1/8（約13％），4回連続だと1/16（約6.3％），5回連続になると1/32（約3.1％）になるのですから，このあたりになるととても偶然とは思えない程度であり，その婦人は2種類のミルクティーを識別していると結論してもよさそうです．

　ここで，このランダム化比較試験の方法は不確実な命題を証明することに使えることもわかります．その婦人が異なる2種類のミルクティーを「完璧に」言い当てることができなくても，例えば「5回に1回は外れる」としても，試行回数を増やすことで検証することが可能です．5回テストしてそのうち1回だけ外れる確率は約16％ですが，10回テストすればそのうち2回外れる確

率は約 4.4 ％です．つまりたとえ完璧にミルクティーの入れ方を言い当てられなかったとしても，「10 回のうち 2 回外れる程度の不正確さ」であれば偶然ではないと考えてもいいかもしれません．

　このように<u>ランダム化比較試験を使うと，不確実な命題を科学的に検証することが可能になります</u>．つまり，誤差のあるものの因果関係を証明することができます．フィッシャーによるさらなる有名なランダム化比較試験に，農業試験場での肥料の効果に関する実験があります．

　小麦などの農作物の収量は，土地の性質，日当り，降水量，病害虫，天候などに大きく影響されます．つまり，ある肥料を使ってそれが有効であるか検証しようとしても，それら他の要因が大きくて非常に誤差が大きくなるわけです．ある年に肥料を使って収量が大きく増加したとしても，それはたまたまその年は天候に恵まれたせいかもしれないからです．

　そこでフィッシャーは，試験場の農地を細かい区画に分け，各区画にランダムに肥料を撒いてみました．こうすることで，元々の土地の肥沃さがどうであれ，日当りや水はけがどうであれ，その年の天候がどうであれ，肥料を撒いた区画とそうでない区画とを互角に比較することができるようになりました．つまり，<u>ランダム化とは，検証したい介入以外の影響因子を人の恣意性を排除して全く均等に揃えることによって，両群ともに発生する「ノイズ」を均等に収めながらその中に有意な「シグナル」を見出せるかどうかを検証するものだと言えます</u>．

　フィッシャーによって生み出されたランダム化比較試験によって，誤差のある事象が論理的に正しいかどうか検証することができるようになりました．つまり，とある原因に対して起こりえる結果が不確実であるのなら，とにかくランダム化比較試験を行ってしまえばいいということになります．しかし，実際にはそれが難しい状況もあって，全てうまくいくわけではありません．それはどんな場合でしょうか．

ランダム化比較試験が困難な 3 つの壁

　どれだけランダム化比較試験が優れた検証方法とはいえ，実際にやってみることができなければその試験は絵に描いた餅です．

　つまり 1 つ目は<u>現実性の壁</u>です．それは具体的にはお金の問題だったり，

権限の問題だったりします．例えば一人の薬剤師として，ある医薬品が現在適応外で使用されているその効果を検証するためのランダム化比較試験を実施することができるかと考えると，薬剤などの材料を調達する費用も被験者を集めたりモニタリングしたりしていくための費用もかなりかかりますし，被験者が同意しても医師でもないのに勝手に薬を渡すわけにはいかないし・・・というのでいくらなんでも無理ですよね．

　それでももし強力な協力者が現れたりしてそれが可能となっても，対象の患者さんが日本にたった一人しかいない！　なんてケースだとランダム化自体に意味がありません．ランダム化比較試験はサンプル数が1とか数人程度の問題に答えを与えることはできないんですね．例えばある一人の若い男性が同じ職場の女性と付き合うか別のところの女性と付き合うかで仕事の能率が変わるかなんてのもランダム化比較試験不可能です．

　とはいえ，比較したい2つの介入などの事象のどちらが先に起こっても後には影響を残さない，時間の経過で被験者が変化しないなどの前提が整えば，被験者1名のランダム化比較試験＝ N of 1 RCT が可能になる場合があります．例えば高血圧の被験者1名に降圧薬Aと降圧薬Bをランダムにどちらか1カ月飲ませ，前薬が排出されるのに十分なウォッシュアウト期間をおいて，またランダムに次の薬を飲ませる・・・といったことを何度か繰り返すと，どちらの降圧効果が優れているかといった検証は可能です．しかしそれでも「長生きできるかどうか？」といった死亡のような1回こっきりのアウトカムは検証できません（図2）．

　次に，倫理的な壁があります．人間を対象にしたランダム化比較試験はどうしてもある意味人体実験の性質を帯びますから，害になることを期待して試験をすることはいわゆるヘルシンキ宣言をもってくるまでもなく許されることで

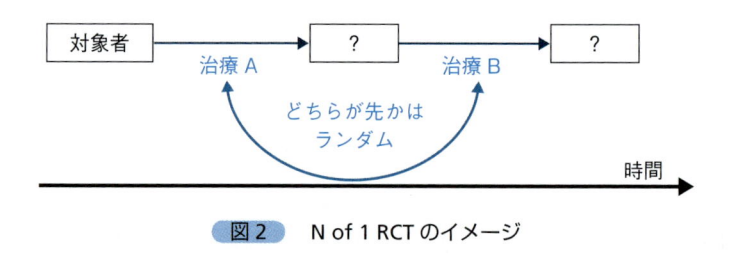

図2　N of 1 RCT のイメージ

はありません．つまり，ある介入や治療の結果は有害事象が多いという仮説をランダム化比較試験で検証することはできません．例えば，タバコの銘柄Aとタバコの銘柄Bをランダムに被験者に吸わせてどちらのほうが肺癌になりやすいか？　といったランダム化比較試験なんてのは，検証したいアウトカムとして肺癌という有害事象を想定している上に喫煙という過去に様々な研究によって有害性が示された介入を行うという点で二重に非倫理的です．

ランダム化比較試験を行った結果，死亡などの重大な有害事象が多く発生してしまったという報告は多いですが，それらはある治療が有益であることを実証しようとしたのだけれど予想に反してそのようなことになってしまったというものであって，有害事象が増えることを実証しようとしたり当初から明らかに有害とわかっていた治療を行ったりしたわけではないということです．

最後に，やはり人間を相手にして試験するわけですから，感情的な壁があるといわれています．例えばあなたが何かの病気の治療中だったとして，ある新薬のプラセボ対照ランダム化比較試験が行われると知って進んで参加したいと思いますか？　今の治療に満足していれば積極的に参加してみる気にはなれないかもしれませんし，不満があってもプラセボに当たるのは何だか嫌だなぁと思いませんか？　そういったところから被験者が集まらなかったり，何らかの手段で集めたとしても，きわめて病状コントロールが悪いとか，完全にお金目当てとか，被験者の感情によって何かの傾向に偏った被験者集団になったりしてしまうと実際の母集団を代表しているとは言い難いですよね．

このように，現在臨床疑問の検証のみならずあらゆる分野における不確実な仮説の検証において最強の方法であるランダム化比較試験ですが，このような壁に阻まれて実行不可能な場合があるわけです．その場合は，コホート研究や症例対照研究などによって検証することになると覚えておきましょう．

〈桑原秀徳〉

2-3. メタ分析について

メタ分析とは？

　メタ分析とは一体何者なのでしょうか？
　メタ分析のメタ「meta-」という言葉はギリシャ語由来の接頭語で，「一段上の」，「高次の」，「超〜」という意味をもつものです．
　メタ分析を一言で表現するならば，「ある一つの臨床疑問について，関連する複数の論文を集め，それらの結果を定量的に統合すること」を指します．
　まず，これまでの節と同様に，なぜメタ分析なるものが存在するのか，そのwhyを明確に押さえておきましょう．

なぜ・どんな時にメタ分析が必要？

　例えば，ある治療薬の効果を調べたランダム化比較試験（RCT）の論文を読んだとします．その論文は内的妥当性も優れており，アウトカムの妥当性もあり，またアウトカムも明確であったとしましょう．それなりに多数の被験者たちを集め，倫理的にも許される範囲でしっかり研究がされているという，まさに理想的なRCTです．
　けれども，よくよく結果をみると，どうもその効果が期待したものよりも小さいものであることが判明しました．100人に換算して，もし薬を服用したら，重大な病気を発症する人間が98人に減った，といった結果です．こういう場合，確かにRCTとしては優れておりますが，その効果はきわめて限定的で，決して目の前の患者全員に適応できるかというと，かなり疑問が残ります．
　そうすると，やはり単一の論文だけではなくて，他の論文も読んでみたいと思うでしょう．そうしてPubMedを検索して，同じ治療薬に関する別の報告を確認します．するとどうでしょう，今度はむしろ効果がないのではないか

（ここでいう"効果がない"とは，リスク比でいうところの95%信頼区間が1をまたいでいたため，論文の中での結果が統計学的に有意ではなかったという意味です．詳細は第3章の3-1で取り扱います）ということが書いてあるではありませんか．

はたして自分が注目している薬は効果があるのかないのか，あるのならばどの程度のものなのか．複数の論文を読めば読むほどわからなくなってしまいました（こういった経験を既にされたかたも，いらっしゃるのかもしれません）．

そんな時に，メタ分析という手法によって出された論文が，自分の抱く臨床疑問に対して一定の示唆を与えてくれることがあるのです．

具体例をあげてみましょう．「早産で生まれた子供は病気や死亡のリスクが高い」ということがわかっています．そのため，早産を回避する目的で，早産になってしまう可能性が高い妊婦に対して，短期間ステロイドを投与したら早産のリスクを減らすことができないかという臨床疑問が1972年に生まれました．それから1982年までの10年間で合わせて7つの臨床試験結果が公表されました．しかし，その中で効果を確認できた（統計的に有意であったという意味です．くどいようですが）のはたった2つの研究だけで，残りの研究では効果があると示されているわけではありませんでした．そのため，早産の危険がある妊婦に短期間ステロイドを投与するという治療法は世に広まることはありませんでした．ところがどっこい，1989年になって，改めてこれらの結果を定量的に統合すると（メタ分析を行うと），ステロイドを投与した妊婦のほうが，そうでない妊婦さんと比べて早産のリスクが3割から5割ほど少なくなるということがわかったのです．まさに，複数の論文を個別に読んでいただけでは本当に効果があるのかどうか不明であったものが，メタ分析によって効果があったとわかったのです[1]（この結果はコクラン共同計画のロゴとしても用いられています（注，73頁参照））．

反対に，個々の論文では（程度の差こそあれ）効果があるといわれておりましたが，メタ分析をすると実はそうではなかったということも，当然あります．これも一つだけ例をあげましょう．抗インフルエンザウイルス薬のザナビミル（リレンザ®）です．「インフルエンザに罹ったら，48時間以内に薬を飲まないと症状が消えない，治らない」と一般には思われているようです．特に小児では両親が心配のあまり，とにかく早く受診して薬をもらわないといけな

いと固く信じている親御さんも多いと思われます．さて，この抗インフルエンザウイルス薬，本当に小児のインフルエンザ症状をなくす効果が疫学的に保証されているのかどうかを検証したメタ分析が 2014 年に発表されています[2]．この論文は小児だけではなく成人についても解析がなされており，成人に対してはインフルエンザ症状が緩和するまでに要する時間がプラセボと比較して約 16 時間ほど短くなっています．しかし，小児に関しては症状緩和までの期間が明確に短縮されることは示されませんでした（1 日程度短縮される可能性はありますが，その差が統計学的に有意ではありませんでした）．身近な疾患であるインフルエンザに対する薬でも，これまで述べたことと同様に新しい発見があるのです（この場合は効果が保証されるものではないという意味であまり好ましい結果ではないのかもしれませんが）．

こういった類のことは他にも枚挙に暇がありません．本書を読まれた皆さまも，ぜひご自身で論文を探して，同じ体験をしていただくことをお勧めします．医療の進歩をこの目で確かめることができます（論文の検索ツールであるPubMed の検索方法に関しては 1 章の 1-6 を参照）．

メタ分析とシステマティックレビューの違いとは？

メタ分析という言葉の他に，システマティックレビューという言葉を聞いたことがある方もいらっしゃるでしょう．さて，読者の皆さまはそれらの違いをきちんと説明できますでしょうか．

メタ分析とシステマティックレビューを混同している文章や，ごっちゃにしている方を時折見かけることが筆者はあります．ここではこれら 2 つの違いについて確認しておきましょう．

メタ分析とは簡潔にいうならば「定量的に統合する」ことです．複数の結果をまとめて，結果として新たに一つのデータとして出力することを指します．

システマティックレビューとは「網羅的に集める」ということです．あるテーマに対して，検索ワードを設定し（"hypertension"，"stroke" など複数でもよい），データベース（MEDLINE, EMBASE など）にアクセスして該当するあらゆる論文を探すということです（正確には異なりますが，ここでは理解を容易にするためにこのような説明といたします．悪しからず．詳細は 3 章の 3-3 で取り扱います）．

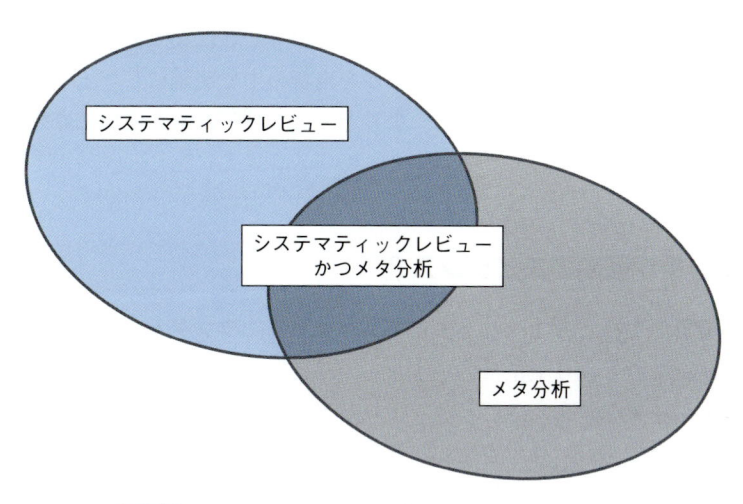

図 1 システマティックレビューとメタ分析との関係

　これに対してシステマティック「でない」レビューというものも存在します．自分の言いたい結論があって，それに合う論文だけを集めて，それらについて自身の考えを加えて解説してゆくという論文です．この手のレビューは巷では個人のブログ（筆者のもの含む）や雑誌に投稿されている記事もシステマティック"でない"レビューに該当します．
　ということは，最も理想的なのは「システマティックレビュー」かつ「メタ分析」ということになります（図 1）．

　ただし，いついかなる時でもシステマティックレビューかつメタ分析が良くて，他は悪いというわけではありません．それは何を知りたいのかという臨床疑問によります．例えば，もしある疾患に関する臨床症状・診断などについて知りたいという疑問（願望？）があるのであれば，関連するあらゆる情報を網羅的に集めることは妥当ではあるでしょう．しかし，それらを一つのデータとして定量的に示すことは困難です．実際，システマティックレビューのみの原著論文では特定の疾患についてはサマリーのみを言葉として箇条書きでまとめるにとどまるものが多いです．治療効果，もしくは医薬品の副作用に関する情報であるならば，同じように網羅的に集めることは必要ですし，またそれらの程度を一つのデータとして統合することも可能です．ですのでこの場合はシス

テマティックレビューかつメタ分析が最良ということになります．
　このように，何について知りたいのかを自身の中で明確にした上で情報検索に臨むことができるようになると，より上手にエビデンスを使いこなせるのではないでしょうか．

メタ分析が最高のエビデンス？

　メタ分析がもっともすぐれたエビデンスであり，ランダム化比較試験など他の臨床研究よりもより上位に位置するものだという考えがあります．確かに複数の論文の結果を統合することで，より妥当性（この場合内的妥当性）は高まることが多いですが，なんでもかんでも一緒くたに集めて無理やり結果を統合するといった乱暴なメタ分析をしてしまうと，むしろ結果の信頼性・妥当性は低くなってしまいます．メタ分析にも他の研究デザインの論文と同様に，確認すべきポイントがいくつかあります（このあたりの注意点については，後ほどしっかりとお伝えいたします）．

いろいろ言われたけれど……

　メタ分析について，その概要をお話しいたしました．読者の皆さまの中には
「なにやらメタ分析による論文という，いくつか論文を統合したものがあるのか」
「どんな時に必要なのか，なんとなくわかったけれど，実際に論文を探して見つけた時に，どうやって読めばいいのかさっぱりわからない」
そんな風に感じられた方も，当然いらっしゃると思います．
　ご安心ください．すぐにスラスラと批判的吟味ができるようになります．
　ここではメタ分析を読む why を共有することが一番の目的でした．
　研究デザインが生まれるということは必ずその理由があります．まずはその why をきちんと押さえることが肝要です．
　本章ではメタ分析だけではなく，他の研究デザインについても概説があります．それらについても，必ず "その研究デザインが存在する why" をご自身の腹に落とし込むまで熟読していただけたらと思います．
　具体的なメタ分析の読み方は，続く3章の3-3で詳しく取り扱います．も

うしばらくご辛抱を．

(注) コクラン共同計画（Cochrane Collaboration，略称 CC）
治療と予防に関する医療情報を定期的に吟味し人々に伝えるために，世界展開している研究計画．1992 年にイギリスの国民保健サービス（NHS）による根拠に基づく医療政策と実践，またその定量的な評価の一環として始まりました．

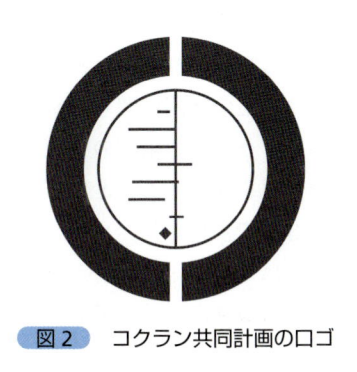

図2 コクラン共同計画のロゴ

■参考文献
1) http://www.med.teikyo-u.ac.jp/~ebm/cochrane_contents.htm
2) Jefferson T, et al. Cochrane Database Syst Rev. 2014; 4: CD008965.

〈山本雅洋〉

2-4. コホート研究について

　コホート（cohort）の語源は，古代ギリシャの歩兵隊の一単位だそうです．そこから一つの集団を意味する言葉になったということです．
　すなわちコホート研究とは特定の集団に関する研究であり，一言でいうと，ある要因に曝露された集団とそうでない集団の経過を前向きに追跡して，研究対象とするアウトカムの発生率を比較することで，要因とアウトカムの因果関係を検証しようという研究方法です（図1）．

　例えば子供の頃，お兄さんお姉さんのいる子はいない子に比べて勉強を教えてもらったり，宿題を手伝ってもらったりしていいな〜と思いませんでしたか？（私は長男だったのでそう思ってました）　では，そのようにお兄さんお姉さんのいる子とそうでない子を比較して，その後のアウトカム（例えばテストの成績や志望校合格など）に差があるかどうか比較してみる・・・こういったことを研究すれば，それは立派なコホート研究になります．
　おそらく，この研究デザインは多くの人にとってとても理解しやすいものと思います．だって，検証したい要因がある人たちとない人たちを追跡して，その後検証したい転帰が発生するかどうかを比較するだけなのですから．ただそれだけです．一手間かけてランダム化して割り振るわけでも，後で紹介するような症例対照研究としてうまくマッチングする人を探すわけでもありません．

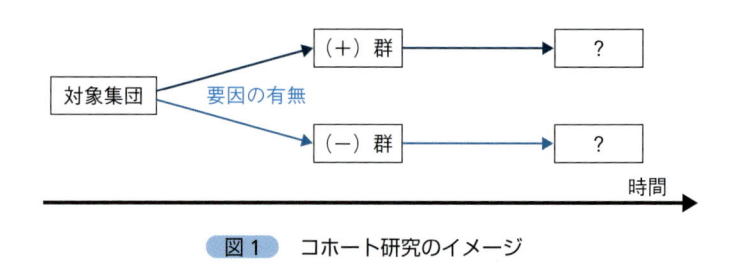

図1　コホート研究のイメージ

観察研究という点においては，比較的楽に実施できる研究デザインかもしれません．

介入研究と観察研究

　例えば，患者さんにお薬手帳をもってもらうことによって，自分の薬に対する理解が深まり，処方医に対する疑義照会などを通した処方の最適化が増えるのではないか？　といった仮説を立てるとします．すると，それを検証するための方法は，大雑把にいうと二つあります．

　まず一つは，これまでお薬手帳をもっていなかった人に対してお薬手帳を渡し，あるいは敢えて渡さず，そうして作った二つの集団のその後を追跡する方法が考えられます．これは検証しようとする要因をもたらすのかもたらさないのかは研究者が決めているので，能動的な研究，すなわち介入研究になります．

　一方で，通常の業務を通して，お薬手帳を渡した人と，それを断られたり必要ないとして渡さなかったりした人とが発生し，それらを分けてその後を追跡するという方法もあります．これが観察研究です．研究者は自然発生的な要因の有無でグループを分けているので，受動的な研究のやり方です．

　さて，ここで介入研究のスタイルをとる場合，大きな問題が発生します．

　まず一つ目は，誰に対して介入するのか？　ということです．介入するということは，それによって何かしら良い転帰に至るのを期待しているわけです．では一体何を基準に介入するのでしょうか？　本当に検証したい介入なのであれば，その介入が有効そうに見える患者にも無効そうに見える患者にも平等に介入していかなければ意味がありません．効きそうな人ばかりのデータを集めても全く意味がありませんからね．したがって，介入研究をしようと思ったら，やはりランダム化比較試験が最適ということになります．誰に介入して誰に介入しないかについて研究者が手心を加えてはならないということです．

　一方で，介入研究ではなく観察研究で検証するとしましょう．観察研究の場合は介入をするかどうかは現場の医療者が臨床での判断に従っており，自然発生的な要因あり群と要因なし群とを追跡していくことになります．介入研究と比較してどのようなアドバンテージがあるのでしょうか？

●費用や負担が少なくて済む

　インフォームドコンセント一つとってみても，本当に効果があるのかどうかわからず，もしかしたら害があるかもしれない研究にどうやって被験者をエントリーさせましょうか？？？　介入研究にはどうしても人体実験的な側面がつきまとうため，倫理的に十分な配慮を行った上で，被験者の同意（そしていつでも撤回できる保証）が絶対に必要になります．それらの段取りを悩むよりも，臨床で自然に発生した要因のありなしをデータとして収集し追跡する方が遥かに簡単です．

●倫理的な問題

　そもそも，介入研究というものは何かしら良い効果を期待して介入すべきであって，間違っても害があるかどうかを検証するために介入してはいけません．臨床研究，特に介入研究というものは，先に述べたようにある意味人体実験ですから，やはりそれによって良くなることを期待して介入すべきなのです．決して悪いことが起こるのを期待して介入してはいけません．ランダム化比較試験のところでも説明しましたが，タバコの害を検証するために，ある群にはタバコを吸わせるというのは倫理的にタブーです．これを前向き研究として検証するには，自然発生的な喫煙者と非喫煙者のデータを追跡し，両群で比較するというコホート研究が適切なのです．

コホート研究の例

　ここまでにいくつか例を示したように，コホート研究は害の発生が予想されるものも含め，様々な課題の検証に向いています．実際に，今はもう当たり前のように思われている受動喫煙の害もコホート研究が明らかにしたものでした．

> Hirayama T. Non-smoking wives of heavy smokers have a higher risk of lung cancer: a study from Japan. Br Med J (Clin Res Ed). 1981 Jan 17;282（6259）: 183-5.
> PubMed PMID: 6779940; PubMed Central PMCID: PMC1503989.

　この研究は1965年秋の時点で国内6つの県，29の保健所が管轄する地

域に住む40歳以上の男女（男性112,261名，女性142,857名）を対象にして14年間にわたって追跡したという大規模なコホート研究でした．ここから，自分はタバコを吸わないという非喫煙者の主婦91,540名に対して，その夫の喫煙習慣別に様々な死因との関連があるかどうかを統計学的に解析したという報告です．

単純に説明しますと，非喫煙者の主婦を夫の喫煙状況に応じて3つのグループ（夫が非喫煙者，夫が元喫煙者か19本/日以下の喫煙者，夫が20本/日以上の喫煙者）に分け，それを14年間追跡して，その間に死亡した妻の死因を集計したわけです．これだけだと，例えば喫煙率は年々，また40代以降では加齢とともに徐々に低下していく傾向がありますから，各群の間に年齢の偏りが発生します．そこで，年齢の差を統計学的に調整して（その詳しい方法については本書の解説すべきところではないので割愛します），人口10万人あたりの死亡率をアウトカムとして3群を比較したのでした．

その結果，肺がんによる死亡率は，夫が非喫煙者である妻を1としたリスク比で比較すると，夫が元喫煙者または19本/日以下の喫煙者で1.61倍，夫が20本/日以上の喫煙者で2.08倍，と喫煙本数によって死亡リスクが増加しており，統計学的にも有意差が認められました．

この研究より前に喫煙者本人の肺がんなどによる死亡リスク増加については多くの臨床研究による報告がありましたが，本人がタバコを吸わないけれども周囲の人の喫煙に起因する受動喫煙の害というのは，まだまだ煙に含まれる有害物質の吸引などの当時考えられうるメカニズムによる説明，すなわち病態モデル的な仮説に過ぎなかったわけです．それを検証する際，害の発生が予想される場合はこのようにコホート研究に頼ることになるわけです．

他にも，日本における大規模なコホート研究としては以下のものをあげることができます．いずれも現在進行中です．

●久山町研究

1961年に開始された福岡県糟屋郡久山町の40歳以上の住民全員を対象とした脳卒中や心血管疾患に関するコホート研究．全国平均に近い年齢や職業構成なのが特徴で，5年毎に新しく40歳になった住民が追加されているため生活習慣の変化も反映されています．

● 広島・長崎原爆被爆者寿命調査

　広島や長崎の原爆被爆者およそ 12 万人を対象とした主にがんの発生や死亡に関するコホート研究（対照の非被爆者を含めると 20 万人以上）．放射線被曝によって全死亡，がんの発生，その他死因について被爆時の年齢によって，または喫煙等その他の要因で影響があるかどうか，子供には影響があるかどうかを追跡しています．

● JACC Study

　全国 45 地区に住む 40 〜 79 歳の 12 万人全員を対象にして生活習慣とがんの発生の関連を検証するコホート研究．1988 年から 90 年の間にエントリーされたおよそ 11 万人を現在も追跡中．

　他にも様々な大規模コホート研究がありますし，ヨーロッパ諸国など国民一人一人のデータを社会保障データベースとして利用している国からはそれを利用した大規模なコホート研究が次々と報告されています．

因果関係の証明と後ろ向きコホート研究

　さて，この項の冒頭でコホート研究とは，ある要因に曝露された集団とそうでない集団の経過を前向きに追跡して，研究対象とするアウトカムの発生率を比較することで，要因とアウトカムの因果関係を検証しようという研究方法であると述べました．そもそも因果関係というのは，科学的には，時間軸に沿って前向きに追跡することによってのみ証明することができるとされています．

　例えば，日本人が死ぬ前の最後に口にする食べ物を調べたらコメの割合が一番多かったとします（これは横断研究になります）．そうしたら「コメを食べたら死にやすくなる」といえるでしょうか？・・・そんなこと想像するのもバカバカしい話ですよね．でも，世の中には同じような横断研究で因果関係にまで踏み込んで言っちゃってる主張がたくさんあります．

　また，こういった例はどうでしょうか．最近はいわゆるポリファーマシー（多剤併用）が問題視されていますが，とある病院では入院してきた患者さんの処方を見直す取り組みを始めたとします．そしてその取り組みを始める前と開始 1 年後の入院患者の処方をそれぞれ調査して，処方剤数が減少している

ことを明らかにしました．これは取り組みによって剤数が減少したという因果関係を証明するでしょうか？

実は，これは因果関係を証明しません．なぜなら，当初入院していた患者と1年後に入院していた患者は同じではないからです．もしかしたらこの1年間に入院してくる患者層や処方のトレンドが微妙に変わってきたためかもしれません．

原因があって，それが一続きにある時間経過して，結果が発生したところに因果関係が成立します．人間がしばしば因果関係を誤って認識するのは，いつも結果に面してから遡って原因として思い当たるものを考える，つまり，人間は後ろ向き（retrospective）に因果関係を見ようとしているからです．因果関係を証明するには前向き（prospective）に観察しなければならないということは覚えておきましょう．

とすると，コホート研究の中には後ろ向きコホート研究（retrospective cohort study）というものも存在しますが，これはどういう意味でしょうか？

後ろ向きコホート研究は，過去のある時点に遡って，その時点での要因の有無で分け，要因あり群と要因なし群がその後現在に至るまでの間にどうなったかを調査するものです（図2）．

「後ろ向き」とはいっても，現在から過去に遡ってそこから現在に向かう時間の流れの中でアウトカムの発生を観察します．こういった点からみると，あくまで時間軸は後ろ向きではなくて前向きな研究の一つといえます．後ろ向き

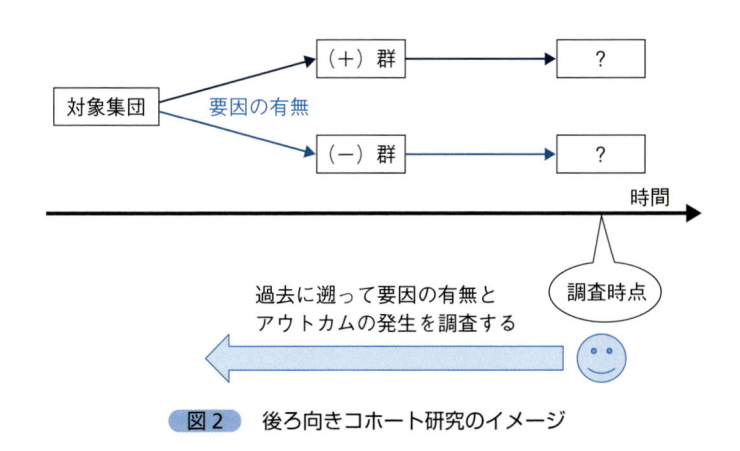

図2 後ろ向きコホート研究のイメージ

2章 疫学的研究デザインの基礎知識 79

というより後追いといったほうがいいかもしれませんね．したがって，後ろ向きコホート研究でも十分に因果関係を論じることができます．

ただし，やはりある程度結果がわかってからその原因の有無を探っていくわけなので，人間の勘違いや人間の恣意性によって結果が影響を受けやすくなると考えられます．同じぐらいの規模の同じような研究であれば，後ろ向きより前向きのコホート研究のほうがより信頼性が高いと覚えましょう．

コホート研究の弱点

検証したい原因以外に結果に影響を与える因子を交絡因子といいますが，コホート研究の最大の肝はこの交絡因子をいかに調整するかに尽きるのではないでしょうか．つまり両群で比較し検証したい因子以外の因子は全て両群均等に分布するように予め様々なフィルターで対象患者を絞ってしまうか，後から統計学的な調整を行うかしなければなりません．先ほど示した受動喫煙の例も，肺癌による死亡はタバコ以外にも年齢が大きなリスク因子となることは明らかですから，年齢で補正をかけたリスク比で比較していましたね．

それから最近は傾向スコアマッチング（propensity score matching）という方法を使って，より均等な集団同士を比較しようという研究が増えました．この解説は3章の「3-4. 観察研究論文の確認ポイント」に譲りますが，ある薬を投与された患者と投与されなかった患者を比較しようとすると，どうしても疾患の重症度などで元々薬が投与されやすかった人とそうではなかった人では予後が変わることが考えられるため，様々な背景から薬の投与されやすさをスコア化して，両群からそれがマッチするペアを抽出して解析する方法です．これによってさらに交絡因子による影響を避けることができます．

しかし，どのように交絡因子を調整したり避けたりすることができたとしても，それらが可能なのは既知の交絡因子についてのみです．コホート研究では，いかなる方法を用いても全ての交絡因子を排除することができません．それができるのはランダム化比較試験のみであるということは前節2-2で述べた通りです．

また，先の受動喫煙の研究の例のように，コホート研究というのはしばしばかなり大規模なサンプル数を必要とします．通常，害の発生というのはそんなに頻度が高いわけではありませんから，どうしてもその仮説を検証するために

は大規模で長期間の観察が必要になってくるわけです．とはいえ，この多過ぎるサンプル数の問題点は近年のコンピュータの普及，そしてインターネットの登場によって始まった情報通信革命，ビッグデータを高速に扱える記録媒体の登場などによってかなりの作業が省力化されて，実施のためのハードルは下がってきています．

　基本的には，ランダム化比較試験が様々な制約で行えない時に最も頼りになる研究デザインがコホート研究です．自分でエビデンスを創りたい！　と思っても臨床の薬剤師にとってランダム化比較試験を行うのはかなりハードルが高いですから，そのような場合にコホート研究を選択するというのはそれなりに理にかなっています．ですからぜひ自分で臨床研究を企画し実行してみたい方はコホート研究についてよく知っておくと良いかもしれません．

〈桑原秀徳〉

2-5. 症例対照研究について

症例対照研究とは

症例対照研究(ケースコントロール研究)はその名称が示す通り,症例(ケース)と対照(コントロール)を比較して疾病と曝露との関連を検討する研究デザインです(図1).

症例対照研究の概要は,まず症例患者(ケース)と対照患者(コントロール)を集めてくるところからスタートします.ここが症例対照研究の第一のポイントともいえるところで,疾患が発生していない状態(症例患者が存在しない状態)から研究を開始するランダム化比較試験やコホート研究と全く異なる点です.

集めてきた症例患者と対照患者を比較して,ある要因への曝露割合を算出します.そしてその曝露割合を比較するのです.この曝露割合の比較というのが第2のポイントです.ランダム化比較試験や前向きコホート研究では,曝露の有無で,発生した疾患(アウトカム)の比較を行いますが,比較するのは罹患率でした.しかしながら症例対照研究ではすでに疾患(アウトカム)が発生

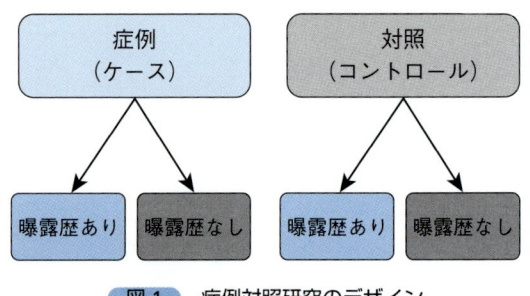

図1 症例対照研究のデザイン

した段階で検討する後ろ向き研究なのです．したがって比較するのは疾患の罹患率ではなく曝露割合であることに注意が必要です．

症例対照研究の具体例

具体的に症例対照研究がどのようなものか，喫煙と肺癌を例にお示しいたしましょう．基本的な研究デザインの概要は（図2）のようになります．

この研究では肺癌患者100人が症例（ケース）で非肺癌患者200人が対照（コントロール）です．この2群の患者さんの過去の情報から，喫煙していた人がどのくらいの割合で存在していたのかを算出し，その存在割合（喫煙という"曝露"の割合）を比較するというのがこの研究手法の核心です．

ここで大事なポイントがあります．肺癌患者100人と非肺癌患者200人は全く別の集団だということです．したがって研究対象症例全体での有病割合の算出ができません．研究対象症例全体（100人＋200人＝300人）に対する肺癌患者100人（33.33％）という計算は意味がありません．なぜなら対照である非肺癌患者は任意に人数を変えることができるからです．1人の症例に対して3人の対照を設定すれば，対照群である非肺癌患者は300人となり，研究対象症例は全体で400人になります．

コホート研究やランダム化比較試験では，一般的に1つの集団の中で，曝露群（介入群）と対照群を継時的に観察していたのに対して，症例対照研究で

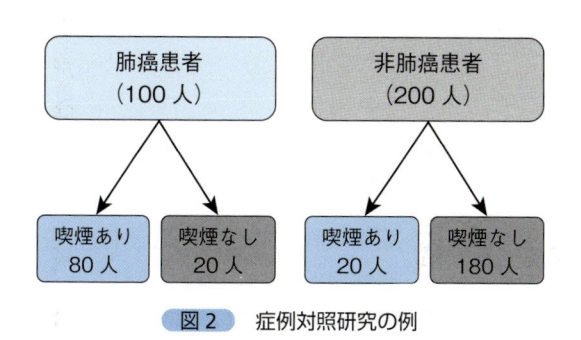

図2 症例対照研究の例

表1 症例対照研究における曝露割合の比較

	肺癌患者	非肺癌患者
喫煙あり	80人	20人
喫煙なし	20人	180人
合計	100人	200人
喫煙ありの割合	80人/100人	20人/200人

は，異なる2つの集団を比較して研究をしているという点に注目するとよいでしょう．後述するバイアス制御は主にこの点に言及されます．

（コホート研究では2種類のコホートを用いてアウトカムを検討する多重コホート研究も存在しますが，この場合においても，前向きの時間軸でアウトカムの罹患率を比較しているという点で症例対照研究とは決定的に異なります）

では症例と対照について，疾患（肺癌）と曝露（喫煙）の関連を実際に検討してみましょう．症例群と対照群で喫煙の曝露割合を比較してみます（表1）．

具体的には表1における喫煙ありの割合である「80人/100人」と「20人/200人」を比較します．すなわち症例，対照，各集団に対する曝露の割合を比較することで，曝露と疾患の関連性を論じようというのが症例対照研究です．

ではこの割合をどういった指標で比較・評価するのでしょうか．ランダム化比較試験やコホート研究のように罹患率が算出できずハザード比などの相対指標を用いることのできない症例対照研究ではオッズ比を用いることでその結果を示します．

症例対照研究における結果の評価

これまで見てきたように，症例対照研究とは症例，対照の各集団に対する曝露の割合を比較することで，曝露と疾患の関連性を論じようという研究手法です．既に疾患（アウトカム）が発生した集団（＝症例）に対して，疾患がないも

う一つの集団（対照）を比較して曝露状況を調査していくため，研究における時間の流れは後ろ向きです．前向きに検討された研究と異なり，疾患の罹患率を算出できないことは前述いたしました．そのため，曝露割合を比較することで曝露と疾患との関連の強弱を論じることが，この研究結果の唯一の評価方法となります．

先ほどの表1に「喫煙ありのオッズ」を加えたものが表2です．

表2 症例対照研究における曝露割合の比較

	肺癌患者	非肺癌患者
喫煙あり	80人	20人
喫煙なし	20人	180人
合計	100人	200人
喫煙ありの割合	80人/100人	20人/200人
喫煙ありのオッズ	80/20	20/180

肺癌患者における曝露割合は80人/100人で，非肺癌患者における曝露割合は20人/200人でした．そしてこの数からオッズ比を算出するのです．オッズとはある事象が起こる確率と起こらない確率の比です．症例対照研究では要因曝露（この場合喫煙曝露）のオッズを考えるわけです．この場合症例群のオッズは80/20で，対照群のオッズは20/180で，この相対比がオッズ比となります．80/20 ÷ 20/180 = 36

この例ではオッズ比は36と算出されました．オッズ比の解釈は相対リスクとほぼ同様に考えてよいでしょう．つまり，オッズ比が1よりも大きければ曝露との関連が強く，1よりも小さければ，曝露との関連が弱くなります．この例ではオッズ比が36と，とても大きな値ですから，肺癌と喫煙との関連は非常に強いと考えることができます（ただし，この数値はあくまで極端な例であり，実際にはこのような非常に大きなオッズが算出されることは稀です）．

症例対照研究のメリットとデメリット

これまで述べてきたことをコホート研究と比較しながらまとめていきます．繰り返しですが，症例対照研究は既に疾患（アウトカム）が発生した段階から研究を開始する「後ろ向き研究」です．疾患が発生している段階での研究開始ですから，当然ながら疾患有無に関する情報の妥当性は優れています．これに対してコホート研究では疾患が発生していない状態から前向きに研究が開始されますから，追跡期間が長くなるほど，発生した疾患を完全に解析に含めることが難しくなるケースもあります．したがって疾患の有無に関する情報の妥当性はコホート研究よりも格段に優れていることがおわかりいただけるでしょう．

しかしながら症例対照研究は後ろ向き研究であり，場合によっては曝露情報を人間の記憶や被験者自ら記録した日記のみから収集せざるを得ないケースもあります．疾患の発生要因が本当にその曝露だったかどうかを記憶に頼ると，疾患が起きた際は記憶に残りやすいのに対して，疾患が起こらなかった際には

表3 コホート研究と症例対照研究

	症例対照研究	コホート研究
研究の時間軸	後ろ向き	前向き
比較指標	曝露割合	罹患率
評価指標	オッズ比	ハザード比など
利点	・研究期間・研究コストの点でメリットがある． ・疾患発生の有無に関する情報妥当性に優れる．また稀な疾患であっても症例が集められれば研究を開始することができる	・曝露情報の妥当性に優れる． ・罹患率が直接算出できるため症例対照研究に比べて因果関係を論じやすい（ただし因果関係を決定づけるものではない）．
欠点	・過去のデータを用いるため曝露情報の妥当性が低いことがある． ・検討されるのは罹患率ではないため因果関係を論じにくい（関連性の強弱の示唆にとどまる）．	・研究期間が長くなり，コストが高いことがある． ・追跡が長いと，疾患発生の有無に関する情報の妥当性が低くなることがある．また稀な疾患の研究には向いていない．

記憶に残りにくいというバイアスが生じます（リコールバイアス）．そのために曝露情報の妥当性に関してはコホート研究が優れていると言えましょう．

コホート研究と症例対照研究の違いを表3にまとめます．

症例対照研究におけるバイアスの制御

症例対照研究では背景の異なる2群を集めて比較検討するため，患者背景に偏りがあると疾患発生が曝露によるものなのか，そもそも患者背景が異なるため，その偏りによるものなのか（交絡の影響），わからないという問題が生じます．そのため症例群と対照群の2つの集団は可能な限り比較可能性を高めておかねばなりません．

また症例対照研究では疾患発生の時系列的情報を得ることが原理的に不可能です．そのため，曝露が疾患成立の要因なのか，それとも延命を助ける要因なのかを区別できません．ある症例に高い割合で特定の曝露が見つかったとしてそれが，疾患の原因なのかもしれませんが，その疾患により死亡しなかった要因とも考えられるわけです．つまり，曝露があるがゆえに延命されたということも考えられるのです．従って，曝露により疾患が発生したのか，疾患を有する人に曝露が多いのかは症例対照研究では決定しづらいということです．

これらの問題を少しでも軽減するために症例と対照は慎重に選択せねばなりません．具体的にみていきましょう．

① 症例の選択

症例対照研究では疾患の発生に関する時系列的な情報が得られないことは繰り返し述べてきましたが，これは曝露により疾患が発生したのか，疾患を有する人に曝露が多いのかはわからないということを意味します．したがって症例対照研究では既存症例よりも新規に発症した症例を選択することが肝要となります．既存症例は何らかの理由で死亡を免れた特殊な集団に片寄っている可能性が排除できません．ただし，診断も受けずに死亡してしまった患者群も存在するということはありますが，このあたりが症例対照研究の限界ではあります．

もう一つ大事な点は症例として研究に組み入れられるのは医療機関を受診し診断を受けた人であるという点です．日本は世界的にも医療アクセスが良好ですから，想像しにくいかもしれませんが，医療が充実していない国においては特定の地域で医療アクセスが良好ではない場合もあります．医療機関を受診できた人だけという特殊な症例が組み入れられている可能性が存在します．

② 対照の選択
　症例に対して，その疾患をもっていなければどんな対照でも良いかというと，当然そんなことはありません．理論的には症例患者における対象となる疾患以外の要素が全て同じであることが望ましいのです．この点はランダム化比較試験やコホート研究の交絡因子補正と同じ考え方です（交絡については3章の3-4で詳しく取り上げます）．

　対照患者の選び方については，入院患者や地域住民から選ばれることが多いです．入院患者の場合は地域を対象とした住民からデータを得るよりも簡便に情報収集できコストも抑えられるため，よく用いられます．

　しかしながら入院患者は地域一般住民とは特性が異なることは自明で，結果の一般化にはやや困難を伴うでしょう．例えば喫煙と肺癌の例をここでもう一度考えてみればおわかりいただけるかと思いますが，入院患者の多くは喫煙と関連した疾患で入院している可能性があり，対照群でも喫煙曝露が多い可能性があります．その場合，両群とも喫煙割合が多く，オッズ比が過小評価されてしまいますよね．表4の例ではオッズ比は1.7となり，表2の例の36とかなり差がありますよね．

　表4の例では対照群の曝露が一般集団に比べて高いという例でしたが，もちろん逆のパターンもあります．例えば，コーヒー摂取と癌リスクを検討した場合，胃潰瘍などで入院していた患者では，生活指導も受けており，医師からコーヒーは摂取しないよう説明を受けていたかもしれません．このようなケースでは，一般人口集団に比べてコーヒーの摂取割合がむしろ低いことも想定できますよね．入院患者データを用いた場合は一般的な集団特性とかけ離れた可能性があることに常に注意が必要です．

表4 入院コホートを用いた肺癌と喫煙曝露の例

	肺癌患者	非肺癌患者
喫煙あり	80人	70人
喫煙なし	20人	30人
合計	100人	100人
オッズ	80/20	70/30
オッズ比	1.7	

　対照群を選ぶ上で重要なポイントは，より一般的な集団特性と類似したものかどうか，という点に尽きます．入院患者データなど特殊な集団はリスク因子の曝露割合が偏っている可能性があります．すなわちリスク因子の曝露割合が，より一般的な集団特性を反映していないと，結果（オッズ比）の妥当性が低くなるのです．

③ マッチング

　①や②のように症例と対照を慎重に選んでも，この2群間の患者特性は必ずしも一致しません．そのため2群で患者背景の偏りが生じる可能性があります．この偏りが結果の評価をゆがめてしまうのです．例えば年齢や性別が異なれば死亡リスクは大きく変わることは自明ですよね．この2群間の偏りをできる限り少なくするための手法でよく用いられるのがマッチングとよばれるものです．

　具体的には年齢，性別，経済状況や職業などの特性に基づいて症例と対照を選択するというものです．例えば，40歳男性の症例が登録されたら，対照にも40歳男性を選択し，60歳女性が症例に登録されたら，対照にも60歳女性を選択するというものです．

　マッチングは2群間の患者背景の偏りを防ぐのに有効な手段ですが，マッチングするための変数（年齢や性別など）が多くなればなるほど，症例にマッチさせるための対照患者が見つけにくくなるというデメリットもあります．

特殊な症例対照研究

　最後に症例対照研究の基本原理を用いた研究デザインを2つご紹介いたします．どちらもコホート研究で設定されたコホートの中から症例と対照を選ぶというものです．特にプライマリ・ケアデータベースを用いた大規模コホートからデザインされた症例対照研究においては，対照群の特性が，より一般集団に近い特性となることが期待できます．またコホート研究のデータを用いますから，既に研究開始時点で一定のデータがそろっているためにリコールバイアスが排除しやすい点も優れているといえましょう．さらに研究開始時点では疾患が発生していないため，因果関係を論じやすいというメリットもあります．このようなコホートを用いた症例対照研究には対照の選び方により2つの研究デザインがあります．

① コホート内症例対照研究

　ネステッド・ケースコントロール研究ともよばれます．対象患者は症例患者が登録された時点で選出することが可能で，疾患発生時点と追跡の長さまでマッチされることになります．

② ケースコホート研究

　症例の登録方法はコホート内症例対照研究と同じですが，対照となる患者はもとのコホートからランダムに選出されます．この対照患者集団は，もとのコホートの縮小版ともいえるようなものになりますのでサブコホートなどとよばれます．このサブコホートを用いることで，様々な症例に対する対照群として用いることができます．

症例対照研究と他の疫学的研究

　症例対照研究は俗にいう"エビデンスレベル"という観点からすると，その結果の妥当性は低いと指摘されることもありますが，医薬品有害事象など，発生が稀な疾患を検討する際には現実的にはランダム化比較試験はもとよりコホート研究でも検討が難しいことも多いわけです．症例対照研究は適切に症例と対照を選ぶことで結果の信頼性が増し，とりわけ稀な疾患や有害事象を検討

するうえで大変有用な情報となります．特に大規模コホートを用いた症例対照研究は症例対照研究そのもののデメリットを補完し，曝露と疾患の関係を検討するうえで，大変優れた研究デザインと言えます．

〈青島周一〉

第1部 薬剤効果を紐解くための基礎知識

3章　医学論文を読むために必要な統計/疫学の知識

3-1. 論文結果の見方

　前章では疫学的研究のデザインにはどのようなものがあるか？　といった，いわば論文の骨格や肉付きについての話でした．ここからは，いよいよその**論文を読むために必要な統計や疫学の基本的な知識について解説していきます**．そんなに難しく身構える必要はありません．今，研究デザインは論文の骨と肉だというふうにたとえましたが，ここからの話はそれをおいしくいただくための味わい方についてです．ほら，あの白いおじいさんのフライドチキンだってどこに骨があるのか知っていて，部位による味の違いと楽しみ方を知っている方が断然おいしく食べられるじゃないですか！　そんな感じで，ゆるく学んでみましょう．

アウトカムの尺度

　まず，論文で検証されたアウトカムはどのような尺度で評価されたのかを見ていきます．例えば，「死亡」といったアウトカムは起こるか起こらないかのどっちかですよね．表現として「半死半生」なんてのはあっても，アウトカムとしてそんなのはないわけです．同様に，「発症」とか「入院」とか「治療からの脱落」といったアウトカムは「発生する or 発生しない」という**二値的なアウトカム**です．このようなアウトカムをデータとして集合し定量的に評価するには，発生数を積み上げて比較するということになります．もちろん，母数が違っていたら絶対的な発生数の差を比較できませんから，当然ながら**割合や比率**で比較して評価することになります．どのような割合や比率で評価するかは後述します．

　一方，「血圧」といったアウトカムはどうでしょうか．血圧は0mmHgとい

う原点があって，その数字は等間隔で高い低いという概念を持っていますよね．「血糖値」や「体重」なんかも同様です．あるいは，よく研究された標準的な評価尺度（認知症に使う HDS-R とか，QOL を測定する SF-36 とか）は同様に扱ってよいと思います．このようなアウトカムは定量的アウトカムですから，そのまま前後や群間の比較ができます．ただし群間で比較する時に注意しなければならないのは，事後のデータだけを比較するのは意味がないということです．必ずベースライン（事前）の値も比較して，ベースラインからの変化量を見て評価しないといけません．

　さて，実は論文のアウトカムとして出会うものの中には，これら以外の性質を持ったものもあります．例えば，「アンケートによる満足度」や定量的データを区切って（例えば「うつ病評価尺度で 50％改善したら有効，25％改善はやや有効とする」とか）示されている場合です．満足度を 100 点満点で評価したとして，40 点が 80 点になったからといって満足度が 2 倍になったとは言えませんよね．個人のあいまいで恣意的なフィーリングに頼った評価だと数字の間は等間隔とは言えないからです．同様に，データを恣意的に区切ってしまうことは，そこに合理的な根拠が示されていなければ，結果を良く見せようとするためのインチキかもしれません．このようなアウトカムで評価されているものは，慎重に考えていく必要があります．

リスク比について

　まず，前項で示した二値的なデータの表し方と読み方から見てみましょう．例えばある治療を行った集団 100 人のうち，ある病気を「発症」した人が 10 人いたとします．その場合，発症率は 10/100 = 0.1（10％）と計算されます．あるイベントが起こった数をその集団の人数で割った比率をイベント発生率（Event Rate）とよびます．

　ただ，この例の場合，治療した群のイベント発生率は治療によって高くなったのか低くなったのかわかりませんから，対照群との比較が必要ですよね．ここで対照群（治療を行わなかった群）では 15 人が病気になったとすると，そのイベント発生率は 15/100 = 0.15（15％）となります．そこで，両群の状況をまとめてみると，表 1 のようになります．

表 1 治療の有無とイベントの有無による 2 × 2 表

	イベント発生	イベント発生せず	合計
治療あり	a: 10	b: 90	a + b: 100
治療なし	c: 15	d: 85	c + d: 100
合計	a + c: 25	b + d: 175	a + b + c + d: 200

表1から，治療群イベント発生率（Experimental Event Rate: EER）は a/(a + b) = 0.1，対照群イベント発生率（Control Event Rate: CER）は c/(c + d) = 0.15 となりますので，これらを比較することでどの程度違いがあるのかわかります．EER が CER に対してどの程度減少したのか，まずは比率で比較してみましょう．これが相対リスク減少率（Relative Risk Reduction: RRR）です．

$$RRR = (CER - EER)/CER$$

上記例で計算すると，(0.15 − 0.1)/0.15 ≒ 0.333 となり，要するに「治療により，イベント発生率は（相対的に）33.3％減少した」と言うことができます．

別の表し方では，リスク比（Risk Ratio: RR）というのもあります．

$$RR = EER/CER$$

同様に上記例で計算すると，0.1/0.15 ≒ 0.667 となり，「治療により，イベント発生率は 0.667 倍になった」と言うことができます．RR も RRR も相対比を表わしているので，言っていることは同じです．

では，今度は絶対差で比較してみましょう．これが絶対リスク減少率（Absolute Risk Reduction: ARR）です．

$$ARR = CER - EER$$

今度は 0.15 − 0.1 = 0.05 になりました．「治療により，イベント発生率は

(絶対的に) 5%減少した」と言うことができます．

臨床への応用と NNT

さて，治療の有無によるアウトカム発生の比率を相対的に見る方法（RRR と RR）と絶対的に見る方法（ARR）について述べました．様々な数字を当てはめてみて，ぜひ自分で実際に計算してみて欲しいのですが，先ほどの例をケース1とすると，

ケース 2: 1,000 人の治療群から 10 人，1,000 人の対照群から 15 人のイベント発生

ケース 3: 100 人の治療群から 5 人，100 人の対照群から 10 人のイベント発生

ケース 4: 100 人の治療群から 20 人，100 人の対照群から 30 人のイベント発生

RRR と ARR をそれぞれ計算すると，

ケース 2: RRR ≒ 0.333，ARR = 0.005

ケース 3: RRR = 0.5，ARR = 0.05

ケース 4: RRR ≒ 0.333，ARR = 0.1

さて，ケース1も含めて比べると，どのケースの治療効果が高い（Risk Reduction が大きい）と言えるのでしょうか．RRR で順に並べると，ケース 1 = 2 = 4<3 となりますし，AAR で順に並べると，ケース 2<1 = 3<4 になります．この場合，臨床では，RRR よりは ARR の方がより現場に適用しやすい尺度であると考えます．なぜなら，RRR ではベースラインのイベント発生リスクが見えなくなるため，わずかなリスクの違いも大きな差のように見え

ることがあるからです．上記ケース1と2と4は同じRRRですが，ARRはそれぞれ0.05, 0.005, 0.1と大きく異なっています．これらのARRは「1,000人を治療した時にイベント発生を減らせる効果がそれぞれ50人，5人，100人と期待できる」と言い表すことができますが，そっちの方が現場の感覚的に掴みやすくないですか？

　ここまで考えると，「治療によってイベント発生を1人減らすために，何人治療しなければならないか」といった数字を表すことができます．ARRの逆数を計算すれば良いのです．これを治療必要数 (Number Needed to Treat: NNT) とよびます．

NNT = 1/ARR

先ほどのケースを全てNNTで表わしてみましょう．

ケース1: NNT = 1/0.05 = 20

ケース2: NNT = 1/0.005 = 200

ケース3: NNT = 1/0.05 = 20

ケース4: NNT = 1/0.1 = 10

つまり，最も臨床での治療効果が高そうなのはケース4だということになります．
　なお，NNTは，ある治療による害を表わす時はNumber Needed to Harm (NNH) とよぶこともありますが計算方法は全く同じです．

統計学的有意差について

　さて，それでは臨床での治療効果が最も高そうなケース4について，これを統計学的に検定してみましょう．2×2表で統計学的に有意な差があるかどうかについては，主にχ^2検定を使用します．これは簡単に試算してみる程度

なら，統計解析ソフトを使わずともネット上には数字を入力すれば検定できるプログラムがあります．また，表計算ソフトを使って自分で組むこともできます．今回は私が自分でエクセルを使って作ったもので検定してみたところ，次の数値が計算されました．

p = 0.102

いわゆる p 値です．危険率という言い方をすることもありますね．本当は両群間に差がないのに，この研究方法とサンプル数では差があると結論してしまうエラーの確率を表わしています．一般的には，p 値が 0.05（つまり 5%）未満であれば「統計学的有意差あり」と判定しています．まあ，全く同じ試験を 20 回やって 1 回間違えるかどうかという程度であれば良しとしましょう，というところでしょうか．ここで例示した p 値だと 0.102 ということですから，この場合本当は差がないのにたまたま差があるように見えている確率が 10.2% あるということになり，これは統計学的有意差があるとは言えないということになります．

なお，有意差がないからと言って，差がないというわけではありません．本当は差がないのに差があると判定してしまうエラーがあるなら，逆に本当は差があるのに差がないと判定してしまうエラーもあるということです．この辺りの詳細は，また後の章にて解説することにしますが，少なくとも「有意差あり」なら「差がある」と結論してよいですが，「有意差がない」を「差がない」とは結論できない，言うなれば「（このやり方では）差は認められなかった」とか「差があるとまでは言えない」といった，ちょっと歯にものが挟まったような感じに言わざるをえないことだけは覚えておいていただければと思います．

さて，統計学的な有意差を表わす指標としては，p 値の他にもう一つよく見られるものがあります．95%信頼区間（95% Confidence Interval: 95% CI）です．95% CI は RR でも RRR でも ARR でも NNT でも様々な比率で計算できるのですが，今回は比較的よく見られる RR での表し方で計算してみましょうか．これもネット上のプログラムやエクセル等の表計算ソフトで算出することができます．

RR ≒ 0.667（95% CI: 0.406 − 1.083）

95％ CI とは，ここに示した例では 0.406 から 1.083 までの間というふうに示されます．これはどういう意味かというと，「真の値がその区間にある確率が 95％」ということです．つまり，ここで示したケース 4 の場合，RR は 0.667 倍だけれども，真の RR は 0.667 倍ではなく，95％の確率で 0.406 倍から 1.083 倍の間にあるということになります．RR ＝ 1 というのは両群のイベント発生率は同じということを表わしていますので，95％ CI が 1 をまたぐ時は真の値が 1（つまり差がない）かもしれないし 1 より大（逆にイベントが増える）かもしれないので，やはり有意差なしということになります．95％ CI が 1 をまたいでいない時，有意差があるということになります．ここで示した例では有意差なしということになります．残念でした．

　「有意差がない＝差がないというわけではない」ということについてもう少し説明してみましょうか．ここまでで例にあげたケース 4 は両群各 100 人というサンプル数で EER は 20％，CER は 30％でしたから，そのままで各群 150 人までサンプル数をそれぞれ 1.5 倍に増やしたとしましょうか．このとき，イベント発生数もそれぞれ 1.5 倍になったとしたら，EER も CER も変わりませんから，当然 RRR ≒ 0.333，RR ≒ 0.667，ARR ＝ 0.1，NNT ＝ 10 と結果はいずれも変わりません．しかし，この結果を統計学的に解析すると，p 値や RR の 95％ CI は次のようになります．

　p ＝ 0.046，95％ CI: 0.445 − 0.992

　おや，これなら危険率は 5％未満だし，RR の 95％ CI が 1 をまたいでないしで堂々と有意差あり＝差があると言うことができます！　つまり，全く同じイベント発生率でも，統計学的にはサンプル数が小さければ誤差の影響が大きいと考えるために，差があると判定しにくくなるということです．つまり，有意差が認められない時には，「本当に差がない」場合と「本当は差があるけどサンプル数が足りない」という場合があり，有意差検定だけではそこまではわからないということなのです．

オッズ比について

　さて，もう一つの指標，オッズ比（Odds Ratio: OR）について述べます．

表1 治療の有無とイベントの有無による2×2表（再掲）

	イベント発生	イベント発生せず	合計
治療あり	a: 10	b: 90	a + b: 100
治療なし	c: 15	d: 85	c + d: 100
合計	a + c: 25	b + d: 175	a + b + c + d: 200

　オッズとは単純な比，倍率のことで，イベントが起こらない確率に対するイベントが起こる確率の比率です．百分率で表わされる EER や CER とは異なるのがポイントでしょうか．わかりにくいので，もう一度表1を示して，OR の定義を示します．

　治療群のオッズは a：b＝a／b です．対照群のオッズは c：d＝c／d になります．OR はさらにそれらの比ということになりますので，

$$OR = (a / b) / (c / d) = ad / bc$$

　表1の数字で計算すると，(10×85)／(90×15)≒0.630 が OR ということになります．
　さて，「％の比」なのでイメージしやすいリスク比とは違って「比の比」というちょっと掴みにくいオッズ比ですが，どうしても結果をオッズ比で表わさなければいけない場合があります．症例対照研究です．
　前の章で示されているように，症例対照研究では結果から原因を見る後ろ向き研究でしたよね．イベント発生した人のうちの要因の有無とイベント発生なしの人の要因の有無について比較するのでした．ということは，表1のような2×2表を作ったらたまたま同じ数字が入ったとしても，症例対照研究においては治療あり or 治療なしの行において横の繋がりは全くないので，イベント発生率は計算できないことになります．例えば，統計解析すると有意差が認められなかったので，サンプル数を増やしたけど，イベント発生がなかった対照者数は100倍に増えた一方で，イベント発生があった症例数は3倍にしかならなかったとします．その場合，以下の表2のような状態になるかもしれません．

表2 治療の有無とイベントの有無による 2 × 2 表：その 2（症例対照研究のケース）

	イベント発生	イベント発生せず	合計
治療あり	a: 30	b: 9000	a + b: 9030
治療なし	c: 45	d: 8500	c + d: 8545
合計	a + c: 75	b + d: 17500	a + b + c + d: 17575

症例対照研究の場合は，イベント発生率（EER や CER）が計算できないのがおわかりでしょうか？　では，表 2 の数字を使って OR を計算してみます．

OR = (30 × 8500)/(9000 × 45) ≒ 0.630

OR は変わりません．このとき，先の例同様に χ^2 検定を行うと，p = 0.048，OR の 95％ CI は 0.398 − 0.996 という値が得られるので，有意差ありと判定できます．症例対照研究の時は OR で結果を表すということを覚えておいていただければと思います．

なお，ランダム化比較試験やコホート研究の結果を OR で示すことも時々みられますがこれは間違いではありません．真のイベント発生率が低くなればなるほど OR は RR に近似していくので，そのような研究ではどちらで表わしても変わらないとも言えます．

ハザード比について

最後に，ハザード比（Hazard Ratio: HR）もしばしば見かけるので触れておきましょう．まず，リスク比というのはフォローアップ終了時点でのイベント発生率の比を見ているわけですが，イベントの発生というのは最初からフォローアップ期間中ずっと直線的に発生していくわけではありません．例えば「死亡」といったアウトカムを評価する場合，その瞬間瞬間の死亡リスクに従って死んでいくといったことになると，最初はイベント発生数が多くても時間とともに徐々に発生数は小さくなっていくという，指数関数に近似した生存曲線を描くことになります．このとき，治療群と対照群の生存曲線をハザード関数という指数関数で近似し，各ハザード関数における瞬間イベント発生率を

算出して比にするとHRということになります．

　HRはRRのように手計算で求めるのは不可能なので計算式は割愛しますが（私もよくわかっていませんので），元々のイベント発生率が小さく，直線に近い生存曲線をとるような場合にはHRはRRに近似すると考えてよいと思います．イメージとしては，二人で走って競争している場合，ある時間の間に走った距離を比較するのがRR，走る速度で比較するのがHRのようなものだと考えるとよいでしょうか．

〈桑原秀徳〉

3-2. ランダム化比較試験の確認ポイント

　2章では様々な研究デザインにはどのようなものがあるか，そして前節 3-1 で論文の結果を読むにあたっての基礎知識についてまとめました．ここからは，いよいよ論文を批判的吟味していくための具体的な手順や考え方について解説します．

　さて，「批判的吟味」というと何だか重箱の隅をつつくような，ケチをつけるような印象を持たれてしまうかもしれませんが，これは日本語の「批判」に残念ながらそのような意味が含まれているがためで，元の言葉である "critical appraisal" にそのような意味はありません．英語の "critical" には「重要な，決定的な」という意味もありますし，物理学では「臨界の」という意味になることからも，どっちつかずのまさに分水嶺に立っているような状態が前提にあるとイメージしたらよいのではないかと考えています．そこからどちらがよりよいのかを評価し判定していくことが批判的吟味の正しい意味になるのではと思います．実臨床においてわかりやすく言い換えるなら，その論文の結果は信用するに値するか？　を査定していくことです．

　それでは，ここからはまずランダム化比較試験（以下，RCT）の批判的吟味の手順について解説していきます．まず，基本的な手順については，JJCLIP の論文抄読会でおなじみのランダム化比較試験を 10 分で吟味するポイントというワークシートに沿って話を進めていきたいと思います（図1）．このワークシートは当面は以下リンク先から入手できるようにしておきます．

　せっかくですから，何か一つの論文を題材にして進めてみましょうか．少し古い論文ですが，大変示唆に富んだ，勉強にはよい論文をひとつ紹介します．インターネットで全文フリーにて読めますので，ぜひダウンロードして手元に置きながら読んでみてください．

［ランダム化比較試験を10分で吟味するポイント］　　作成：地域医療の見え方 by syuichiao

ランダム化されているか？	
■記載を見つけるためのキーワード □random　□randomize □randomly ■記載の可能性が高い場所 □論文タイトルにズバリ ⇒Randomized controlled trial □論文Abstractの methods □論文本文のmethodsにあるstudy design	ランダム化 準ランダム化 非ランダム化 ⇒読むのをやめる
論文のPECOは何か？	
▸どんな人に？（P: Patient） ■記載を見つけるためのキーワード □Patients　□eligible □Participants　□include ■記載の可能性が高い場所 □論文Abstractの methods □論文本文のmethodsにあるPatientsの冒頭	P: 対象患者
▸どんな治療や検査を？（E: Exposure） ▸何と比較して？（C: Comparison） ■記載を見つけるためのキーワード □assign □receive □intervention ■記載の可能性が高い場所 □論文Abstractの methods □「random」の直後にある場合が多い □論文本文のmethodsにあるintervention	E: 介入・暴露 C: 比較
▸どんな項目で効果を検討？（O:Outcome） ■最も重要なアウトカムを見る □一次アウトカム（プライマリアウトカム） ■記載を見つけるためのキーワード □main outcome □primary outcome □primary endpoint ■記載の可能性が高い場所 □論文Abstractの methods □論文本文のmethodsにあるstudy design □論文本文のmethodsにあるOutcome measure	O:アウトカム

一次アウトカムは明確か？	
■一次アウトカム（プライマリアウトカム） □臨床研究において最も優先順位が高い治療効果判定の指標 □偶然の影響が最も少ない　□仮説を検証するための解析 □一つの臨床研究で検証できる仮説は一次アウトカムのみ □一次アウトカムが複数ある場合も偶然の影響を受けやすい ■二次アウトカム（セカンダリアウトカム） □偶然の影響が大きくなる　□仮説生成のための解析 □仮説としては採用できるが、検証された仮説とは言えない	明確か？
真のアウトカムか？	
■臨床試験のアウトカムには2種類ある □高コレステロール患者を対象とした試験 ・代用のアウトカム･･･コレステロール値 ・真のアウトカム･･･死亡率 ■代用のアウトカムの効果が必ずしも真のアウトカムと一致するとは限らない □コレステロール低下≠死亡率低下	真 or 代用 ⇒代用であれば読むのをやめる
盲検化されているか？	
■患者一人一人がどのような介入を受けているか患者、医療者も分からなくすることで結果の偏りを防ぐことができる。 ■記載を見つけるためのキーワード □blind/blinding（2重盲検：double-blind）　□masking/mask □盲検化されていない⇒open label ■記載の可能性が高い場所 □論文Abstractの methods □論文本文のmethodsにあるstudy design	非盲検 単盲検 2重盲検 PROBE（アウトカム注意）
ランダム化は最終解析まで保持されたか？	
▸ITT（Intention-to-treat）解析されてるか？ ■治療意図に基づく解析 □ランダム化を保持する目的でITT解析を行う ■記載の可能性が高い場所 □論文中Statistical analysisに「Intention-to-treat」と記載	ITT解析か？
▸結果を覆すほど脱落者がいるか？ ■ITT解析されていても… □脱落が多いとランダム割り付けにより均等にした患者背景に偏りが生じる可能性が出てくる □論文本文の「results」冒頭に記載されていることが多い	追跡率 ＿＿＿＿％

図 1　ランダム化比較試験を 10 分で吟味するポイント（http://j.mp/jjclipsheet1/）

Chiasson JL, Josse RG, Gomis R, Hanefeld M, Karasik A, Laakso M; STOP-NIDDM Trial Research Group. Acarbose treatment and the risk of cardiovascular disease and hypertension in patients with impaired glucose tolerance: the STOP-NIDDM trial.
JAMA. 2003 Jul 23;290 (4) :486-94. PubMed PMID: 12876091.

ランダム化されているか？

まずワークシートの一番左上を見てください．「ランダム化されているか？」と書いてある項目があります．RCT を読もうとしているのですから当然ランダム化されているわけですが，これは今一度確認しておきましょう．コツとしては，“random” や “randomized” といった単語を見つけるだけです．

とはいえ，最初はどこを探したらよいか迷うことと思います．ですから，それらが出現しやすい場所というものを覚えていく必要があります．しかしこのワークシートにはそれも書いてありますので参考にしてみてください．RCT かどうかは，論文のタイトルにズバリ書いてあることが多いですし，さもな

くばタイトルの次に書いてあるアブストラクト（抄録，サマリー，要約）には100％書いてあります．
　それらのポイントから，この論文は間違いなくRCTだ！　と確認できれば次のチェックポイントに進みます．
　今回の論文でも，アブストラクトのDesign, Setting, and Participantsの部分に"randomized trial"という言葉がみられますので，それでOKということにしましょう．

☆もう一歩踏み込みたい方に
　少し慣れてきたら，どのようにランダム化を行ったのかをぜひ確認してみてください．例えば，あなたがある集団をランダムに2つのグループに分けようとする場合，どのような方法を使うでしょうか．最も信頼できる方法は，コンピュータによる乱数表を利用した割り付け方法です．中央割付方式（"allocated by central office"などといった記載があればそれ）になっていればまず大丈夫だろうと思われます．それが難しい場合は，封筒法といって，予め封筒の中に割付先を書いた紙を入れておいて被験者がエントリーするたびに1つ開封するといったやり方もあるでしょう．
　注意しなければならないのは，日付や曜日，患者番号など事前に付されている属性を使って割り付ける方法です．例えば奇数日にやってきた人をA群，偶数日にやってきた人をB群にするといった方法ですが，これは一見ランダムなように見えますが奇数日と偶数日で微妙に患者層が異なる可能性が排除できないため厳密にはランダム化したことにはなりません．このような割り付け方を「準ランダム化」といいます．そのような研究はまるで信用できないわけではありませんが，結果は少し疑いの目で見る必要があります．もちろん，被験者をエントリー順に交互に両群に割り付けていくなんてのは準ランダム化にも値しない「恣意的な割付」になります．
　ここで取り上げた論文では，論文中487ページ，METHODSの項目の3段落目に"Randomization was done using a computer program allocation sequence that was stratified by center."という文章がありますので，ランダム化については十分に信頼できるものだと考えられます．
　また，これと関連してランダム割付が隠蔽化されているかについても確認するとなおよいでしょう．隠蔽化に関する記載は"concealment"や

"concealed"という言葉を探します．隠蔽化というのは，次の被験者がどの群に割り付けられるかをわからなくすることです．これがなされていないと，例えば新薬の治験なんかだと「次は治療群だな」とわかった時には薬がよく効きそうな人を積極的にエントリーさせ，「次はプラセボだな」という時には薬が効かなそうな人を積極的にエントリーさせ，そうでない時はエントリーさせないというやり方で結果を歪めることが可能になってしまい，ランダム化を行った意味がなくなってしまいます．これも中央割付，外見ではわからない薬の包装，封をされた不透明な封筒などを使っている場合は隠蔽化されているだろうと読んでよいと思います．

　この論文中でも，先ほどのランダム化についての記述の後に"concealed"という言葉が出てきますので，その前後を読んでみましょう．割付を推測されないように4または6人単位のブロック割付を行ったこと，中央割付であること，薬は番号化された箱に研究者とは離れて用意されたこと，独立した統計学者が割付を行ったことなどが記載されていますので，隠蔽化も十分だと考えられます．

　なお，キーワードになるような単語を探すには，パソコンからウェブページかPDFファイルで表示させ，検索機能を使って探すのが便利です．

論文のPECOは何か？

　まずは「どんな人に？（P: Patient）」ですね．これもキーワードを探します．"patients"，"participants"といった言葉があればそこがPです．これらも論文のアブストラクトに書いてあることが多いです．詳しく知りたい場合は本文中のmethodsの中にpatientsやparticipantsといった項目が設けてあることが多いですからそこを探します．この論文中でもアブストラクトにその単語が出てきますね．1,429人の耐糖能異常がある男女がランダム化までエントリーされています．

　そして，できればそのような本文中の文章から被験者の試験への組み入れ基準としての"eligible"や"inclusion"という言葉や，逆にどのような患者を除外したかという"exclusion"という言葉が出てくる辺りも注意深く読んでみてください．この研究はどのような患者を集め，どのような患者を除外したのかというところは，最後に臨床での症例に当てはめて考える際には非常に重要

な部分になります．もし目の前の患者さんはその研究の除外基準に当てはまってしまうような状態だと，論文の結果をそのまま当てはめるわけにはいきません．

　この論文中487ページ，METHODSの2段落目がそれに相当します．40〜70歳のBMIが25〜40の男女で，糖尿病ではないけれど耐糖能異常のある人です．また，心血管系の既往歴がある人は除外されています．

　次に，「どんな治療や検査を？（E: Exposure）」および「何と比較して？（C: Comparison）」ですね．やっぱりここでもキーワード探しです．"assign"，"receive"，"intervention"といった単語が見つかればその付近にEやCに該当することが書いてある可能性大です．論文のabstractに書いてあることがほとんどですが，これらも本文中のmethodsの中に詳しいことが書いてありますので，具体的にどのように介入したのか知りたい場合はそこまで読み込んでみましょう．

　この論文でも，アブストラクトの"Intervention"のところにズバリ書いてあるので，ひとまずそれで十分です．アカルボース100mgを1日3回とプラセボとの比較です．

　最後に，「どんな項目で効果を検討？（O: Outcome）」です．まずは最も重要なアウトカム（一次アウトカム，プライマリアウトカム）を探しましょう．最も重要なアウトカムというのはだいたい"primary outcome"，"primary endpoint"，"main outcome"といった表現になっています．これもabstractに書いてあることがほとんどで，詳しく読もうと思ったら本文中のmethodsの中からそれらの単語を探してみてください．

　この論文のアブストラクトには"Main Outcome Measure"という項目に要約されていますのでそれを参照しましょう．主要心血管系イベント（冠動脈疾患，心血管死，うっ血性心不全，脳血管系イベント，末梢血管疾患）の発生です（本文の方をよく読むと，高血圧の発症は二次アウトカム扱いになっています）．

　ここまでが論文のPECOを探す作業です．もうお気付きかもしれませんが，論文のPECOは論文のabstractの中に最低限のものが書かれているのが普通です．もし日常業務の中でわずかな時間で論文に目を通すというのであれば，このabstractからPECOを抽出するのが一番です．また，PubMed検索でヒットする論文のほとんどは，本文は有料でもabstractなら無料で読め

るものです．まずは abstract から PECO を掴む練習をしましょう．その際は，必ず「どんな人に，何をすると，何と比較して，どうなるか？」という一文にまとめることがとても大事です．

一次アウトカムは明確か？

臨床研究というのは，まず一つの仮説があってそれを検証するためにデザインされます．一度にあれもこれもと欲張って検証しようとするのは解析も複雑になるし焦点が定まらなくなるのでよくないんですね．だから一番検証したいアウトカムを一次アウトカムというふうに一段高いところに置いておくわけで，一つの臨床研究で検証できる仮説は一次アウトカムのみと言ってもよさそうです．だから原則として一次アウトカムといえば一つの重要なアウトカムのみのことです．

一方で，一次アウトカム以外のアウトカムは全て二次アウトカムとします．要するに，一次アウトカムを検証することのついでに見てみるアウトカムであって，あくまでおまけと考えます．実は，アウトカムがあれこれ多くなると，偶然の影響が大きくなるという弊害があるのです．例えば，一つのアウトカムについて統計学的な解析を行い，その結果が実は偶然発生した間違いである確率（p値）が5％未満と見積もられたとします．この程度（20回やって1回間違える程度）であれば有意差ありとして判定しますよね．しかし，同時に解析した結果が10個あるとしたらどうでしょうか？ その結果は実は全て差がないものだったとしても，どれか1個ぐらい偶然「有意差あり」と判定してしまう可能性がかなり高くなります．20個の結果を解析したなら単純計算すればどれか1個は間違えて「有意差あり」になっているかもしれないわけです．つまり結果が増えれば増えるほど統計学的には解釈が難しく疑わしくなってくるのです．そのため，一次アウトカムを一つ定め，それについて解析し，二次アウトカムについては同様に統計解析をしますが，それはあくまでおまけだという読み方をします．二次アウトカムで認められた有意差は，今後の新たな仮説の生成のためには重要な知見ですが，それ自体を結論に持ってくることはできないと考えましょう．

さて，一次アウトカムは一つに絞られたアウトカムだということなのですが，これが明確かどうかはどうやって考えたらよいでしょうか？

まず一つは，それは誰がどこから見ても同じに見える客観的なアウトカムかどうかといった点を見ます．例えば死亡とか入院というのは誰がどう見てもわかるアウトカムですよね．血圧や HbA1c なんかも客観的数値ですからわかりやすいアウトカムです．ハミルトンうつ病評価尺度（HAM-D）や改訂長谷川式簡易知能評価スケール（HDS-R）のような人間がスコアを付けるアウトカムではどうでしょう？　これらは妥当性や再現性が科学的に検証された評価尺度ですので明確なアウトカムです．では，患者さんに対するアンケートや VAS（Visual Analogue Scale）のような自記式評価のアウトカムはどうでしょう？　これは設問や評価の仕方に問題があるとわけのわからないアウトカムになりがちなので，そこに注意して読む必要があります．

　もう一つは，複合アウトカムに注意してください．複合アウトカムというのは，例えば「心血管イベント」というくくりで死亡，心筋梗塞，入院，狭心症発作，冠動脈血行再建術など様々なアウトカムの発生を合計してその総数を評価しようとするものです．これはどれか一つのアウトカムでは発生頻度が低過ぎて検証のために多くの被験者と時間を費やしてしまうので，それを避けるために設定されることがあります．しかし，複合されるアウトカムの数が増えれば増えるほど全体としては一つの数字に丸められて輪郭がぼやけてしまうので，アウトカムが明確とは言いにくくなります．ただし，各アウトカムの発生状況が詳細に述べられている場合は慎重に読むことも可能ですから，全ての複合アウトカムが信頼できないというわけではありません．

　さて，そのような見方でこの論文を見てみますと，まず様々なイベントを足し合わせた複合アウトカムであることがわかります．詳しくは論文中 487 ページの METHODS，5 段落目の部分です．ここを読んでいくと，きちんと診断基準に則って独立した評価者によって判定されていると読めるので，不明確なアウトカムとまではいえませんが，後で結果を評価する際には頭の隅には置いておく必要があります．

真のアウトカムか？

　真のアウトカムについてはこれまでに説明がなされていますので詳しい説明は省きますが，ここでは一次アウトカムが真のアウトカムとよべるかどうかについて考えます．大事なのは，患者さんにとって重大なアウトカムやそれに直

接繋がることが明らかなアウトカムでなければ，それは代用のアウトカムであるとして，読むのをやめるかどうかです．

血圧や血糖値のような典型的な代用のアウトカムであれば，本当に真のアウトカムが改善するかどうかはわからないので，それ以上批判的吟味をする意味はないということです（もちろん他にエビデンスがなければ読んでもいいですし，勉強のために読み進めてみるのもよいことです．あくまでその後に実臨床のケースへ適用することを前提に読むのはやめるという意味です）．

さて，この論文ではどうでしょう．通常，心血管系イベントであれば死亡に繋がりやすく，患者さんの苦痛や負担も大きく，避けるべき重大なアウトカムと考えられます．

ところで，真のアウトカムについて少し柔軟に考えないといけないのが，インフルエンザや花粉症のような予後が比較的良好な疾患です．このような疾患を対象にして何を真のアウトカムと考えるかと言いますと，避けるべき転帰を真のアウトカムとしてよいです．例えば肺炎などの合併症の発症，罹病期間，経済的損失，QOLの低下といったものは真のアウトカムとして扱ってよいと思います．一方で，CRPなどの検査データ，病原体の検出（除菌）といった臨床症状とは直結しないものは代用のアウトカムとして扱いましょう．

盲検化されているか？

いわゆるブラインドです．"masking"と書いてある場合もあります．これはアブストラクトの中にまず書いてあるはずです．全く書いてない場合は盲検化されていないと考えてよいです．書いてある場合も，できれば二重盲検なのか，誰が盲検化されているのかを気にするとより深く読めます．

ひとまずこの論文では，アブストラクトの"Design, Setting, and Participants"のところに"double-blind"と書かれてますので二重盲検であるとして先に進んでよいです．誰が盲検化されていたかについても，ここまで少し詳しく読んできた中に書いてあった通り，被験者と治療者だけでなく評価者もブラインドされていましたので，いわば三重盲検になっているとして高く評価してよいと思います．

ところで，盲検化というのは治療によってはそもそも使えませんし（例えば手術のように侵襲性の強い治療やカウンセリングのような心理的治療），薬の

匂いや味，検査値の著しい変化，副作用の発生などで簡単に見破られる可能性もあります．盲検化が行われていても，それが見破られそうだと推察される場合は，結果はある程度割り引いて受け止める必要があるかもしれません．

☆知っておきたい「PROBE法」について

　PROBEとは，"Prospective Randomized Open Blinded-Endpoint"の略で，直訳すると「エンドポイントを目隠しした前向きランダム化オープン」ということになります．つまり，医師も患者も盲検化されていない（治療群なのか対照群なのか知っている）ランダム化比較試験なのだけれども，エンドポイント（アウトカム）の評価をその患者がどっちに割り付けられたか知らない第三者が評価するという方法をとっています．

　先ほど述べたように，盲検化はしばしば簡単に見破られます．例えば降圧薬を使ったプラセボ対照試験の場合，急に血圧が低下すれば実薬群，血圧が下がらなければプラセボ群だなと見当がついてしまうかもしれません．それでは何のために二重盲検にしているのかよくわかりません．また，仮にそれがうまくいったとしても，プラセボ対照試験から得られた結果の大きさはプラセボ効果を差し引いた純粋な薬効を示します．しかし，実臨床で見られる効果というのはプラセボ効果を加えた薬効として現れます．つまり，より実臨床でのシーンに近いセッティングで薬効を見るためのオープンラベルの試験であり，その妥当性をできるだけ上げるために評価者だけは盲検化するという方法がPROBE法です．

　ただし，PROBE法を用いるには適さないエンドポイントがあることに注意が必要です．例えば「入院」というエンドポイントはどうでしょう．入院を判断するのは医師です．その患者が対照群（無治療）に割り当てられているということを知っている医師は，もしかすると「無治療だし心配だから軽症だけど入院させとくか」と判断するかもしれません．もしそれが多く発生すると，実薬群では対照群より入院が少なかったという結果が導かれるバイアスとなります．これを防ぐためには，人間の恣意性が少ない「ハードエンドポイント」とよばれるもの（死亡，客観的基準による心筋梗塞や脳卒中など重大イベントの発症など）を一次アウトカムとして設定する必要があります．他にも，一過性の虚血性発作のような主観を大きく伴う「ソフトエンドポイント」を一次アウトカムとしているPROBE法の論文の結果はかなり怪しいと考えたほうがよい

と思います．

ランダム化は最終解析まで保持されたか？

　まず，いわゆる ITT（Intention-To-Treat）解析であるかどうかを見ます．これは英語から訳そうとすると難しいのですが，要するにランダム化によって割り付けた各群の被験者を「実薬を全く飲まなかった」「よそで偶然同じ薬をもらってきて飲んでしまった」「プロトコル違反があった」などの理由で他の群に移動させたり意図的に解析から除外したりせずに，最初にランダム化により割り付けられたグループ全員をそのまま「意図した通り」のグループとして解析することです（「ITT 解析は『いったとおり解析』だ！」と言ったほうが覚えやすいかもしれませんね）．

　ITT 解析を行うことで，せっかく未知の交絡因子も含めて均等に割り付けたグループに人間の手心が入り込むことなく結果を解析することができます．また，プロトコル通りに治療しなかった人も含めて解析することで，通常は結果が薄まる方向へのバイアスがかかりますから，それでもなお有意差が認められるということはそれだけ頑強な結果を示していると評価することもできます．

　論文の中に"intention (intent)-to-treat"という言葉があるか探してみましょう．それが見つかればひとまず ITT 解析であると判断してよいです．詳しく読む場合は，被験者のフローチャート（たいてい一番最初の Figure）を見て，ランダム化後の群間で被験者の移動がないか，どうしようもないケース（例えば何もデータが得られないうちに行方不明になったとか）を除いて脱落者がいないかどうかを確認します．

　なお，全くデータが欠損した症例やエントリー基準違反などを除いて解析することを Full Analysis Set ということもありますが，これも ITT 解析と言って差し支えないと思います（むしろ ITT 解析と書いてあってもよく見ると Full Analysis Set になっているものが多いです．まあ，これは仕方ないですね）．

　一方で Per Protocol Set や On Treatment Analysis とよばれるものは薬を飲まなかったようなプロトコル違反や脱落例を除いてきちんと治療を受けた者だけの解析です．これは ITT 解析とは通常よびませんので，これで一次ア

ウトカムを評価した結果はいくらか割り引いて受け止める必要があります．

ちなみに，この論文ではアブストラクトの Design, Setting, and Participants の中に "modified intent-to-treat analysis"（ITT 解析の変法）という表現になっています．その直前に「実は耐糖能異常がなかった症例」と「ランダム化後のデータがない症例」が 61 人除外されているからだと思われます．

さて，ワークシートでのもう一つのチェックポイント，「結果を覆すほど脱落者がいるか？」について見てみたいと思います．

まず最初に，追跡率を計算してみましょう．ランダム割付された人数のうち，結果が判明している被験者の割合のことです．試験から脱落していても，その後のデータが集められていれば追跡されていることになります．この追跡率が低過ぎる場合は，もしかしたら追跡されていない患者において何か重大なアウトカムが発生しているかもしれません（死んだから行方不明になったとか普通にありえます）．そういった可能性が高まると，解析された結果の信頼性が低くなりますし，重篤な副作用のように，頻度は少ないけれど重大なアウトカムの発生を見逃している可能性が出てくるので注意が必要です．

この論文の場合は Figure 1. を参照してみましょうか．アカルボース群，プラセボ群ともに 682 名および 686 名が結果の解析に回りました．この合計を，ランダム化された人数 1,429 名で割ります．およそ 96％になりますので，これなら十分と言えるでしょう．

追跡率は，明確な根拠があるわけではありませんが，概ね 80％を基準にするのが一般的です．判断が難しい場合は，ワーストケースシナリオと言って，追跡できなかった人のうち治療群では全例望ましくないアウトカムが発生し，対照群では全く発生しなかったと仮定したら結果が逆転するだろうか？　ということを計算する方法もあります．

この論文を例にすると，アカルボース群のうち全くデータが得られず解析に回らなかった患者 23 名に全員一次アウトカムが発生したと仮定し，Figure 3. より Any Cardiovascular Event の 15 名に足してみましょう．すると 38 名となり，プラセボ群の 32 名を超えてしまうため，結果が逆転してしまいます．この研究は，追跡率は 96％と高いけれども，実は結果の大きさ（アウトカムの発生頻度）に対して脱落がやや多いという指摘ができます．

☆まとめ

　ここまででワークシートのチェック項目が全て終了しました．一緒に論文を批判的吟味してみた感想はいかがでしたか？　それでは，ここからお待ちかねの結果の吟味というところに参りましょう．

　まず，最も重要な結果はアブストラクトに書かれているように，耐糖能異常の患者をアカルボースで治療するとプラセボに比べて心血管系イベントの発生が RRR で 49％，ARR で 2.5％減少するというものです．そしてこの差は統計学的に有意です．

　では，アカルボースは心血管系イベントを減らすと考えてよいのでしょうか？

　この論文の研究デザインは非常にしっかりしているので，こうして勉強の題材としてお手本にしたいぐらいなのですが，非常に気になるのは一次アウトカムに複合アウトカムを設定している点です．複合アウトカムではアウトカムがごちゃ混ぜになって全体像がぼやける危険や，たくさん統計解析するほどたまたま有意差が付く可能性が増えるという問題点を先に指摘しました．つまりこの研究では，穿った見方をすれば「とにかくアウトカムをどんどん足し合わせて発生頻度を増やせば短期間で有意差が出やすくなるし，万一出なくても複合アウトカムのうちどれか一つぐらいは偶然有意差が出るかもしれない，と考えてデザインしたんじゃないか」と言われてもしょうがないわけです．

　実際にこの STOP-NIDDM 試験では，有意差の認められた単一のアウトカムは心筋梗塞のみです．しかもアカルボース群で 1 例しか発生がありません．それこそ解析されなかった 23 例のうち 1 例でも心筋梗塞が発生していれば，この有意差はなくなっていたんじゃないかと思われます．心血管系イベントが相対比で半減，NNT は 40 だと言われると，ずいぶん効くような印象がありますが，実際にはこの論文の結果だけから効果があると言い切るのは難しいのではないかと思います．

　ということで，αグルコシダーゼ阻害薬に糖尿病による合併症を減らす効果があるのかどうかはまた別の研究結果を待ちたいところです（とはいえ，この論文が出版された 2003 年以降，この原稿を書いている 2015 年 7 月に至るまで他に大規模な RCT が出てこないのですが……）．

　最後に，今示したような考察はワークシートに沿って最低限のチェックをしただけで（ほとんどアブストラクトだけから）導けることに注目してくださ

3 章　医学論文を読むために必要な統計/疫学の知識　113

い！ つまり，論文全文にアクセスできなくても，そんなに熱心に英語を読み込まなくても，医学論文の結果を鵜呑みにしない批判的吟味は可能になるということです．次にメタ分析や観察研究の批判的吟味が続きますので，ぜひ同じように論文を用意して読んでみてください．

〈桑原秀徳〉

3-3. メタ分析の確認ポイント
（メタ分析の4つのバイアス）

メタ分析を読んでみよう

　では早速ですが，いきなりメタ分析をこの場で一緒に読んでみましょう．「ええっ?! いきなり読めって言われても……」と思ってしまったそこのあなた！ 大丈夫，恐れることはありません．どの論文でもそうですが，全ての文章に目を通す必要などまったくありません．前節で取り扱ったランダム化比較試験の確認ポイントのように，メタ分析にも抑えるべきキモがあるのです．

メタ分析の読み方

　メタ分析の論文を読むにあたり，ここだけは避けては通れない関門がいくつかあります．それは①論文のPECO，②一次アウトカムは明確か，③真のアウトカムか，④4つのバイアス，です．
　特に④の「4つのバイアス」というものがメタ分析に特有のものですので，ここは段を新たに設けて詳しく解説してゆきますのでご安心ください．

[お題論文]

Hemmingsen B, Lund SS, Gluud C, et al.
Targeting intensive glycaemic control versus targeting conventional glycaemic control for type 2 diabetes mellitus.
Cochrane Database Syst Rev. 2011 Jun 15; (6): CD008143. PMID: 21678374

　2型糖尿病患者に対する，厳格血糖コントロール群と従来血糖コントロール群とを比較したメタ分析です．本書冒頭でお話ししたように，薬物による厳格な血糖コントロールが全ての患者にとってよいものでは決してないことは伝えた通りですが，それを今一度，メタ分析の論文を自分の力で読むことで確認

をしてゆきたいと思います．それも，2章の2-3で少し紹介したコクランレビューを読むことによって，です．

　PubMedでパブメドID（PMID）を直に入力すれば（今回は21678374です），この論文をすぐに見つけることができます．ここから先は実際に論文を手にとって（もしくはPDFファイルとしてPCやモバイルにダウンロードして）から本節を読み進めるとよいでしょう．

　論文を手に取られた方はおそらく，「なんじゃこの分厚い論文は？！」と思われるでしょう．これを冒頭から一文ずつ読むのは気の遠くなりそうな行程で，「もう無理っ！」と諦めてしまうのかもしれません．

　そんなふうに尻込みしてしまったそこのあなた！（2回目），ご安心ください．

　本節では，共著者の一人である青島周一先生が作成された「メタ分析を10分で吟味するポイント」というワークシートも用います（図1）[1]．こちらも手元に置いておきましょう．大変便利なワークシートで，筆者もいつも論文を読む際に使用しています．

　「こんな分厚い論文を10分？！　そんな無茶な！！」と思ってしまったそこのあなた！（3回目），大丈夫，何も心配ありません．本当に10分で吟味ができます．ご安心を（これ以上強調するとむしろ胡散臭くなるので自重します）．

　前置きはこれくらいにして，いよいよメタ分析を読んでゆきましょう．皆さま，準備はよろしいでしょうか．

① 論文のPECO
　どんな人に？（P: Patients）
　何はともあれ患者PatientのPを探しましょう．論文をPDF形式でダウンロードしてPCもしくはタブレット端末で見ている方は，ワークシート左上段のように，「patients」という単語で論文本文に検索をかけるとすぐに該当箇所にたどり着くことができます．論文P.1のAbstract, Background 1行目に記載されています．

【メタ分析を10分で吟味するポイント】　　薬剤師のジャーナルクラブ　JJCLIP

論文のPECOは何か？

▸どんな人に？（P: Patient） ■記載を見つけるためのキーワード □Patients　□eligible □Participants　□include ■記載の可能性が高い場所 □論文Abstractの methods □論文本文の methodsにあるPatientsの 冒頭	P: 対象患者
▸どんな治療や検査を？（E: Exposure）	E: 介入・暴露
▸何と比較して？（C:Comparison） ■記載を見つけるためのキーワード □assign □intervention □receive ■記載の可能性が高い場所 □論文Abstractの methods □論文本文の methodsにあるintervention	C: 比較
▸どんな項目で効果を検討？（O:Outcome） ■最も重要なアウトカムを見る □一次アウトカム（プライマリアウトカム） ■記載を見つけるためのキーワード □main outcome　□primary outcome □primary endpoint ■記載の可能性が高い場所 □論文Abstractの methods □論文本文の methodsにあるstudy design □論文本文の methodsにあるOutcome measure	O: アウトカム

一次アウトカムは明確か？

■一次アウトカム（プライマリアウトカム）
□臨床研究において最も優先順位が高い治療効果判定の指標
□偶然の影響が最も少ない　□仮説を検証するための解析
□一つの臨床研究で検証できる仮説は一次アウトカムのみ
□一次アウトカムが複数ある場合も偶然の影響を受けやすい
■二次アウトカム（セカンダリアウトカム）
□偶然の影響が大きくなる　□仮説生成のための解析
□仮説としては採用できるが、検証された仮説とは言えない

アウトカムは明確か？（複数アウトカムが設定ていないか？）

真のアウトカムか？

■臨床試験のアウトカムには2種類ある □高コレステロール患者を対象とした試験 ・代用のアウトカム・・・コレステロール値 ・真のアウトカム・・・死亡率	真 or 代用
■代用のアウトカムの効果が必ずしも真のアウトカムと一致するとは限らない □コレステロール低下≠死亡率低下	⇒代用であれば読むのをやめる

メタ分析の4つのバイアス

■評価者バイアス
□論文を選び、評価する人のバイアス
□この論文は私の親しい友人の論文だから採用してやろう
□複数の評価者が独立して評価する（二重盲検と同じ理屈）
□記載例「…Two reviewers independently …」
■出版バイアス
□選んだ研究が都合の良いものだけではないか？
□英語以外で書かれた研究も探したか?
□個々の研究者や専門家に連絡を取ったか?
□Funnel Plotを使用して検討しているか？
□記載例「… no indication of publication bias in the funnel plot…」
■元論文バイアス（治療のメタ分析）
□ランダム化比較試験のメタ分析か
□元論文のランダム化比較試験はITT解析されているか
□記載例「…included nine randomised controlled trials with 1069 participants…」
□記載例「We assessed study quality … randomisation, concealment of randomisation, and completeness of follow-up…」
■異質性バイアス
□高齢者では無効、若年者では有効⇒一緒に分析したら無効という結果
□ごちゃ混ぜバイアス
□ブロボグラムを視覚的にみて、それぞれの結果の方向性が一致しているか
□異質性検定heterogeneityのp値が0.05より小さくないか
□記載例「…We found no evidence of heterogeneity according to …」

評価者バイアス:	
出版バイアス:	
元論文バイアス:	
異質性バイアス:	

図 1　メタ分析を 10 分で吟味するポイント

Patients with type 2 diabetes mellitus

もう少し患者情報について調べてみましょう．この場合，「patients」ではなく，「participants」というワードで本文を検索してみましょう．すると，本文 P.9 の Method の項に次のような文章を見つけることができます．

Types of participants
Adults aged 18 years and above with T2D were included. The diagnosis of T2D should have been established at randomisation into the trial using standard criteria (for example, …（省略

さらに，P.17 には次のような記載があります．

A total of 34,912 participants were included, of which 18,717 were randomised to intensive glycaemic control and 16,195 were randomised to conventional glycaemic control (Table 2).

「34,912 人がメタ分析に組み入れられ，うち 18,717 人が厳格血糖コントロール群，16,195 人が従来血糖コントロール群へランダムに振り分けられていた」

とあります．

　ということは，
「18 歳以上の 2 型糖尿病患者 34,912 人」がこのメタ分析論文の P となります．このあたりは先ほどからすでにネタバレ的に内容を言っていますので，やや茶番化しているようですが，大事なことはきちんと本文に目を通して，どんな人に対して研究を行ったのかを確認する習慣をつけることです．

どんな治療や検査を？（E: Exposure）
何と比較して？（C: Comparison）
E と C は同時に行いましょう．E は「Exposure」や「Intervention」で，C は「Comparison」または「Versus」で本文を探してみましょう．
　すると，この場合はタイトルに，

Targeting intensive glycaemic control versus targeting conventional glycaemic control for type 2 diabetes mellitus

とあります．「厳格血糖コントロール」と「従来血糖コントロール」との比較をしていることがわかります．このように，言いたいことがタイトルに書かれていることも多々あります．これは覚えておいて損はありません．
　とはいえ，厳格とか従来とか，そう言われてもピンとこないと思います（少なくとも筆者はこの言葉だけではわかりませんでした）．具体的にはどれくらいの血糖コントロールを意味しているのでしょうか．「intensive」や「conventional」，もしくはその定義である「definition」という言葉を使って，本文を再度検索してみることで見つけることができるのでしょうか．
　結論から言うと，本文では厳格血糖コントロールや従来血糖コントロールの明確な定義はされていません．強いていうならば，P.7 の左上に

The ACCORD trial and VADT used a target glycosylated hemoglobin A1c (HbA1c) for **intensive glycemic control of below 6.0%**, compared to a target of **below 6.5%** in the ADVANCE trial.

　「ACCORD および VADT 試験では厳格血糖コントロールを HbA1c レベルとして 6%以下，対して ADVANCE 試験では 6.5%以下としている」

The **definition of conventional glycemic control** was expressed as a target **HbA1c of 7% to 8%** in all except the ADVANCE trial, which referred to local guidelines (Table 1).

　「ADVANCE 試験以外では従来血糖コントロールを HbA1c レベルを 7 ～ 8%に設定している」

とあります．
　こういう場合はどうすればよいのでしょうか．こういうときは図（Figure）や表（Table）にその記載がないかを探します．本論文では P.263 の，Table 1. Glycaemic control in trials にメタ分析で使った個々の論文での血糖コントロール目標が記載されています．それを参照すると，厳格血糖コントロールでは HbA1c でおよそ 7.0%未満・空腹時血糖値では約 140mg/dL 未満，従来血糖コントロールでは HbA1c で 7 ～ 8%・空腹時血糖値では地域のガイドラインに準ずる，との記載があります．このあたりを参照することにしましょう．

どんな項目で評価を検討？（O: アウトカム）
　はたしてどんな転帰（アウトカム）を検討しているのでしょうか．本文を「primary outcome」で検索してみると，P.9 の右上の段に以下のように明確に記載されています．

Types of outcome measures
Primary outcomes
・All-cause mortality

・Cardiovascular mortality（death from myocardial infarction, stroke, and peripheral vascular disease）

プライマリアウトカム（主要評価項目）として「全死亡」と「心血管死亡（心筋梗塞，脳卒中，冠動脈疾患）」ですね．ここは非常にわかりやすいです．

まとめると，この論文の PECO は次のようになるでしょう．

P：2 型糖尿病と診断されている，18 歳以上の患者 34,912 人
E：HbA1c 7％未満，空腹時血糖 140mg/dL 以下を目指す厳格血糖コントロール（18,717 人）
C：HbA1c 7 〜 8％台，空腹時血糖値は地域のガイドラインに準ずる従来血糖コントロール（16,195 人）
O：全死亡，心血管死亡（心筋梗塞，脳卒中，冠動脈疾患）

ということになります．

② 一次アウトカムは明確か
　論文の PECO を立てることができたら，次はアウトカムについて考えましょう．
　今回のプライマリアウトカムは全死亡と心血管死亡です．これらのアウトカムは一度生じれば取り返しのつかない転帰です（死人の蘇生は通常できません）．かつ，偶然の影響も多いとは考えられません．アウトカムの数も 2 つ（細かくみれば 4 つ）で，複数あって何を最も知りたいのかがわからないこともないと思います．よって，この論文の一次アウトカムは明確であると判断できるでしょう．

③ 真のアウトカムか
　全死亡，心血管死亡ですので，ここは代用ではなく真のアウトカムとみなすことができるでしょう．

④ 4つのバイアス

さて，ここからはいよいよ，メタ分析の論文を読む際の4つの注意点についてお話ししてゆきます．

4つのバイアス その1: 評価者バイアス

例えば，極端な話しですが，自分がメタ分析をしようと思って，関心のあるテーマの論文を探し，いくつか候補論文を見つけたとします．その中に，親しい友人が出した論文と，仲が悪い人間が書いた論文とがあったとします．すると，どうしても前者をメタ分析の対象として採用して，後者は除外する，なんてことをしてしまいたくなるのが人情というものですが，サイエンスを行う側としてはそういった感情はできる限り排除しなくてはなりません．そのため，メタ分析のための論文選定・評価をする場合は，通常複数の評価者（多くの場合2人）が独立（independentlyに）に，互いの結果を知らされずに，その工程を担当することになります．もし2人の間で意見に相違があった場合は，よく協議した上で判断することもあります．

それを確認するためには論文のどこをチェックすればよいのでしょうか．ここもキーワード検索が役に立ちます．「independently」という単語で本文を検索してみましょう．すると，P.1のAbstractと，P.12のData extraction and managementに次のような記載があります．

Two authors independently assessed the risk of bias and extracted data.

Two review authors (BH and CH or TA) independently extracted information on each trial using standard data extraction forms.

「2人の評価者が独立してデータ抽出を行っている」と記載があります．よって，この論文での評価者バイアスの存在を心配する必要ななさそうですね．

4つのバイアス その2: 出版バイアス

関係のある論文をどうやって探しているのか，その妥当性をチェックします．いくら2人の評価者が独立にデータを抽出，評価していても，元となる論文探しが偏ったものであった場合，その結果の妥当性も怪しくなってしまい

ます.

　具体的には，どのデータベースにアクセスしているのか，未出版のデータも探しているのか（学会発表など），言語に制限なく検索しているのか，などをチェックします.「search」という単語を頼りに本文を見てみます. すると abstract に,

Search methods
Trials were obtained from searches of The Cochrane Library, MEDLINE, EMBASE, Science Citation Index Expanded, LILACS, and CINAHL (all until December 2012).

　P.10 の Search methods for identification of studies にも記載があるように，コクランライブラリ，MEDLINE，EMBASE といった名だたるデータベースから論文を探している，とあります. 次に言語に制限があるのか，英語以外の論文等も探しているのかを確認しましょう.「language」で本文を検索します. すると P.9 の Types of studies に,

Published and unpublished trials in all languages were included.

　「すべての言語を含む」とありますので，言語による制限は設けられていないこともわかります.

　最後に，出版バイアスを確認するための，もう一つ大事なグラフがあるので紹介しましょう. その名も Funnel plot（ファンネルプロット）です（図2）. この論文では P.26 の Figure 5. にあります. このグラフは縦軸を標準誤差（SE）の大きさ（研究規模の大きさ），横軸を相対リスク比（RR），個々の論文を丸（○）で表しています. このグラフを一瞥するだけで，公表されている研究結果に偏りがあるのかないのかを判定することができます. 細かな点は他書の解説に委ねるとして，ここでは肝だけ抑えておきます. それは，「出版に偏りがなければ○の分布は左右対称になる」ということです. 改めて図2をみてみましょう. すると今回の Funnel plot は中央とやや左側に点が偏っていることがわかります. 横軸は相対リスク比であるため，治療効果があるという結

図2 Funnel Plot

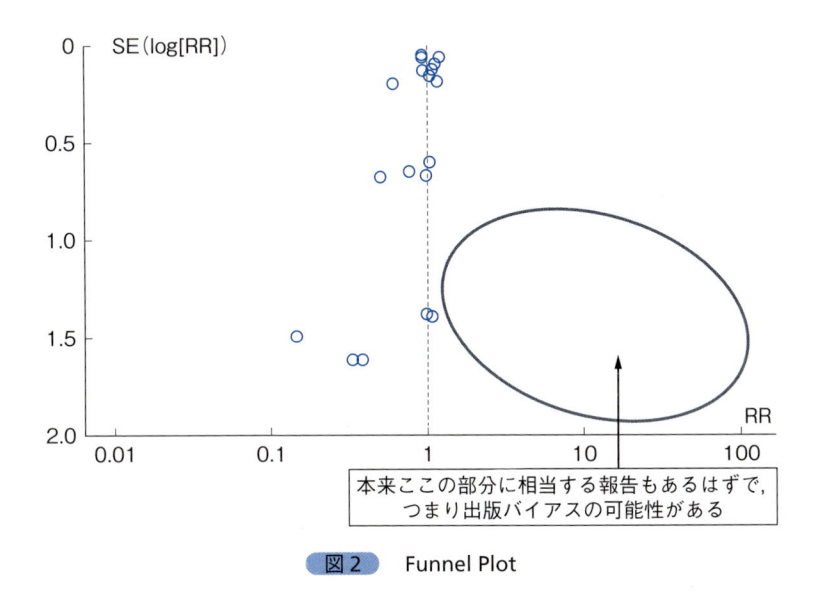

(図中注記: 本来ここの部分に相当する報告もあるはずで，つまり出版バイアスの可能性がある)

果が出れば左側に点がプロットされることになります．対して，右側（従来血糖コントロールの方が好ましい）という点が少なく，公表されていない可能性があるということもわかります．

　実際，P.25 の本文にも，そのような記載はあります．

Inspection of **the funnel plot indicated bias**. The funnel plot suggested that **smaller trials favouring conventional glycaemic control may be unpublished**.

4つのバイアス その3：元論文バイアス

　論文検索・収集と，それらの評価者のバイアスを乗り越えて，次に懸念するのは得られた論文自体の評価です．具体的には，研究手法，例えばランダム化比較試験（もしくは別の研究手法の論文）のみをきちんと集めたものなのか，などについて確認してゆきましょう．

　まずは，どんな論文を集めてきたのかのチェックです．本文 P.17 の included studies に，

We included data from 28 trials. All were randomised clinical trials assessing the effects of intensive glycaemic control versus conventional glycaemic control in patients with T2D.

「ランダム化比較試験の論文20報をメタ分析に組み入れた」

とあります．複数の研究手法による報告をごっちゃにしているようではないようです．

また「3-2」節でも取り上げたように，ランダム化比較試験では intention-to-treat 解析（ITT 解析）をしているのかという点や，盲検化されているのか，などについても重要な確認ポイントです．「assessment」という単語で本文を検索すると，P.12 の Assessment of risk of bias in included studies の箇所で元論文についての評価方法が書いてあります．細かな点は省略しますが（10分で読むために，です），ここではランダム化，割付の隠蔽化，盲検化，データの不完全性，アウトカムの選択報告などについて元論文の質を評価していることがわかります．

According to empirical evidence, the methodological quality of the trials was based on sequence generation; allocation concealment; blinding (participants, personnel, and outcome assessors); incomplete outcome data; selective outcome reporting; and other sources of bias

4つのバイアス その4：ごちゃ混ぜバイアス

最後に，ごちゃ混ぜバイアスというものについて考えてゆきます．端的にいうと論文間の異質性（Heterogeneity），というものの吟味をしてゆきます．例えば，効果があると謳う報告と，効果がない（あるのかどうかを統計的に示すことができなかった）という報告とを統合したら，結局どっちなのかわかりにくくなる恐れがあります（"ごちゃ混ぜ"とはまさにそういうことです）．そういった恐れが「どの程度の確からしさ（もしくは曖昧さ）」をもって存在するのかを確認します．言い換えるならば，個々の研究が違いにどれくらい似ているのか（もしくは似ていないのか）を，統計学的に検証するということです．

具体的には，メタ分析の結果を示すブロボグラム（もしくはフォレストプロットともいう）を活用します．P.154 の analysis 1.1 を見てみましょう．この図はアウトカムの中でも全死亡に関する結果を示しています．一番左に記載されているのが個々の研究名称です．その右に書かれている数字がイベント発生数と母数で，厳格血糖コントロール群と従来血糖コントロール群の両方の結果が載っています．中央にあるのが相対リスク比（Risk Ratio）で，95％信頼区間もあります．右側の weight とは，メタ分析を行う際に統合した研究結果の重み付けを表します．Risk Ratio のところに青い四角がありますが，メタ分析をする際の重み付けが大きいほど四角の大きさも大きくなっています．さて，この図の最後を見てみましょう．Heterogeneity という単語の付近が重要です．「異質性がない」を帰無仮説として，p 値がもし 0.05 より小さければ統計的有意をもって「異質性なし」という仮説を棄却することになります．つまり異質性があってしまうということになります．今回の p 値は 0.26 ですので，今回は帰無仮説を棄却できず，よって異質性ありとは言えないということがわかります．ただし，異質性ありとは「統計的に言えない」けれど，それでも一体どの程度なのかを知りたい場合は別の指標を用いることができます．それが，I^2 統計量です．詳細は成書[2]に譲るとして，ここではその見方だけを簡単にお伝えします．はっきりとした定義はないのですが，おおよその目安として，I^2 値は 25％以下では異質性が低く 25〜50％では中等度，50〜75％では高く，75％以上では極めて高いと判断します．本論文では $I^2 = 16％$ とあり，全死亡というアウトカムでは異質性は低いと評価できます．

他のアウトカムについても見てゆきましょう．P.182 の analysis 1.17 に，もう一つのアウトカムである心血管死亡についてのフォレストプロットがあります．こちらも，p 値が 0.23，I^2 量が 20％で有意な異質性はないと判断できます．

まとめますと，今回のメタ分析では評価者，異質性，元論文バイアスについてはさほど問題はなさそうですが，出版バイアスに関してはバイアスがないとは言い切れない，といったところです．

結果は何か？

メタ分析の確認ポイントを通過して，いよいよ結果の吟味に入ります．

先ほどの異質性の検証で見たフォレストプロットを見てみましょう（図3）．全死亡に関しては計24報の論文が含まれています（ただし，プライマリアウトカムとして設定していないものもあるため，実際には18報の論文結果を統合しているようです）．追跡期間は中央値で約24カ月で，その期間中にE群（厳格血糖コントロール群）では計18,420人中1,930人（10.5％）がイベント発生（つまり亡くなっている），C群では15,905人中1,510人（9.5％）です．相対リスクでは1.00，95％信頼区間は0.92から1.08と1をまたいでしまっています．よって，厳格血糖コントロールをしても，従来血糖コントロールと比べて全死亡を有意に減らすことはできなかったと結論づけられます．また心血管死亡に関しても同様の結果のようです．追跡期間が中央値で約27カ月，E群（厳格血糖コントロール群）では計18,349人中976人（5.3％）がイベント発生，C群では15,828人中714人（4.5％）で，相対リスクでは1.06，95％信頼区間は0.94から1.21とこちらも1をまたいでしまっています．

そして，プライマリではありませんが，重度低血糖の発症に関しては厳格血糖コントロール群のほうが従来血糖コントロール群に比べて2倍も有意に増加していることも軽視できません．

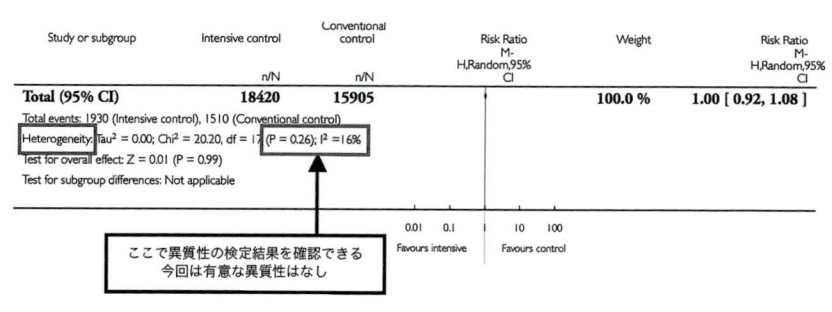

図3 全死亡に関するフォレストプロット

役に立つか？

やはりむやみやたらに血糖は正常範囲にまで薬で無理やりコントロールしよう，というわけにもはいかないなと筆者は思います．

ただし，今回はあえて触れませんでしたが，このメタ分析では元論文に上記以外にも考慮すべきバイアスがあります．ですので，本論文の結果をそのまま全患者に適応する（厳格血糖コントロールをせずに，従来通りの血糖コントロールをやろう），というわけにもいかないのでは，というのが悩ましいところです．

とはいえ，今までよいと思われていた行為が，実はそうでもない，そして重症低血糖のほうが多いのかもという結果が得られたことから，このメタ分析の論文は非常に重要かつ有用であると筆者は考えています．明日の自分たちの行動が変わるきっかけになるのかもしれませんね．

メタ分析が最高のエビデンス？ 〜疑問再び〜

2章の「2-3」でも軽く述べましたが，メタ分析は本当に最上位に位置するエビデンスなのでしょうか．蓋を開けて実際にメタ分析を読んでみると，いろいろと突っ込みどころがあって，「メタ分析をしているから大丈夫そうだ」などとは簡単には言えないことも多々あることが実感できたと思います．効果が個々の論文ではあまりに微妙で，メタ分析をして初めて有意差がついた，ということも日常茶飯事です．ということは，そもそもメタ分析をする時点で，もともとその介入効果自体が曖昧である，とみることもできます．確かに，内的妥当性のすぐれた結果をメタ分析することで，より妥当性の高い結果を導き出すことは可能かと思います．けれども，それが臨床上役に立つかどうか，もっと言うならば，目の前の患者にとって役に立てるのかどうかは，やはり単一の論文と同じように考えなければならないのでしょう．

さて，本節ではメタ分析の確認ポイントについて，実際に論文を見ながら解説をしてゆきました．皆さんどうでしょう．この節を読み終わった今ならば，論文に対する苦手意識は本節を読む前と比べて少しは軽減されたでしょうか．

もしそうだとしたら筆者としてこれ以上の喜びはありません．また，まだまだ苦手意識が抜けない，もしくはさっぱりパッパリだ！，というかたもいらっしゃるかもしれません．これは筆者としてまだまだ伝える力が不足していることに他なりません．この場を借りてお詫び申し上げます．

　ともあれ，コクランレビューという，100 ページを超える論文でも確認すべきポイントさえ押さえれば無理せず読破できることはご理解いただけたかと思います．読める論文の種類が増えるということは，触れられる情報の質と量が向上することに他なりません．この節で得たノウハウを活かして，自主的に論文を探して，読破できるかたが一人でも増えることを筆者は願っております．

■参考文献
1) メタ分析を 10 分で吟味するポイント　http://j.mp/jjclipsheet2
2) 名郷直樹. ステップアップ EBM 実践ワークブック. 南江堂; 2009.

〈山本雅洋〉

3-4. 観察研究論文の確認ポイント

因果関係を調べるには

　インターネットや雑誌の広告などに掲載されている,「このサプリメントを飲めば痩せる」というようなものは,本当にサプリメントによって痩せた「因果関係」,すなわち原因と結果なのでしょうか.サプリメントが原因で,その結果痩せたことを示すのは実は相当困難なのです.なぜならば,サプリメントを服用する人間そのものが複雑な背景因子で構成されているからです.

　人を構成している背景因子は数え上げればきりがありません.年齢,性別,体重,身長,食習慣,思想,居住地域,治療中の疾患や薬剤,行動パターン,経済状況,……そのすべてが全く同じ人は存在しませんよね.薬や医療介入の効果を論じる際には,薬剤とその効果の因果関係（原因-結果の関係）を示す必要がありますが,人に対して現れる薬剤効果という現象には,このような多種多様な因子が常に影響しているのです.

　従って医療介入の効果（薬剤効果）を知るためには,医療介入以外の因子が全て同じ条件でなければなりません.差を知りたい介入以外の因子が等しくなければ,因果関係が正しくわからないのです.因果関係によりもたらされる効果を因果効果とするならば,因果効果は,「ある事象 X が起きた世界 A」と「ある事象 X が起きなかった世界 B」の差で示されます.

　例えばある男性がサプリメントを飲んだ世界 A と,同じ男性がサプリメントを飲まなかった世界 B の差が因果効果というわけです.これによって男性の体重が減り,より素敵な容姿になったということが示されれば,サプリメントと美容効果の因果関係が示されたことになるでしょう.

しかし，どうしても越えられない問題がここにはあります．当たり前ですが，この世界Aと世界Bは同時的に存在できません．僕たちはただ一つの世界を生きています．サプリメントを飲む選択をすれば，飲まなかった世界にめぐり合うことはありません．つまり，どちらか一方の世界を選択することで比較する対照を失っていることが，因果関係を不明瞭にさせてしまうのです．

介入ありと介入なしというのは一人の人間を対象にした場合，同時的にデータを求めるのは不可能です．すなわち差の因果効果は求まりません．介入あり，と介入なしの時間軸をずらせば可能ですが，そうなると，人間を取り巻く様々な要素が変化します．たった1週間ずれるだけで，感染症の流行状況が変わったり，食べ放題の焼き肉を食べに行ったり，飲み会でビールを飲みすぎたりするわけです．そういった因子が純粋な因果効果をわからなくさせてしまいます．

この壁を乗り越えるために考えられた研究デザインの代表的なものが，ランダム化比較試験です．一人の人間を対象としていては，比較対照データが得られない，だけれども複数の人間を対象にしてみてはどうか．この複数人数が十分な症例数（サンプルサイズ）であれば，まったくランダムに介入群と非介入群に分けることで2つの同一的な集団と仮定できるようになります．つまり，同時時系列で比較可能な2群が設定できるのです．そしてこの差が介入効果として定量的に算出することが可能になります．

しかし，実際にはランダム化比較試験が困難なことも多いでしょう．研究に参加者してくれる人たちの同意を得なくてはならないですし，莫大な研究資金もかかります．また有害事象を検討するのであれば倫理的な問題もあるでしょう．

観察研究は人為的な医療介入を行うわけではありません．あくまで自然の経過の中で「介入」ではなく「曝露」としての医薬品や医療行為の有効性・安全性を検討していくものです．そのため曝露群と非曝露群はランダム化による割り付けができません．したがって患者背景が大きく異なることも多々あります．

このようにランダム化比較試験（介入研究）と観察研究でまず大きく異なる点が曝露（介入）群と対照群の比較可能性にあるのです．そのため観察研究の論文を読む際に，まずこの2群の患者背景の相違がどのように考慮されているか，すなわち交絡因子への配慮が大きなポイントとなります．

交絡因子

　例えば，降圧薬と脳卒中の効果を検討する場合，患者背景の年齢，性別，血圧値やコレステロール値，血糖値，喫煙などの因子は明らかに脳卒中発症との関連がありそうです．さらに，食べ物の嗜好，本人の思想，生活習慣，郷土愛，居住地域……などなどあげればきりがないほどたくさんの因子があり，どれも微妙に結果に影響しそうです．そしてまだ知られていない未知の因子も存在する可能性がありますよね．ランダム化はそういった未知の因子も含めて均等に振り分けてしまう点で優れているのです．

　観察研究ではランダム化ができないため，曝露群と対照群の2群間に患者背景に年齢，性別などの多数の因子が偏ることで結果に影響を及ぼす可能性があります．交絡とはこのような曝露と疾病発生の関係の観察に影響を与え，真の関係とは異なった観察結果をもたらす，因子といえます．

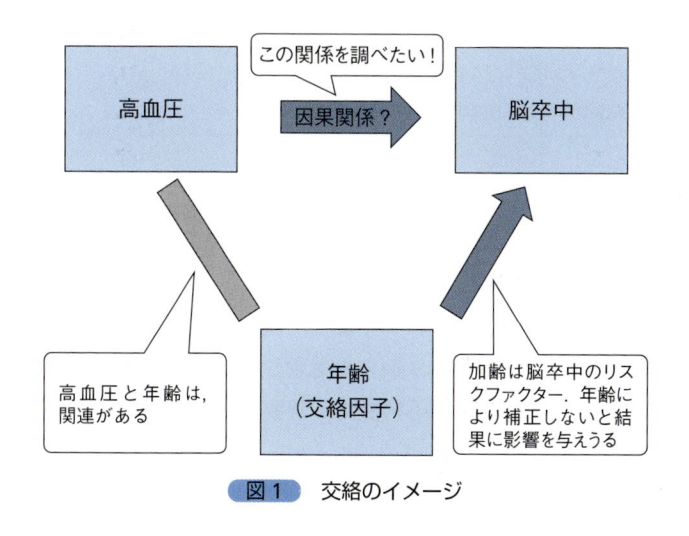

図1 交絡のイメージ

例えば，高血圧と脳卒中の関係において，その因果関係を検討する際，年齢は交絡因子となりえます（図1）．

観察研究論文の読み方

では具体的に論文を例にあげて，その読み方のポイントを見ていきましょう．本稿では観察研究の中でも，特に医薬品の有効性，安全性にかかわりの深い，症例対照研究とコホート研究を取り上げます．基本的な研究デザインの概要は2章の「2-4. コホート研究について」と「2-5. 症例対照研究について」をご参照ください．

観察研究の批判的吟味は詳細まで評価するとなるとなかなか大変ですが，① PECO，②交絡への配慮，③結果の追跡・曝露の定義，④研究対象集団（＝P）の代表性，を確認できれば必要最低限のポイントは抑えられるはずです．もちろん① PECOの「O」は真のアウトカムを検討していることも確認しましょう．簡単なワークシートを図2に示します．

症例対照研究の論文例

> Singh S, Chang HY, Richards TM, et al. Glucagonlike peptide 1-based therapies and risk of hospitalization for acute pancreatitis in type 2 diabetes mellitus: a population-based matched case-control study. JAMA Intern Med. 2013 Apr 8; 173 (7): 534-9. PMID: 23440284
> (http://www.ncbi.nlm.nih.gov/pubmed/23440284)

この論文はシタグリプチンなどDPP4阻害薬やエキセナチドのようなGLP-1受容体作動薬と急性膵炎リスクとの関連を検討した症例対照研究です．論文タイトルにcase-control studyと記載があることからも研究デザインは症例対照研究であることがわかります．インターネット上で全文がフリーで入手できますので是非お手元に論文を用意しながら，以下を読み進めていくと良いでしょう．論文抄録を以下に引用し重要部分を青字にしておきます．

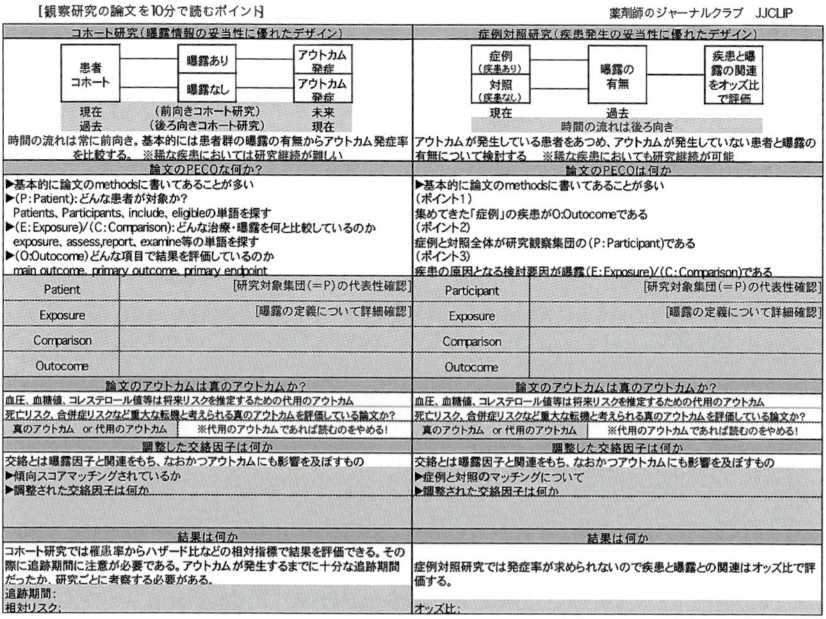
【観察研究の論文を10分で読むポイント】　　薬剤師のジャーナルクラブ　JJCLIP

コホート研究（曝露情報の妥当性に優れたデザイン）	症例対照研究（疾患発生の妥当性に優れたデザイン）
患者コホート ― 曝露あり ― アウトカム発症 患者コホート ― 曝露なし ― アウトカム発症 現在　（前向きコホート研究）　未来 過去　（後ろ向きコホート研究）　現在	症例（疾患あり）／対照（疾患なし） ― 曝露の有無 ― 疾患と曝露の関連をオッズ比で評価 現在　過去 時間の流れは後ろ向き
時間の流れは常に前向き。基本的には患者群の曝露の有無からアウトカム発症率を比較する。　※稀な疾患においては研究継続が難しい	アウトカムが発生している患者をあつめ、アウトカムが発生していない患者と曝露の有無について検討する　※稀な疾患においても研究継続が可能
論文のPECOな何か？	論文のPECOは何か
▶基本的に論文のmethodsに書いてあることが多い ▶(P:Patient):どんな患者が対象か？ Patients、Participants、include、eligibleの単語を探す ▶(E:Exposure)/(C:Comparison):どんな治療・曝露を何と比較しているのか exposure、assess,report、examine等の単語を探す ▶(O:Outocome)どんな項目で結果を評価しているのか main outcome、primary outcome、primary endpoint	▶基本的に論文のmethodsに書いてあることが多い （ポイント1） 集めてきた「症例」の疾患がO:Outocomeである （ポイント2） 症例と対照全体が研究観察集団の(P:Participant)である （ポイント3） 疾患の原因となる検討要因が曝露(E:Exposure)/(C:Comparison)である
Patient　[研究対象集団(＝P)の代表性確認]	Participant　[研究対象集団(＝P)の代表性確認]
Exposure　[曝露の定義について詳細確認]	Exposure　[曝露の定義について詳細確認]
Comparison	Comparison
Outocome	Outocome
論文のアウトカムは真のアウトカムか？	論文のアウトカムは真のアウトカムか？
血圧、血糖値、コレステロール値等は将来リスクを推定するための代用のアウトカム 死亡リスク、合併症リスクなど重大な転機と考えられる真のアウトカムを評価している論文か？ 真のアウトカム　or 代用のアウトカム　※代用のアウトカムであれば読むのをやめる！	血圧、血糖値、コレステロール値等は将来リスクを推定するための代用のアウトカム 死亡リスク、合併症リスクなど重大な転機と考えられる真のアウトカムを評価している論文か？ 真のアウトカム　or 代用のアウトカム　※代用のアウトカムであれば読むのをやめる！
調整した交絡因子は何か	調整した交絡因子は何か
交絡とは曝露因子と関連をもち、なおかつアウトカムにも影響を及ぼすもの ▶傾向スコアマッチングされているか ▶調整された交絡因子は何か	交絡とは曝露因子と関連をもち、なおかつアウトカムにも影響を及ぼすもの ▶症例と対照のマッチングについて ▶調整された交絡因子は何か
結果は何か	結果は何か
コホート研究では罹患率からハザード比などの相対指標で結果を評価できる。その際に追跡期間に注意が必要である。アウトカムが発生するまでに十分な追跡期間だったか、研究ごとに考察する必要がある。 追跡期間： 相対リスク：	症例対照研究では発症率が求められないので疾患と曝露との関連はオッズ比で評価する。 オッズ比：

図2　観察研究を吟味するためのワークシート

IMPORTANCE:

Acute pancreatitis has significant morbidity and mortality. Previous studies have raised the possibility that glucagonlike peptide 1 (GLP-1)-based therapies, including a GLP-1 mimetic (exenatide) and a dipeptidyl peptidase 4 inhibitor (sitagliptin phosphate), may increase the risk of acute pancreatitis.

OBJECTIVE:

To test whether GLP-1-based therapies such as exenatide and sitagliptin are associated with an increased risk of acute pancreatitis. We used conditional logistic regression to analyze the data.

DESIGN:

Population-based case-control study.

SETTING:

A large administrative database in the United States from February 1, 2005, through December 31, 2008.

PARTICIPANTS:
Adults with type 2 diabetes mellitus aged 18 to 64 years. We identified 1269 hospitalized cases with acute pancreatitis using a validated algorithm and 1269 control subjects matched for age category, sex, enrollment pattern, and diabetes complications.
MAIN OUTCOME MEASURE:
Hospitalization for acute pancreatitis.
RESULTS:
The mean age of included individuals was 52 years, and 57.45% were male. Cases were significantly more likely than controls to have hypertriglyceridemia (12.92% vs 8.35%), alcohol use (3.23% vs 0.24%), gallstones (9.06% vs 1.34), tobacco abuse (16.39% vs 5.52%), obesity (19.62% vs 9.77%), biliary and pancreatic cancer (2.84% vs 0%), cystic fibrosis (0.79% vs 0%), and any neoplasm (29.94% vs 18.05%). After adjusting for available confounders and metformin hydrochloride use, current use of GLP-1-based therapies within 30 days (adjusted odds ratio, 2.24 [95% CI, 1.36-3.68]) and recent use past 30 days and less than 2 years (2.01 [1.37-3.18]) were associated with significantly increased odds of acute pancreatitis relative to the odds in nonusers.
CONCLUSIONS AND RELEVANCE:
In this administrative database study of US adults with type 2 diabetes mellitus, treatment with the GLP-1-based therapies sitagliptin and exenatide was associated with increased odds of hospitalization for acute pancreatitis.

（JAMA Intern Med. 2013 Apr 8;173（7）:534-9. の論文抄録）

① 論文の PECO

　まずは論文のPから探ります．症例対照研究の場合，Pの研究参加者は症例と対照の2群あることに留意してください．論文アブストラクトの「PARTICIPANTS」に「type 2 diabetes mellitus aged 18 to 64 years」と記載がありますから18歳～64歳の2型糖尿病患者であることがわかります．またその続きに，

「1269 hospitalized cases with acute pancreatitis using a validated algorithm and 1269 control subjects matched for age category, sex, enrollment pattern, and diabetes complications.」

と記載があり，急性膵炎で入院した 1,296 人と年齢や性別，登録パターン，糖尿病合併症でマッチングした 1,269 人とあります．症例対照研究では「疾患あり」と「疾患なし」の研究参加者をまず集めてくるのでした．この論文では「疾患あり」に該当するのが急性膵炎で入院した 1,269 人で，これが「症例」です．一方，マッチングした 1,296 人は「疾患なし」でこちらが「対照」となります．

E に該当するのはアブストラクトの OBJECTIVE を見てしまえばわかりますが，

「GLP-1-based therapies such as exenatide and sitagliptin are associated with an increased risk of acute pancreatitis」

と記載があり，曝露である E はエキセナチドやシタグリプチンのような，インクレチン関連薬による薬物療法（GLP-1-based therapies）となります．C はそれらの曝露がない治療となります．

O はアブストラクトの MAIN OUTCOME MEASURE に記載があり，急性膵炎による入院となっています．

ここまで論文の PECO をまとめて研究概要を要約すると，「18 〜 64 歳の 2 型糖尿病患者から，急性膵炎で入院した 1,296 人と年齢や性別などでマッチングした対照群 1,269 人を比較してインクレチン関連薬の使用割合から，インクレチン関連薬と急性膵炎による入院リスクとの関連を検討した研究」とまとめられます．

② 交絡への配慮
　交絡因子に関しては基本的には論文の本文に記載があります．多くは「STATISTICAL ANALYSIS」の項目に記載があり，この論文では以下のように書かれています．

「The confounders were hypertriglyceridemia, alcohol use, gallstones, tobacco abuse, obesity, biliary and pancreatic cancer, cystic fibrosis, and an indicator of general morbidity level」

なお confounders は交絡因子のことですから，この単語を見つけると記載箇所を探しやすいかもしれません．具体的には 高トリグリセリド血症，アルコールの使用，胆石，喫煙，肥満症，胆道癌および膵臓癌，嚢胞性線維症，一般的な罹患率レベルの指標 で調整しています．

③ 結果の追跡・曝露の定義

　症例対照研究は疾患発生を時系列に追跡しませんから追跡というよりは，曝露がどのように定義されているかがポイントです．例えば曝露がどの時点でなされていたのか，アウトカム発症の1週間前か，1年前か，それとも累積か，どのようなタイミング，期間で検討されているのか，測定バイアスも考慮しながら確認してみましょう．例えばこの研究ではインクレチン関連薬の使用が現在か，過去か，過去であればどのくらい前の使用だったかという時間軸で急性膵炎との関連を検討しているかを確認します．あまりにも過去の薬剤使用が現時点での膵炎リスクと関連するとはやや考えにくいですよね．この研究では本文の EXPOSURE WINDOWS の項目に記載があります．

「Current users were exposed to sitagliptin or exenatide within 30 days before the index date of onset of pancreatitis. Recent users had a claim for sitagliptin or exenatide ranging from 30 days to 2 years before the index date of onset of pancreatitis. Nonusers had no sitagliptin or exenatide prescription more than 2 years before the index date of pancreatitis.」

　インクレチン関連薬の現在使用は急性膵炎発症（index date）より30日以内の使用と定義されています．また最近の使用は急性膵炎発症の30日から2年前の使用と定義しており，さらに非使用者は急性膵炎発症から過去2年間の使用がないことと定義されています．

④ 研究対象集団（＝P）の代表性

　症例対照研究のなかでも病院内の診療データを用いた院内コホートによる症例対照研究は比較的容易に研究が進められますが，何らかの疾患により入院していることからも一般人口集団とはやや特性が離れています．やはり研究結果の外的妥当性を保つためにも，より一般集団に近い研究参加者を対象としていることが望ましいでしょう．論文タイトルには population-based matched case-control study. と書いてあり，一般人口集団を対象とした研究であることがわかります．なお患者背景については table.1 に詳細がまとまっています．大まかに年齢（平均年齢は 52 歳），性別（男性 57.5％）程度は拾っておくとよいと思います．アブストラクトの「RESULTS」冒頭にも簡単に記載がありますね．このような情報から，自分が遭遇しえる患者さんと乖離が少ないかどうかを考えます．

⑤ 論文の結果を見てみよう

　この論文の結果を参考までにまとめておくと，急性膵炎による入院はインクレチン関連薬の現在使用（30 日以内の使用）でオッズ比 2.24［95％信頼区間 1.36-3.68］，最近の使用（30 日〜2 年未満の使用）でオッズ比 2.01［95％信頼区間 1.37-3.18］となっています．一つの症例対照研究でその因果関係を決定づけることは，よほどオッズ比が高くない限りは難しい印象ですが，特に有害事象との関連は臨床上軽視すべきではありません．同じテーマの論文を継続してフォローしていく必要があります．

コホート研究論文の例

> Faillie JL, Azoulay L, Patenaude V, et al. Incretin based drugs and risk of acute pancreatitis in patients with type 2 diabetes: cohort study. BMJ. 2014 Apr 24;348:g2780. PMID: 24764569
> （http://www.ncbi.nlm.nih.gov/pubmed/24764569）

　こちらの論文はタイトルに cohort study と書いてあり，コホート研究（英国の住民ベース大規模コホートデータの解析）です．タイトルからも想像できるように 2 型糖尿病患者を対象としてインクレチン関連薬と急性膵炎の関連を検討したものです．全文がインターネット上にて，フリーでアクセスできま

すので，是非論文とともに，以下を読み進めていただければと思います．論文抄録を以下に引用し，重要部分を青字にしておきます．

OBJECTIVES:
To determine whether the use of incretin based drugs, compared with sulfonylureas, is associated with an increased risk of acute pancreatitis.

DESIGN:
Population based cohort study.

SETTING:
680 general practices in the United Kingdom contributing to the Clinical Practice Research Datalink.

PARTICIPANTS:
From 1 January 2007 to 31 March 2012, 20 748 new users of incretin based drugs were compared with 51 712 users of sulfonylureas and followed up until 31 March 2013.

MAIN OUTCOME MEASURES:
Cox proportional hazards models were used to estimate hazard ratios and 95% confidence intervals for acute pancreatitis in users of incretin based drugs compared with users of sulfonylureas. Models were adjusted for tenths of high dimensional propensity score (hdPS).

RESULTS:
The crude incidence rate for acute pancreatitis was 1.45 per 1000 patients per year (95% confidence interval 0.99 to 2.11) for incretin based drug users and 1.47 (1.23 to 1.76) for sulfonylurea users. The rate of acute pancreatitis associated with the use of incretin based drugs was not increased (hdPS adjusted hazard ratio: 1.00, 95% confidence interval 0.59 to 1.70) relative to sulfonylurea use.

CONCLUSIONS:
Compared with use of sulfonylureas, the use of incretin based drugs is not associated with an increased risk of acute pancreatitis. While this study is reassuring, it does not preclude a modest increased risk, and thus additional studies are needed to confirm these findings

（BMJ. 2014 Apr 24; 348: g2780 の論文抄録）

読み方は同様に，① PECO，②交絡への配慮，③結果の追跡・曝露の定義，

④研究対象集団の代表性の4つのポイントを押さえ，論文の結果を見ていきます．引用したアブストラクトの青字部分だけでも研究の概要がつかめるとは思いますが，本文も合わせて確認しながら詳細を見ていきましょう．

① 論文のPECO

この研究はClinical Practice Research Datalinkという英国の1,300万人規模のデータベースを用いています（論文本文の「Methods」の「Data sources」1行目以降に詳細の記載あり）．

Pの詳細は論文本文の「Study population」に記載があり，18歳以上で新規にインスリン以外の糖尿病治療薬を開始する患者となっています．患者背景の詳細はtable1に記載があり，平均年齢は約60歳，男性が約57.8％となっています．

E，Cに関しては論文本文の「Subcohorts of patients treated with incretin based drugs and sulfonylureas」にまとまっています．E群（曝露群）はGLP-1受容体作動薬（エキセナチド，リラグルチド），あるいはDPP-4阻害薬（シタグリプチン，サキサグリプチン，ビルダグリプチン，リナグリプチン）の単独もしくは他の糖尿病薬との併用使用（20,748人），C群（対照群）はSU剤の単独もしくは他の糖尿病薬との併用使用（51,712人）です．

OはアブストラクトのMAIN OUTCOME MEASURESに簡単にまとまっており，急性膵炎発症となっています．

以上，論文のPECOをまとめると，「英国の大規模データベースから18歳以上で新規に糖尿病治療薬の服用を開始する人を対象にインクレチン関連薬使用群20,748人とSU剤使用群51,712人を比較して急性膵炎発症を検討した」となります．

② 交絡因子への配慮

アブストラクトの「MAIN OUTCOME MEASURES」末尾，もしくは論文本文の「Statistical analysis」に記載があります．

「All models were adjusted for tenths of high dimensional propensity score」と記載があり，傾向スコア（propensity score）により補正したとしています．傾向スコアについては後述します．

③ 結果の追跡・曝露の定義
　本文「Result」冒頭に
「The mean time the patients were receiving treatment was 1.4 years」と記載があり平均投与期間は 1.4 年となっています．曝露期間があまりにも短ければ，アウトカムの発症それ以前の別の因子による影響も考えられますよね．急性膵炎の検討において，平均 1.4 年の曝露期間はまずまず妥当な印象です．

「Subcohorts of patients treated with incretin based drugs and sulfonylureas」の項目には，研究の登録は 2007 年 1 月 1 日～ 2013 年 3 月 31 日までで，急性膵炎，死亡，診療所での登録終了，研究終了までのいずれかが発生するまで全例が解析されていると記載があります．

「All patients meeting the study inclusion criteria were followed until a diagnosis of acute pancreatitis,… death from any cause, end of registration with the general practice, or the end of the study period (31 March 2013), whichever came first.」

④ 研究対象集団（= P）の代表性
　英国の大規模医療情報データベースを用いており，患者特性は英国の一般人口集団に近いものと考えられます．Table 1. をもう一度見てみましょう．BMI は日本人の平均よりも大きく，アルコール多飲も 15％前後という感じです．飲酒は膵炎のリスクファクターですから，実際の患者さんとのギャップを考慮するうえでも Table 1. の情報は大事になります．

⑤ 論文の結果を見てみよう
　ここまで研究の妥当性に致命的な問題は少ない印象です．最後に簡単に結果をまとめると表 1 のようになります．この研究では明確な差が出ませんでした．

表1　主な結果

アウトカム	インクレチン関連薬	SU剤	調整ハザード比
急性膵炎	1.45/1000人年	1.47/1000人年	1.00 [0.59〜1.70]

（BMJ. 2014 Apr 24; 348 :g2780 より作成）

　インクレチン関連薬と急性膵炎について，症例対照研究とコホート研究を例に取り上げましたが，この2つの研究において結果の方向性が同じであれば，因果関係の可能性は高まります．しかしながら，今回のように，一つの研究で示唆されたが，のちの研究では明確な差が出なかったというような結果は決して少なくありません．患者背景の相違などに注目して，継続的に同じテーマの論文を評価し続けることが必要になります．

補足：傾向スコア（propensity score）について

　観察研究において曝露群，対照群の患者背景の偏りに交絡調整という統計的補正を行いますが，近年傾向スコアマッチングという手法で背景因子の偏りを防ぐ手法が多くなっています．最後にこの傾向スコアについて補足しておきます．

　傾向スコアとは，対象患者一人一人の背景因子，すなわち年齢や性別，併存疾患や既往歴……などの患者背景をもとに，介入を受けたであろう（もしくは曝露因子を受けるであろう）確率のことです．傾向スコアを用いることで数多くの患者の背景因子（交絡因子）を一つの変数にまとめることが可能です．

　例えば高齢者で，心臓病があって，糖尿病もあって，高血圧もある人は，低用量アスピリンを飲んでいるであろう可能性が高いですよね．その可能性を90％の確率と見積もったとしたら0.9という傾向スコアが算出されます．一方，いたって健康そうな対象者では低用量アスピリンを飲んでいるであろう可能性は少ないですよね．例えばこちらは10％の確率と見積もったとして0.1という傾向スコアが算出されます．このように患者1人ずつ傾向スコアを算出していきます．

一般的な交絡調整と同様，傾向スコアそのものでも，交絡因子の一つとして統計的に補正をかけることができますが，傾向スコアマッチングという手法もあります．**傾向スコアマッチング**とは介入を受けた人，介入を受けなかった人，この2群を比較する際，傾向スコアが等しい人同士でマッチングを行い解析集団を構築するのです．先の例でいえば，実際にアスピリンを飲んだ人，飲まなかった人の2群に分ける際に，それぞれ傾向スコアが等しい人同士でマッチさせるのです．すると，患者背景の偏りが少ない解析対象集団を抽出することができます．こうすることによって比較可能性を高めるのです．比較可能性の高い2群を比較することで初めてアスピリンの効果を論じることができます．

　しかし，傾向スコアマッチングでは，マッチされなかった患者も当然出てきます．特に傾向スコアが極端に高い，あるいは低い患者群では，マッチペアが見つからないという事態が起こりえます．そのため最終解析集団はコホート全体の中でも平均的な集団になっている可能性があり，因果効果の差の検出力はやや低くなるでしょう．またあくまで調整できるのは，既知の因子のみです．未知の因子まで平均化することが理論上可能なランダム化とはこの点で大きく異なることに注意が必要です．

〈青島周一〉

3-5. サンプルサイズと一次アウトカム，サブグループ解析の解釈について

全数調査と標本調査

　臨床試験に限らず統計解析を用いた調査において，正確な情報を調べるには対象集団全員を調べる必要があります．例えばある小学校で全校生徒の平均身長を調査したい時，生徒全員の身長を測定し，その平均を計算すれば正確な結果が得られます．このように対象全てを調べる調査を全数調査といいます．しかし，小学校 1 校くらいならまだしも，日本全国の小学校全ての全校生徒の平均身長となると，かなり手間のかかる調査になりますよね．このような場合に，調査に関わる手間やコストを削減するために一定の調査集団を抽出し，その一部の集団の平均をもって全体を類推するという手法がとられます．一部の人だけを選んで調べる調査を標本調査といい，調査対象者を標本といいます．標本調査で得られた結果は，あくまで標本での値であり，母集団での結果は95%信頼区間法を用いて類推するのでした（3-1. 論文結果の見方，参照）．

標本調査に必要な症例数

　ランダム化比較試験では全ての患者（母集団）を対象とした全数調査ではなく，研究参加に同意した限られた人（標本）のみを対象とする標本調査です．この対象となる参加者集団，すなわち標本とする症例数は適当に決められているわけではありません．

　例えば，中身の見えない容器に黒と白のボールが全部で 1,000 個入っているとします．この中には黒のボール 500 個，白のボール 500 個が入っています（混入比 1：1）．この容器の中の黒と白の混成比を調べるには，1,000 個全て調べる（全例調査）方法が確実ですが，それが困難な場合には，いくつかビー玉を取り出してみて，そこから混入比を類推するという方法（標本調査）

容器に入っているボール	個数	混成比
黒のボール	500 個	①
白のボール	500 個	①

10 個取り出してみる

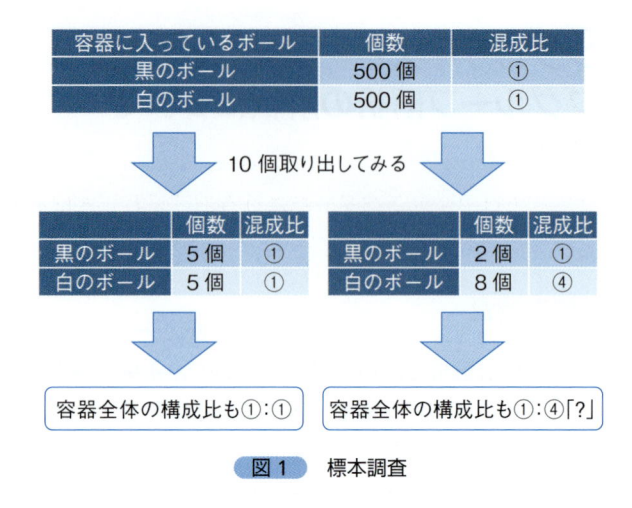

	個数	混成比
黒のボール	5 個	①
白のボール	5 個	①

	個数	混成比
黒のボール	2 個	①
白のボール	8 個	④

容器全体の構成比も①:①　　容器全体の構成比も①:④「?」

図 1 標本調査

があります．

　ここでは 10 個取り出してみて，黒のボールと白のボールが 5 個ずつであれば，中身全体も 1:1 の割合で入っているのかな，と考えられるかもしれません．でも黒のボールが 2 個，白のボールが 8 個という感じで取り出されるケースも当然ありますし，10 個程度取り出しただけでは全体の混入比を結論することは難しそうです（図 1）．

　それではどの程度の数を取り出して調べればよいのでしょうか．この**いったいどれくらいの数を調べればよいのか，その数をサンプルサイズ**といいます．取り出す数（サンプルサイズ）を 10 個から 100 個，200 個，400 個……と増やしていくと，取り出される黒と白のビー玉の混成比率が 1,000 個全体の混成比率（1:1）に近づいてくるのが経験的にもわかりますよね．当然ながら 1,000 個全て取り出せば正確な混成比を特定できます．

　全数調査を行わない限り，標本調査では完全に正確なデータを算出できないことはおわかりいただけたでしょうか．現実問題，全数調査が不可能な臨床試験においては，完全に正確なデータを算出することは不可能です．そのため統計処理で算出された結果には常に「過誤」が起こりえます．この**過誤をできる限り最小限にしたうえで，最小のサンプルサイズを決定する**ことが研究にかか

わるコストの面からも重要と言えます．

αエラーとβエラー

　具体的に統計処理で算出された結果に起こりうる「過誤」とはなんでしょうか．結果と真実の関係は表1のような四分割表で示せます．

　例えば薬剤Aとプラセボの比較を考えてみましょう．真実として薬剤Aとプラセボの効果に差がない場合，研究結果でも差が出なければ「正しい判定」なのですが，研究では差があると結論された場合真実と異なる結果になり，過誤が発生しています．このような本当は差がないのに，偶然のいたずらにより差があるとする過誤をαエラーとよび，その過誤が起こる確率をαとします．通常，臨床試験ではαは0.05に設定されます．すなわち5％までは過誤を許容するというスタンスが臨床試験の基本的な考え方です．なお，これは有意水準の0.05と同じ意味をもちます．

　一方，真実において薬剤Aとプラセボの効果に差が歴然とある場合，研究結果も差が出れば「正しい判定」となりますが，研究結果で差が出なかった場合，真実と異なる結論となり過誤が発生することになります．このように，本当は差があるのに差がないと結論してしまう過誤をβエラーとよびます．なお症例数が少ないと本来差があるのに差が出ないというβエラーが発生しやすくなります．($1-\beta$) を検出力などとよびますが，これは実際に効果があれば，その効果を検出できる確率のことです．

表1 統計的過誤

		真実	
		治療間に差がない	治療間に差がある
研究結果	治療間に差がないと結論	正しい判定	βエラー（確率β）
	治療間に差があると結論	αエラー（確率α）	正しい判定

サンプルサイズを決定する際は（1-β）で示される検出力を十分に確保しなくてはいけません．通常は 80 ～ 90％くらいに設定され，サンプルサイズを決定します．したがって，10 ～ 20％のβエラーは許容するというのが臨床試験のスタンスというわけです．

　αエラーの許容が 5％でしたから，βエラーは，それに比べたらやや緩い設定です．つまり，効果があるのに，ないとしてしまうβエラーよりも，効果がないのにあるとしてしまうαエラーを重視しているわけです．これは「疑わしきは罰せず」という考え方になぞらえるとわかりやすいと思います．犯罪者を見逃すことよりも，冤罪を見逃さない，ということを重視するのが臨床試験の基本的なサンプル計算の考え方なのです．どちらのエラーが社会的に深刻な影響を与えるのか，と考えた場合に，効果がないという薬を世に出してしまうほうが，重大な問題でしょう．

一次アウトカムとは何か

　これまで見てきたように，臨床試験では，統計的過誤ができるだけ少なくなるよう，必要とするサンプルサイズの計算が行われ，それに基づき研究参加者の人数が決定されます．そのためにサンプルサイズとアウトカムは組になっている点に注意してください．例えば脳卒中発症というアウトカム設定のために計算されたサンプルサイズは，総死亡というアウトカムのためのサンプルサイズではないということです．一つの臨床試験ではアウトカムが複数設定されることが多々ありますが，きちんとサンプルサイズが計算されたアウトカムこそが，複数アウトカムの中でも統計的過誤が最も少なく信頼性の高いアウトカムといえます．

　このように一つの臨床試験においてサンプルサイズを計算された信頼性の一番高いアウトカムを一次アウトカム（プライマリアウトカム）とよびます．それ以外のアウトカムは二次アウトカム（セカンダリアウトカム）とよばれ，仮説検証のためのアウトカムではなく，仮説生成のためのアウトカムである点に注意してください．一次アウトカムと二次アウトカムの違いを表 2 にまとめます．

表2 一次アウトカムと二次アウトカム

アウトカムの種類	特徴
一次アウトカム (プライマリアウトカム)	・統計的過誤が少なく信頼性が高い ・仮説検証のためのアウトカム ・一次エンドポイントやプライマリエンドポイントともよばれる
二次アウトカム (セカンダリアウトカム)	・統計的過誤が起こり得る可能性があり信頼性は低くなる ・仮説生成のためのアウトカム ・二次エンドポイントやセカンダリエンドポイントともよばれる

実際の論文でサンプル計算がどのようにされているか見てみよう

では具体的に医学論文ではサンプル計算や一次アウトカムがどのように記載されているのか以下の論文を例に見てみましょう．

> Murdoch DR, Slow S, Chambers ST, et al. Effect of vitamin D3 supplementation on upper respiratory tract infections in healthy adults: the VIDARIS randomized controlled trial. JAMA. 2012 Oct 3; 308 (13): 1333-9. PMID: 23032549
> (http://www.ncbi.nlm.nih.gov/pubmed/23032549)

この論文は健常成人に対するビタミンDサプリメントの上気道感染症予防効果を検討したランダム化比較試験です．全文がインターネット上に公開されていますので，実際に論文にアクセスして以下を読んでいただければよりわかりやすいと思います．

●一次アウトカムの記載

一次アウトカムはプライマリアウトカム，プライマリエンドポイントなどという表現で記載されていることも多く，この論文ではアブストラクトの「MAIN OUTCOME MEASURES」に以下の記載があります．

> The primary end point was number of URTI episodes. Secondary end points were duration of URTI episodes, severity of URTI episodes, and number of days of missed work due to URTI episodes.

　この論文では統計的過誤が最も少ない一次アウトカム（プライマリエンドポイントと表記されています）は「上気道感染症発症」というアウトカムのみということになります．二次アウトカムとして「上気道感染症の罹病期間，上気道感染症の重症度，上気道感染症による欠勤日数」が設定されていますが，こちらはたとえ統計的に有意差が出たとしてもあくまで仮説生成であり，検証された仮説ではありません．参考程度の解釈となり，この仮説を検証するためには，あらためてこれらアウトカムを一次アウトカムとした臨床試験を実施せねばなりません．

● サンプル計算の記載

　サンプルサイズはどのように計算されているのか少し見てみましょう．ちなみにこの研究は 322 人を対象に行われていますが，その人数ははたして妥当なのでしょうか．計算されたサンプルサイズと比較して集められた症例数が少なければ，β エラーが起こり得る可能性があります．すなわち本来は差があるのに症例数が少なくて差が出ていないという可能性があるわけです．

　サンプルサイズの計算は，通常論文の統計解析というセクションに記載されており，この論文でも本文の「Statistical Analysis」に以下のような記載があります．

> On the assumption that participants would have an average of 1.6 URTIs per year and follow-up of 18 months and that the intervention would need to reduce the mean number of infections by 20% to have clinical relevance, we calculated that a sample of 240 participants would be required to observe this effect with a power of 80% at the .05 level of significance. This number was increased to 320 to compensate for the potential influence of influenza vaccination and loss to follow-up.

この研究の参加者において，年間で1.6件の上気道感染症の発症を想定し，18カ月の追跡期間で，平均発症件数の20%低下を検出するために，検出力80%，αは0.05でサンプルサイズは240人と設定されています．さらに脱落やインフルエンザワクチン接種の影響を加味して320人が最終的なサンプルサイズとして見積もられています．

　このように発生しうるアウトカムの頻度とその差を検出するために必要な検出力（$1-\beta$），そして許容するαエラーの確率（通常は5%）をもとに，脱落や結果に与えうる影響などを考慮して必要サンプルサイズが決定されるのです．

　この研究ではサンプルサイズが320人で，集められた実際の症例数が322人であったことから，一次アウトカムの結果に統計的有意差が出なかった場合においてβエラーの可能性は20%（検出力80%）であり，基本的には有効性は不明であると結論しやすくなります．

　一方，実際の症例数が，見積もられたサンプルサイズよりも少ない場合，βエラーの可能性は高くなります．介入効果不明というわけではなく，もしかしたら差があるのに，症例数が少なかったために差が出なかったかもしれない可能性を否定できないのです．

　この研究ではαは0.05で設定されていますから，結果に統計的有意差が出た場合，介入効果の偶然性（本来差がないのに差があるとする確率）は5%であると解釈できます（これはつまり平均すれば臨床試験20件に1回はαエラーとなっていることを意味しています）．

　各二次アウトカムは3つ設定されていますが，計算されたサンプルサイズ320人はこれらのアウトカムに対するものではありません．したがって各二次アウトカムに対して集められた症例数が不足していればβエラーの可能性が高くなります．またαは0.05と設定されていますが，端的に言えば，これはアウトカム20個につき1つエラーが発生することを意味しています．そのために複数アウトカムを設定するということは，αエラーを起こしているアウトカムが存在している可能性が高まるのです（多重検定）．

複数アウトカムがあると，どのアウトカムも平等にαが 0.05 となっていることを意味しません．そのために本来は一次アウトカムを一つだけ設置することが望ましいのです．しかし，実際には一次アウトカムが複数設定されている場合も多々あります．それはランダム化比較試験実施には膨大なコストがかかるため，一つの試験で一つの仮説を検討するより，複数の仮説を検討した方がはるかに効率が良いからです．ではその場合，どのように結果を解釈したらよいのでしょうか．

例えば4つのアウトカムがあった場合，いずれも p<0.05 で有意差ありとは厳密にはできません．この場合，本来は有意水準（αレベル）をより厳しく設定しなくてはいけないのです．厳しく設定しなおす補正方法をボンフェローニ（Bonferroni）補正とよびます．その方法は簡単で4つのアウトカムがあれば 0.05 を単純に4で割り 0.0125 を有意水準とし，p<0.0125 で有意差ありと解釈します．この補正を行うと，p＝0.05 を有意水準とした場合に比べてより大きなサンプルサイズが必要となります．したがって，ボンフェローニ補正は非常に便利な方法ではありますが，症例数が必要サンプルサイズに満たない場合，βエラーが起こりうる可能性が高くなるというデメリットも存在します．

サブグループ解析

解析の対象となる集団全体ではなく，年代別や性別，疾患の重症度別など，特性ごとのグループ（サブグループ）に分けて解析することをサブグループ解析といいます．サブグループ解析の目的は，例えば男女間で介入効果が異なるかどうか（交互作用）を検討することです．具体的に実際の論文を見てみましょう．

Salpeter SR, Wall AJ, Buckley NS. Long-acting beta-agonists with and without inhaled corticosteroids and catastrophic asthma events. Am J Med. 2010 Apr; 123（4）: 322-8.e2. PMID: 20176343

表3 サブグループ解析

	サブグループ	オッズ比（95%信頼区間）	交互のP
使用したβ刺激薬	サルメテロール	1.94 (1.24-3.04)	0.28
	ホルモテロール	4.81 (1.12-20.68)	
年齢	成人	2.08 (1.35-3.20)	0.69
	小児	2.58 (0.96-6.94)	

Salpeter SR, Wall AJ, Buckley NS. Long-acting beta-agonists with and without inhaled corticosteroids and catastrophic asthma events. Am J Med. 2010 Apr; 123 (4): 322-8. e2. PMID: 20176343 より一部引用

　この論文は喘息に対する長期間作動型β刺激薬の安全性を検討したメタ分析の論文です．全文がインターネット上に公開されていますので，実際に論文にアクセスして以下を読んでいただければよりわかりやすいと思います．

　この論文の Table 2. がサブグループ解析（Subgroup Analysis）です．この研究の一次アウトカムは喘息関連気管内挿管および総死亡で，3カ月以上の長期間作動型β刺激薬の使用で，使用なしと比較して，オッズ比 2.10 [95%信頼区間 1.37-3.22] と有意に上昇した衝撃の論文ですが，対象患者の特性ごとにそのリスクを検討しているのです．

　表3がこの研究におけるサブグループ解析の結果の一部です．年齢や使用薬剤ごとに結果を解析しています．当然ながら特性ごとに患者を分割してしまっていますので，患者背景が偏っている可能性があります．この研究はランダム化比較試験のメタ分析ではありますが，つまりランダム化が保持されていない可能性があるのです．また症例数も全体の解析対象集団より少なくなっていますから，検出力が減少しβエラーが起こる確率は上昇します．さらに特性ごとに統計的検定を行っています（多重検定）から，そのどれかにαエラーが起きている可能性もあります．このように，サブグループ解析の結果はあくまで仮説生成である点に注意が必要です．

交互作用（インターアクション）]

　表3の一番右にp値（p value for interaction）が出ていますよね．これは交互作用の検定です．簡単にいえば，介入の影響が患者の特性で異なるかどうかを検討しているのです．

　使用したβ作動薬のサルメテロールとホルメテロール，また年齢の成人と小児の各結果を見てみるとそれぞれ95％信頼区間が重なっており，その差に有意な差が出ていません（p値も0.05を大きく上回っている）．この場合，交互作用がないと表現され，成人と小児での差は明確ではありません．

　患者の特性ごとに有効性や安全性が検討できる交互作用の解析は非常に有用な情報と考えられますが，その妥当性評価は非常に難しいと言えます．まずはサンプルサイズの不足による統計的妥当性の問題があり，通常はサブグループごとにおける解析の有意差のみでは，交互作用を結論できません．各結果の95％信頼区間を見ていただければおわかりいただけると思いますが，症例数が少なく信頼区間の幅がものすごく広いのです．ランダム化が保持されていない点でも比較妥当性は低くなっていることに注意が必要です．

　交互作用は他の研究でも同様の結果であるのか，あるいは仮説を支持する十分な病態生理，薬理学的知見があるか，などを踏まえて総合的に検討せねばなりません．単一の研究におけるサブグループ解析の結果は，二次アウトカム同様に，探索的なものであり，仮説として採用できるかどうかという視点でとらえておくべきでしょう．

〈青島周一〉

第2部

薬剤師のための薬の考え方

第 2 部　薬剤師のための薬の考え方

4 章　医学論文の活用法

4-1. 薬剤効果の定量化

本稿では論文情報に基づき，複数薬剤を比較しながら，実臨床での薬学的臨床判断を行うというその一例を示したものであり，特定の薬剤の使用を推奨するものではありません．また本稿の記載内容に関して筆者に開示すべき利益相反はありません．

医薬品の効果を客観的に把握する手段

　例えば高血圧治療で，複数ある降圧薬の中から，第一選択として用いる薬剤の選び方における判断根拠とは何でしょうか．ガイドラインの記載事項，あるいは化学構造式や薬理作用の差異，薬物動態的な差異でしょうか．併存疾患なども薬剤選択における重要なファクターではあるでしょうが，単に血圧が高いという状況ではどうでしょうか．複数の降圧薬をどう差別化し，目の前の患者にとってどの薬剤が有効性・安全性において優れているのか，何を根拠に判断するのでしょうか．

　薬剤師にとって薬剤の有効性・安全性を，薬剤単独で絶対的に評価するのではなく，他の薬剤と比較して何が，どうすぐれているのか，相対的に把握することこそ肝要です．医薬品の有効性を定量的に把握し，また他の薬剤との比較の中で，その効果を相対的に評価する方法を筆者は「薬剤効果の定量化」とよんでいます（図1）．

　医薬品の有効性はランダム化比較試験等において，一般的にはプラセボとの

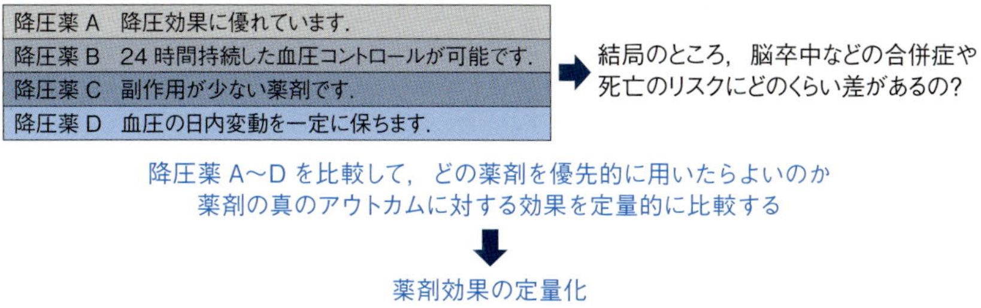

降圧薬 A	降圧効果に優れています．
降圧薬 B	24 時間持続した血圧コントロールが可能です．
降圧薬 C	副作用が少ない薬剤です．
降圧薬 D	血圧の日内変動を一定に保ちます．

→ 結局のところ，脳卒中などの合併症や死亡のリスクにどのくらい差があるの？

降圧薬 A〜D を比較して，どの薬剤を優先的に用いたらよいのか
薬剤の真のアウトカムに対する効果を定量的に比較する

↓

薬剤効果の定量化

図1 薬剤効果の定量化

比較の中で，ハザード比等の相対指標を用いて定量化されます．しかしながら，高血圧治療における複数の治療薬の中から，より有効な薬剤を選択する際の判断においては，プラセボではなく複数の降圧薬どうしで，その有効性を比較しなければなりません．

薬剤どうしの比較の際に参考となる研究デザイン

実際に薬剤どうしを直接比較したような，いわゆる「Head-to-head」の臨床研究は行われることが少なく，論文情報も限られています．プラセボとの差である「薬剤自体の有効性」はおおよそランダム化比較試験の結果をもとに定量的に把握することができますが，他の薬剤どうしの比較となると，情報が限定的であったり，あるいは患者背景の異なる2つの研究を比較する程度評価しかできず，その比較妥当性はかなり低くなってしまうこともしばしばです．他の薬剤との差異を薬価や，用法用量の特徴，薬物相互作用，あるいは基礎研究からの示唆で比較することも可能ですし，それは大変重要なポイントだと思いますが，本稿ではそれに加えて，ネットワークメタ分析や観察研究の論文をもとに薬剤どうしの臨床的な差異をアセスメントする方法をご紹介いたします．

ネットワークメタ分析の概念

ネットワークメタ分析とは個々の臨床試験にて算出された相対リスクなどの指標と信頼区間を利用することで，ランダム化比較試験で直接比較していない

治療群間の差を推定する方法です[1]．では具体的に通常のメタ分析と，何が異なるのでしょうか．

通常のメタ分析であれば，薬剤Aとプラセボを比較した複数の研究結果を統合したうえで薬剤Aの有効性をプラセボと比較して検討するわけですが，ネットワークメタ分析では，薬剤A，B，Cの3つがあるとして，臨床試験①ではAとBの比較がなされ，臨床試験②ではBとCの比較がなされた場合，この2つの臨床試験から直接比較されていないAとCを間接的に比較検討するのです．

ネットワークメタ分析の手法を用いることで，直接比較されていない薬剤どうしの有効性を間接的に比較し，その薬剤効果の差異を客観的に把握することが可能となります．しかしながらその解析方法の複雑さ故，ネットワークメタ分析の全体的なエビデンスの質を評価することは極めて困難であると考えられています．ネットワークメタ分析の論文の多くがその方法論の記述に不足があり，インパクト・ファクターが高い学術誌に掲載された論文も例外ではないと言われています[2]．

したがって，ネットワークメタ分析の論文を厳密に批判的吟味することは，やや困難な作業となり，結果の解釈の妥当性に関して議論の余地を大きく残すことになりますが，一つの参考情報，判断材料の一つとして取り扱う場合において，薬剤効果の定量的把握に大変有用な情報となりえます．具体的に論文をあげながら薬剤効果の定量化の一例をご紹介いたします．

高血圧治療における低用量利尿薬の薬剤効果を定量化する

高血圧の治療には，利尿薬，β遮断薬，ACE阻害薬，Ca拮抗薬，アンジオテンシン受容体拮抗薬，α遮断薬などが用いられますが，低用量で用いられる利尿薬は非常に安価であり，死亡リスクを含めた臨床アウトカムに対する有用性が示されています[3]．

しかしながら今日では高血圧治療薬の主流はアンジオテンシン受容体拮抗薬やカルシウム拮抗薬となっている印象も強いかと思います．実際に他の薬剤群

表1　低用量利尿薬の相対危険［95％信頼区間］

	冠動脈疾患	うっ血性心不全	脳卒中	心血管イベント	心血管死亡	総死亡
プラセボ	0.79 [0.69-0.92]	0.51 [0.42-0.62]	0.71 [0.63-0.81]	0.76 [0.69-0.83]	0.81 [0.73-0.92]	0.90 [0.84-0.96]
β遮断薬	0.87 [0.74-1.03]	0.83 [0.68-1.01]	0.90 [0.76-1.06]	0.89 [0.80-0.98]	0.93 [0.81-1.07]	0.99 [0.91-1.07]
ACE阻害薬	1.00 [0.88-1.14]	0.88 [0.80-0.96]	0.86 [0.77-0.97]	0.94 [0.89-1.00]	0.93 [0.85-1.02]	1.00 [0.95-1.05]
Ca拮抗薬	0.89 [0.76-1.01]	0.74 [0.67-0.81]	1.02 [0.91-1.14]	0.94 [0.89-1.00]	0.95 [0.87-1.04]	1.03 [0.98-1.08]
ARB	0.83 [0.59-1.16]	0.88 [0.66-1.16]	1.20 [0.93-1.55]	1.00 [0.85-1.18]	1.07 [0.85-1.36]	1.09 [0.96-1.22]
α遮断薬	0.99 [0.75-1.31]	0.51 [0.43-0.60]	0.85 [0.66-1.10]	0.84 [0.75-0.93]	1.00 [0.75-1.34]	0.98 [0.88-1.10]

文献4　Figure 2より筆者作成）

と比べて低用量利尿薬は優れた薬剤と言えるのでしょうか.

　高血圧患者192,478人を対象としたランダム化比較試験42研究のネットワークメタ分析の論文を見てみましょう[4]. この研究は，平均で3～4年の追跡における，主要な心血管イベントや死亡リスクをアウトカムに，低用量利尿薬の有効性について，各種降圧薬を基準として比較しています．主な結果を表1にまとめます．

　表1より低用量利尿薬の薬剤効果を定量化すると以下のようにまとめることができます．

- 低用量利尿薬はプラセボと比較して主要な心血管アウトカムや総死亡を減らす．
- β遮断薬と比較して低用量利尿薬は心血管イベントを11％減らす．
- ACE阻害薬と比較して低用量利尿薬はうっ血性心不全を12％，脳卒中を14％減らす．
- Ca拮抗薬と比較して低用量利尿薬はうっ血性心不全を26％減らす．
- α遮断薬と比較して低用量利尿薬はうっ血性心不全を49％，心血管イベントを26％減らす．
- 総死亡は降圧薬間で著明な差はみられない．

つまり，他の降圧薬に比べて低用量利尿薬では，総死亡にこそ明確な差がないものの，心血管疾患が少ない傾向にあることがわかります．このように薬剤効果を定量的に把握することで，現在の治療目標に力点を入れたいアウトカムに注目し，より効果的な降圧薬の選択における判断基準の一つとして有用な情報となるでしょう．

同カテゴリ薬剤における有効性・安全性の定量的比較

先に取り上げた例では高血圧治療全般の治療薬に対して，降圧薬の薬理作用が全く異なる薬剤どうしの比較でしたが，同カテゴリ薬剤どうしの比較にもネットワークメタ分析の論文があると大変参考になります．新規抗凝固薬，いわゆる NOAC (Novel Oral Anti Coagulants) の論文を例に，その有効性・安全性の定量的把握の例をご紹介いたします．

少なくとも 1 剤以上の抗凝固薬や抗血小板薬を投与された心房細動患者 82,396 人（平均 62 〜 83 歳）を対象とした 16 のランダム化比較試験のネットワークメタ分析の論文が報告されています[5]．

この報告ではアピキサバン，ダビガトラン，エドキサバン，リバーロキサバ

表2 NOACのリスクベネフィット

薬剤名	用法用量		ワルファリンに対するオッズ比 [95%信頼区間]	
			脳卒中・全身性塞栓	大血出
ダビガトラン	150mg	1日2回	0.66 [0.53-0.82]	0.93 [0.81-1.08]
アピキサバン	5mg	1日2回	0.78 [0.65-0.94]	0.69 [0.60-0.80]
エドキサバン	60mg	1日1回	0.87 [0.74-1.02]	0.79 [0.69-0.90]
リバーロキサバン	20mg	1日1回	0.88 [0.74-1.04]	1.03 [0.89-1.19]
ダビガトラン	110mg	1日2回	0.91 [0.74-1.12]	0.80 [0.69-0.93]
エドキサバン	30mg	1日1回	1.14 [0.98-1.32]	0.46 [0.40-0.54]
中用量アスピリン	101 〜 300mg	1日1回	1.35 [0.74-2.47]	1.78 [0.62-5.60]
低用量アスピリン	100mg 以下	1日1回	1.87 [1.26-2.80]	1.05 [0.60-1.87]
低用量アスピリン+クロピドグレル	（75mg1日1回）		1.93 [1.42-2.64]	1.10 [0.83-1.47]

（文献 5 Figure 2 より筆者作成）

ン，そしてアスピリン，クロピドグレルの投与をワルファリンと比較して脳卒中または全身性塞栓に対する有効性，そして大血出リスクという安全性も検討した報告です．主な結果を表2にまとめます．

　この結果から，ダビガトラン 300mg/日とアピキサバン 10mg/日ではワルファリンに比べて脳卒中・全身性塞栓に対する有効性に優れている可能性があり，特にアピキサバン 10mg/日では出血リスクもワルファリンと比べて低い可能性が示されています．間接比較のため，あくまで参考情報となりますが，他の薬剤を必ずしも使用しなくてはいけないケースがなければ，アピキサバンの推奨も一つの選択肢として大きな誤りではない印象です．もちろん，コストや1日2回投与のデメリットなど考慮すべき点は多々ありますが，有効性・安全性を定量的に把握するには大変有用な情報源となりえます．

観察研究から得られる薬剤効果の定量的比較

　観察研究においても，薬剤を「曝露」として，同クラス薬剤どうしでその有効性を比較した論文は存在します．交絡因子の調整など，その結果の解釈には議論の余地も多いかと思いますが，直接薬剤どうしを比較する臨床試験自体が数少ないため大変有用な情報源となります．

　アンジオテンシン受容体拮抗薬についてイルベサルタンを基準としてカンデサルタン，ロサルタン，テルミサルタン，バルサルタンの心血管イベントによる入院等を検討した後ろ向きコホート研究が報告されています[6]．

　この研究はARBで治療された66歳以上の糖尿病患者54,186人（年齢中央値73歳）を対象にしたもので，薬剤（アミオダロン，ACE阻害薬，抗凝固薬，アルドステロン拮抗薬，β遮断薬，Ca拮抗薬，ジゴキシン，利尿薬，その他の降圧薬，スタチン，NSAIDs，硝酸製剤，ワルファリン）の使用歴，糖尿病治療薬，年齢，性別，社会的地位，うっ血性心不全，狭心症，心房細動，高血圧，慢性腎臓病などの循環器疾患およびその治療歴等で交絡調整を行い，急性心筋梗塞による入院，脳卒中による入院，心不全による入院の複合アウトカムを検討しました．主な結果を表3と表4にまとめます．

表3 急性心筋梗塞による入院，脳卒中による入院，心不全による入院の複合アウトカム

薬剤名	イベント数/人数	未調整ハザード比 [95%信頼区間]	調整ハザード比 [95%信頼区間]
イルベサルタン	685人/12,691人	1.00 (reference)	1.00 (reference)
テルミサルタン	306人/ 8,182人	0.78 [0.68-0.89]	0.85 [0.74-0.97]
カンデサルタン	603人/10,940人	1.04 [0.93-1.16]	0.99 [0.89-1.11]
ロサルタン	467人/ 8,411人	1.00 [0.89-1.13]	0.93 [0.83-1.05]
バルサルタン	651人/13,962人	0.84 [0.75-0.93]	0.86 [0.77-0.96]

表4 総死亡（※一次アウトカムではないが重要なアウトカム）

薬剤名	イベント数/人数	調整ハザード比 [95%信頼区間]
イルベサルタン	659人/12,691人	1.00 (reference)
テルミサルタン	332人/ 8,182人	0.95 [0.83-1.09]
カンデサルタン	600人/10,940人	1.05 [0.94-1.17]
ロサルタン	466人/ 8,411人	0.99 [0.87-1.11]
バルサルタン	651人/13,962人	0.90 [0.80-1.00]

　この結果からアンジオテンシン受容体拮抗薬にはそれほど大きな差はないものの，しいて言えばバルサルタンが心血管イベントによる入院をやや低下させていることが示されます．また総死亡もギリギリですが若干少ない印象があります．そもそもアンジオテンシン受容体拮抗薬を高血圧治療の第一選択とすべきかは議論の余地がありますが，もし仮に糖尿病の患者でアンジオテンシン受容体拮抗薬を使用するのであれば，その中でもバルサルタンを選択するということはそれほど大きな間違いではない印象もあります．

薬剤効果の定量化アセスメントから処方提案へ

　ひとつの疾患に対する治療薬は複数あることも多いと思います．治療薬の選択において，より効果が期待できる薬剤の処方提案は，薬剤師にとっても重要な職能の一つではないかと考えています．その際に，単に化学構造式や薬理作

用の違い，薬物動態的な違い，あるいは基礎研究からの示唆をもとに他の薬剤との差別化を行うだけでなく，臨床アウトカム，特に真のアウトカムに対してどの程度の差が見込まれるのかを定量的に示すことで，薬剤選択における判断材料としての情報価値が高くなるものと思います．

　その際に，ネットワークメタ分析や観察研究の結果は，その妥当性がやや低いとしても，直接比較で医薬品どうしを検討するようなランダム化比較試験自体が稀であるため，薬剤師にとっては貴重な情報源になりえます．常日頃より，このような研究デザインの論文を見つけた際には薬剤効果の定量的把握を行い，自分なりにまとめ，整理しておくと，いざ情報を引き出す際に便利でしょう．

　実際の現場において医師からの問い合わせなどに対して，論文情報による薬剤効果の比較をベースに，薬理作用的考察，薬物動態学的考察，コストや用法用量の問題など患者個別の状況を加味して検討を行うことで，より実践的な薬剤師による処方提案が可能になるでしょう．

■参考文献
1) Lumley T. Network meta-analysis for indirect treatment comparisons. Stat Med. 2002; 21 (16): 2313-24. PMID: 12210616
2) Bafeta A, Trinquart L, Seror R, et al. Analysis of the systematic reviews process in reports of network meta-analyses: methodological systematic review. BMJ. 2013; 347: f3675. PMID: 23818558
3) Psaty BM, Smith NL, Siscovick DS, et al. Health outcomes associated with antihypertensive therapies used as first-line agents. A systematic review and meta-analysis. JAMA. 1997; 277 (9):739-45. PMID: 9042847
4) Psaty BM, Lumley T, Furberg CD, et al. Health outcomes associated with various antihypertensive therapies used as first-line agents: a network meta-analysis. JAMA. 2003; 289 (19): 2534-44. PMID: 12759325
5) Cameron C, Coyle D, Richter T, et al. Systematic review and network meta-analysis comparing antithrombotic agents for the prevention of stroke and major bleeding in patients with atrial fibrillation. BMJ Open. 2014; 4 (6): e004301. PMID: 24889848
6) Antoniou T, Camacho X, Yao Z, et al. Comparative effectiveness of angiotensin-receptor blockers for preventing macrovascular disease in patients with diabetes: a population-based cohort study. CMAJ. 2013; 185 (12): 1035-41. PMID: 23836857

〈青島周一〉

4-2. 薬剤有害事象リスクの定量化

本稿では論文情報に基づき，複数薬剤を比較しながら，実臨床での薬学的臨床判断を行うというその一例を示したものであり，特定の薬剤の使用を推奨するものではありません．また本稿の記載内容に関して筆者に開示すべき利益相反はありません．

添付文書記載に基づく有害事象リスクの推定限界

　医薬品添付文書に記載されている「副作用」等の項目には，その発症頻度に関する記載もあまり明確とはいえず，具体的に起こり得る可能性がわかりにくい印象です．そのためこれらの記載は疑義照会すべきか否かという臨床判断に大きな迷いをもたらします．「禁忌」「警告」「併用禁忌」などでは，その判断は比較的容易にできますが，副作用リスクの懸念など，それ以外の注意喚起項目はどの程度注意すべきなのか悩むことも多いでしょう．臨床医学論文は，このような有害事象リスクを定量的に評価することを可能にさせ，臨床判断の大きな助けとなることがあります．本稿ではゾルピデムの有害事象を例に，その定量化アセスメントの一例をご紹介いたします．

ゾルピデムの有害事象リスクの定量化

　ゾルピデムは非ベンゾジアゼピン系の催眠鎮静剤，抗不安剤です．短期作用型ベンゾジアゼピンの有害事象リスクがクローズアップされる中で，相対的に筋弛緩作用や依存の点などでアドバンテージがあるような印象もあります．

　さて睡眠薬とよばれる薬剤群には様々なリスクがあげられていますが，睡眠薬全般にわたり死亡リスク上昇を報告した研究が複数あることはなかなか衝撃

的です[1, 2]．観察研究での報告ですから様々な交絡が考えられるかもしれませんが，少なくとも漫然使用は避けたいところです．

そのような中で比較的安全性が高いと考えられているゾルピデムは漫然と使用される可能性も高い薬剤の一つではないでしょうか．しかしながら，やはり転倒・骨折リスクの懸念が全くないとはいえません．実際に，PubMedで「Zolpidem」等のキーワードで文献検索を行うと，その有害事象リスクを評価した論文が複数見つかります[3-11]．

① ゾルピデムの転倒・骨折リスク

ベンゾジアゼピン系薬剤に比べてゾルピデムは，転倒リスクが少ない印象もありますが，実際のところはどうでしょうか．65歳以上の高齢者を対象に大腿骨頸部骨折との関連を検討した症例対照研究[3]では，ベンゾジアゼピン系薬剤と同様にリスクの増加が示されています．

この研究は大腿骨頸部骨折が発生し，外科的修復を受けた患者1,222人を症例群とし，年齢，性別でマッチした対照群4,888人を比較して，骨折発症から180日以内の鎮静・睡眠薬の使用割合を比較し，大腿骨頸部骨折との関連を検討しています．主な結果を表1にまとめます．

また，ゾルピデムと重症外傷リスクを検討したコホート研究も報告されています[4]．この研究はゾルピデムの処方をうけた18歳以上の8,188人のコホートと，年齢性別でマッチした鎮静・睡眠薬の使用のない32,752人の2つのコホートを比較し，少なくとも1年以上，もしくは頭部外傷や骨折が発生するまで追跡しました．

表1 鎮静・睡眠薬と大腿骨頸部骨折リスク

使用薬剤	調整オッズ比 [95%信頼区間]
ゾルピデム	1.95 [1.09-3.51]
ベンゾジアゼピン系薬剤	1.46 [1.21-1.76]
抗精神病薬	1.61 [1.29-2.01]
抗うつ薬	1.46 [1.22-1.75]

（文献3より作図）

表2 ゾルピデムの年間使用量と重度外傷リスク

年間投与量	調整ハザード比 [95％信頼区間]
71〜800mg	2.04 [1.32-3.13]
801〜1,600mg	4.37 [2.12-9.01]
1,600mg 超	4.74 [2.38-9.42]

（文献4より作図）

その結果ゾルピデムの使用は入院を必要とする頭部外傷や骨折リスクと関連する可能性が示されました（ハザード比1.67［95％信頼区間1.19-2.34］）．年間の投与量とリスクとの関連を表2にまとめます．

ゾルピデム5mgを毎日服用すると年間で1,825mgとなりますから1,600mgを軽く超えてしまいます．1年で頭部外傷や骨折のリスクは4倍以上に増える可能性が示唆されています．

さらにゾルピデムと骨折リスクを検討した，後ろ向きコホート研究でもゾルピデムの使用は大腿骨頸部リスクの上昇に関連する可能性を示しています[5]．この研究は18歳以上で，新規でゾルピデムの処方を受けた6,978人と年齢，性別，受診日でマッチングしたゾルピデムを使用していない27,848人のコホートを比較し，大腿骨頸部骨折リスクを検討しています．

その結果，大腿骨頸部骨折はゾルピデム使用で年間1,000人当たり3.10件，非使用で1.39件となっており，交絡因子で補正した発生率比は2.28倍となっています（95％信頼区間1.61-3.23）．

このようにゾルピデムの骨折リスクは決して侮れるものではなくベンゾジアゼピン系薬剤とそのリスクの程度は，ほぼ同程度である可能性が見えてきます．

② ゾルピデムのパーキンソン病リスク

少々意外なゾルピデムとパーキンソン病リスクとの関連ですが，台湾の国民健康保険のデータを用いた後ろ向きコホート研究により，その関連性が報告さ

れました[6]．

　この研究は3カ月以上ゾルピデムを使用している2,961人と，年齢，性別，登録年をマッチングし，ランダムに抽出したゾルピデム非使用者を比較して，パーキンソン病の発症リスクを検討しています．

　その結果パーキンソン病はゾルピデム使用群で増加しました（ハザード比：1.88［95％信頼区間 1.45-2.45］）．しかしながら5年後において2群間で明確な差はなかったと報告されています．その研究デザインから，因果関係を決定づけるものではなく，また関連の程度も低い印象ですが，年間使用量が高いほどリスクの増加が示唆されています（400mg/年未満：ハザード比 0.7，1,600mg/年以上：ハザード比 2.94）．ゾルピデム 5mg を毎日服用すると年間で 1,825mg でしたから，こちらも約1年以上の漫然投与について，安全とは言い切れないことが示されます．

　一つの観察研究ではなかなか，その関連の強さが見えてこないことも多いのですが，台湾国民健康保険のデータベースを用いたゾルピデムとパーキンソン病リスクとの関連を報告した研究は他にもあります．ゾルピデム新規使用者 59,548人と非使用者 42,171人を比較したコホート研究[7]では，5年の追跡でゾルピデム使用 1.2％，非使用 0.5％とゾルピデム使用群で統計的有意にリスクが上昇しました（$p<0.001$）．

③ ゾルピデムと緑内障リスク

　眼圧に対して影響はほとんどないとされているゾルピデムですが臨床上はどうなのでしょうか．ゾルピデムと緑内障リスクを検討した症例対照研究が報告されています[8]．

　台湾における国民健康保険システムを用いて緑内障と診断された患者 8,898人と，年齢・性別でマッチした 35,592人の対照群を比較し，ゾルピデムと緑内障の関連を検討しています．平均年齢は約 40.5 歳で，調整した交絡因子は高血圧，糖尿病，冠動脈疾患，高脂血症，うつ病，不安症でした．その結果，ごくわずかですがリスクとの関連が認められました（表3）．

　全体的にはその関連はかなり弱い印象で，因果関係を決定づけるものではあ

表3 ゾルピデムの緑内障発症リスクとの関連

	ケース	コントロール	調整オッズ比 [95%信頼区間]
ゾルピデム使用	2.8%	2.0%	1.19 [1.02-1.38]

年間投与量	調整オッズ比 [95%信頼区間]
< 40mg	1.06 [0.83-1.37]
40 〜 199mg	1.19 [0.91-1.57]
≧ 200mg	1.31 [1.03-1.68]

（文献8より作成）

りません．ベンゾジアゼピン系薬剤に比べたらその影響は小さいものとも推測できますが，年間使用量が上昇するほどリスクとの関連が強くなる傾向が示唆されており，ゾルピデム 5mg/ 日での 40 日以上の連日投与は，わずかながらそのリスク上昇に寄与している可能性があります．

④ ゾルピデムと急性膵炎

急性膵炎はしばしば重篤な合併症を引き起こす可能性のある重大な有害事象ですが，こちらもゾルピデムの使用と急性膵炎リスクを検討した症例対照研究が台湾から報告されています[9]．

この研究は 20 〜 84 歳で急性膵炎を発症した 4,535 人を症例群とし，年齢・性別，登録年でマッチングした急性膵炎を発症していない対照群 18,140 人を比較し，ゾルピデムの使用有無から急性膵炎との関連を検討したものです．なおゾルピデムの使用は急性膵炎発症 7 日以内の使用と定義されています．その結果，調整オッズ比 7.20 [5.81-8.92] とやや強い関連を示しました．

現時点でゾルピデムの添付文書への副作用として急性膵炎の記載はありませんが，飲酒習慣がある等，リスクファクターを有する患者での使用は注意すべきかもしれません．

⑤ ゾルピデムと脳卒中

こちらも台湾の国民健康保険データベースを用いて，ゾルピデムと脳卒中リ

表4　ゾルピデムと脳卒中との関連

年間使用量	調整オッズ比
＜70mg	1.20
71～470mg	1.41
470mg	1.50

（文献10より作成）

スクの関連を検討した症例対照研究が報告されています[10].

　この研究は脳卒中の診断を受けた12,747人を症例群とし，症例1人に対して4人の脳卒中を発症していない対照群を設定しました．その結果ゾルピデムの使用は脳梗塞リスク増加との関連を示しました（オッズ比：1.37［95％信頼区間1.30-1.44］）．年間投与量に対する各リスクを表4に示します．

　ゾルピデムの漫然投与がわずかにリスク上昇と関連する可能性を示しています．5mg錠であれば年間470mgは約3カ月の連日使用を意味しています．

⑥ ゾルピデムとがんの発症
　多くの薬剤で研究されることの多い薬剤とがんとの関連ですが，ゾルピデムでも報告があります[11].

　この研究も台湾の国民健康保険データベースを用いており，ゾルピデムを使用していた14,950人のコホートと，年齢，性別でマッチしたゾルピデムを使用していない59,799人のコホートを比較し，ゾルピデムと発がんリスクを検討したコホート研究です．その結果ゾルピデムの使用は，その後のがんリスク増加と関連し得る可能性を示しました（ハザード比1.68［95％信頼区間1.55-1.82］）．なお年間で300mg（5mg錠の服用で60日）を超えるとリスクは2.38倍まで上昇する可能性が示されています（表5）．

表5　ゾルピデムとがんとの関連

年間使用量	ハザード比 [95%信頼区間]
1 〜 29mg	0.99 [0.85-1.15]
30 〜 299mg	1.90 [1.70-2.13]
300mg 以上	2.38 [2.12-2.67]

（文献 11 より作成）

ゾルピデムの有害事象を定量化する

薬剤有害事象の定量化のポイントは，その薬剤を使用していない場合に比べて
- どの程度リスクが増加するのか（発現頻度やリスクとの関連の強さ）
- どのような患者でリスクが高いのか（危険因子）
- どの程度の期間使用するとリスクが増加するのか（投与期間）
- 代替となる薬剤候補や治療はあるのか

という4つに注目するとよいでしょう．

これまで見てきた論文情報を整理し，ゾルピデムの有害事象リスクを定量化すると，おおよそ表6のようにまとめることができます．なお連日投与期間は1日5mg製剤を服用した際の設定であり，10mg製剤を使用していた場合，その期間は半分になります．

これらの結果を踏まえて，危険が想定される投与期間の目安を設定すること，リスクファクターを有する患者における重点的な注意喚起，併用薬剤に関する注意喚起，代替治療の提案など，様々なアクションを起こすことがより具体化します．有害事象は観察研究に基づく結果がほとんどであり，当然ながらその因果関係を明確に示すものではありません．「原因−結果」ではなく，「結果−原因」の可能性は常に付きまといます．たとえば，ゾルピデムが原因となりパーキンソン病を起こすのではなく，パーキンソン病を起こしうる状態の人たちに不眠が多く，ゾルピデムが多く使用されていただけかもしれません．また交絡の影響も十分に考えられるでしょう．

表6　ゾルピデムの有害事象リスクの定量化による，リスクの客観的把握の例

年間使用量 (連日投与期間)	文献上で報告されている 有害事象	リスクとの 関連の強さ	想定される リスクファクター
	転倒リスク (180日以内)	オッズ比 1.95	年齢や降圧薬等の併用薬
	急性膵炎リスク (7日以内)	オッズ比 7.20	アルコール依存や高TG血症
71～300mg (15～60日)	重症外傷リスク がんリスク	ハザード比 2.04 ハザード比 1.90	年齢や降圧薬等の併用薬 年齢，がんの既往
301～400mg (61～80日)	緑内障リスク がんリスク	オッズ比 1.31 ハザード比 2.38	眼圧上昇に寄与する多剤併用 年齢，がんの既往
401～800mg (81～160日)	脳卒中リスク	オッズ比 1.41～1.50	心房細動や高血圧等の合併症 年齢など
801～1,600mg (161～320日)	重症外傷リスク	ハザード比 4.37	年齢や降圧薬等の併用薬
1,601mg以上 (321日以上)	重症外傷リスク パーキンソン病リスク	ハザード比 4.74 ハザード比 2.94	年齢や降圧薬等の併用薬

しかしながら，臨床医学論文を活用した有害事象リスクの定量化は，添付文書情報のみではなかなか困難なリスクの定量化を可能にし，また，その後の注意喚起において，「どの程度」という具体的なアクションや思考につながります．さらに薬物動態的考察や薬理作用的考察を加え，患者個別のリスクファクターまで加味することで，より綿密なアセスメントが可能となります．

EBMは治療方針の決定という場面で用いられる印象もありますが，薬剤師にとって，エビデンスに基づいて医薬品の有害事象リスクをアセスメントすることは大変重要な業務の一つであり，その際に臨床行動の判断基準としてとても有用な情報になり得ると考えています．

■参考文献
1) Kripke DF, Langer RD, Kline LE. Hypnotics' association with mortality or cancer: a matched cohort study. BMJ Open. 2012; 2 (1): e000850. PMID: 22371848
2) Weich S, Pearce HL, Croft P, et al. Effect of anxiolytic and hypnotic drug prescriptions on mortality hazards: retrospective cohort study. BMJ. 2014; 348: g1996. PMID: 24647164
3) Wang PS, Bohn RL, Glynn RJ, et al. Zolpidem use and hip fractures in older people. J Am Geriatr Soc. 2001 Dec;49 (12) :1685-90. PMID: 11844004

4) Lai MM, Lin CC, Lin CC, et al. Long-term use of zolpidem increases the risk of major injury: a population-based cohort study. Mayo Clin Proc. 2014; 89 (5): 589-94. PMID: 24684782
5) Lin FY, Chen PC, Liao CH, et al. Retrospective population cohort study on hip fracture risk associated with zolpidem medication. Sleep. 2014; 37 (4): 673-9. PMID: 24899758
6) Huang HC, Tsai CH, Muo CH, et al. Risk of Parkinson's disease following zolpidem use: a retrospective, population-based cohort study. J Clin Psychiatry. 2015; 76 (1): e104-10. PMID: 25650675
7) Yang YW, Hsieh TF, Yu CH, et al. Zolpidem and the risk of Parkinson's disease: a nationwide population-based study. J Psychiatr Res. 2014; 58: 84-8. PMID: 25124550
8) Ho YH, Chang YC, Huang WC, et al. Association between zolpidem use and glaucoma risk: a Taiwanese population-based case-control study. J Epidemiol. 2014. [Epub ahead of print] PMID: 25152195
9) Lai SW, Lin CL, Liao KF, et al. Increased relative risk of acute pancreatitis in zolpidem users. Psychopharmacology (Berl). 2014. [Epub ahead of print] PMID: 25491930
10) Huang WS, Tsai CH, Lin CC, et al. Relationship between zolpidem use and stroke risk: a Taiwanese population-based case-control study. J Clin Psychiatry. 2013; 74 (5): e433-8. PMID: 23759463
11) Kao CH, Sun LM, Liang JA, et al. Relationship of zolpidem and cancer risk: a Taiwanese population-based cohort study. Mayo Clin Proc. 2012; 87 (5): 430-6. PMID: 22560522

〈青島周一〉

4-3. 薬物相互作用リスクの定量化

医薬品添付文書の併用注意をどう評価するか

　医薬品添付文書において，薬剤の併用に関する記載は，「禁忌」や「原則禁忌」，あるいは「注意」というカテゴリで分類されています．当然ながら禁忌や原則禁忌であれば「疑義照会を行う」という判断は明確にできることが多いと思いますが，「併用注意」となると，どうアクションを起こせばよいのか不明確なことも多いでしょう．添付文書上の併用注意はいったいどの程度注意すべきなのか，薬物動態的考察や薬理作用的考察に合わせて，論文情報を活用することで，そのリスクを定量的に把握することが可能になり，薬物相互作用をより深くアセスメントすることが可能です．

　また添付文書の併用に関する項目に記載がなくとも主たる副作用が重複する薬剤どうしを併用する場合においては，相加的（あるいは相乗的）に有害事象リスクが増強される可能性があります．このような場合，単に副作用頻度のみならず併用により，どの程度危険性が増すのかについて，臨床アウトカムを定量的に把握することは，リスクアセスメントの上で大変有用な情報となりえます．

　本稿ではスルファメトキサゾール・トリメトプリム（ST合剤）の副作用である高カリウム血症を例に，高カリウム血症を起こし得る薬剤との薬物相互作用リスクの定量化についての一例を，ご紹介いたします．

スルファメトキサゾール・トリメトプリム（ST）合剤による高カリウム血症

　ST合剤は，主に緑膿菌を除くグラム陰性菌に抗菌スペクトルを有する薬剤

です．バイオアベイラビリティも良好であり，外来における尿路感染症などでは代表的な起炎菌をカバーすることから非常に重宝する薬剤ではないかと思います．

ST 合剤の有害事象としてバクタ® の添付文書（2014 年 2 月改訂）にも高カリウム血症の記載があります．しかしながらその頻度に関しては「頻度不明」としか記載がなく，いったいどの程度のリスクなのかを想定するのは困難な印象です．

さらに高カリウム血症を起こし得る薬剤である，スピロノラクトンやレニン-アンジオテンシン系薬剤を服用している患者へ ST 合剤を投与した場合，高カリウム血症リスクは増強する可能性はあるけれど，いったいどの程度なのか，もはや添付文書の情報だけでは類推不可能です．
　このような薬物相互作用に関しても有害事象による入院や死亡リスクなど，臨床アウトカムを検討した臨床医学論文が存在することがあります．当然ながら，そのような研究はそれほど多く行われているわけではありませんが，薬物相互作用アセスメントにとって，非常に有用な情報源となります．

① ST 合剤とスピロノラクトン
　スピロノラクトンはカリウム保持性利尿薬ですから，両剤の併用は高カリウム血症のリスクを高める危険があります．ST 合剤とスピロノラクトンの併用に関して具体的なリスクを検討した観察研究の報告があります[1]．

　この報告は 66 歳以上のカナダオンタリオ州のコホート（年齢中央値で 81 〜 82 歳）を用いたコホート内症例対照研究で，スピロノラクトンを継続服用している患者において，抗菌薬（ST 合剤，アモキシシリン，ノルフロキサシン，ニトロフラントイン［本邦未承認］）を処方されて，14 日以内に高カリウム血症で入院した 248 人を症例として設定しています．また，スピロノラクトンを継続使用しており，抗菌薬の処方を受けたが高カリウム血症による入院歴がなかった患者 783 人を対照としました（年齢，性別，慢性腎疾患の有無，糖尿病の有無でマッチング）．

表 1 スピロノラクトンとの併用による高カリウム血症による入院リスク

薬剤名	症例 248 人 (%)	対照 783 人 (%)	オッズ比 [95％信頼区間]
ST 合剤	161 人 (65%)	162 人 (21%)	12.4 [7.1-21.6]
ノルフロキサシン	17 人 (7%)	137 人 (17%)	1.6 [0.8-3.4]
アモキシシリン	36 人 (15%)	325 人 (42%)	(基準)

(文献 1 より作図)

　この 2 群間で ST 合剤，ノルフロキサシン，アモキシシリン，ニトロフラントイン [本邦未承認] の使用割合を検討し，アモキシシリンを基準として，ST 合剤，ノルフロキサシンの高カリウム血症による入院リスクが検討されています．

　交絡調整後，ST 合剤では，高カリウム血症による入院の有意な関連（調整オッズ比 12.4 [95％信頼区間 7.1-21.6]）がみられました．一方，ノルフロキサシンでは明確な関連は見出せませんでした（調整オッズ比 1.6 [95％信頼区間 0.8-3.4]）（表 1）．

　アモキシシリンのリスクを基準とした比較ですが，アモキシシリンによる高カリウム血症は高頻度で起こるということが想定しにくいことから，ST 合剤とスピロノラクトンの併用による高カリウム血症入院リスクは強い関連があると推測されます．

　高カリウム血症による入院は，状況によっては致命的となりえ，真のアウトカムといえるほど深刻な有害事象と考えられますが，さらに ST 合剤とスピロノラクトンの併用による突然死リスクを検討した報告もあります[2]．

　この研究も同じくカナダオンタリオ州のデータベースを用いた 66 歳以上の患者（年齢中央値で 86 歳）を対象にしたコホート内症例対照研究です．スピロノラクトンを服用中に，抗菌薬（ST 合剤，ノルフロキサシン，シプロフロキサシン，アモキシシリン，ニトロフラントイン [本邦未承認]）を処方され 14 日以内に突然死を起こした患者 328 人を症例とし，年齢，性別でマッチした 1,171 人を対照としました．2 群間において，抗菌薬の使用割合から，ア

表2 スピロノラクトンとの併用による突然死リスク

薬剤	症例328人 (%)	対照1,171人 (%)	オッズ比 [95% CI]
ST合剤	86人 (26.2%)	189人 (16.1%)	2.46 [1.55-3.90]
ノルフロキサシン	27人 (8.2%)	162人 (13.8%)	0.86 [0.47-1.58]
シプロフロキサシン	105人 (32.0%)	289人 (24.7%)	1.55 [1.02-2.38]
アモキシシリン	61人 (18.6%)	329人 (28.1%)	(基準)

(文献2より作図)

モキシシリンを基準として，各薬剤の突然死との関連を検討しています．交絡調整後の主な結果を表2にまとめます．

やや意外なのはシプロフロキサシンでも上昇している点です．ただ関連の強さを比較すればST合剤の方がオッズ比が高く，高カリウム血症による入院リスクと複合的に考えれば，スピロノラクトンとの併用による有害事象リスクは，高カリウム血症という電解質異常も含め，高い関連が存在すると考えられます．

② ST合剤とレニンアンジオテンシン系薬剤

スピロノラクトンと同様，レニン-アンジオテンシン系薬剤の有害事象でも高カリウム血症は有名です．ST合剤とレニン-アンジオテンシン系薬剤との併用に関して高カリウム血症による入院リスクを検討したコホート内症例対照研究が報告されています[3]．

この研究も，カナダオンタリオ州の患者データを用いています．ACE阻害薬またはARBを服用している66歳以上（年齢中央値81〜82歳）を対象に，抗菌薬（ST合剤，アモキシシリン，シプロフロキサシン，ノルフロキサシン，ニトロフラントイン［本邦未承認］）を処方されてから14日以内に高カリウム血症により入院した367人を症例としました．また，年齢，性別，慢性腎臓病，糖尿病歴でマッチングした1,417人を対照としています．アモキシシリンを基準として，ST合剤・ノルフロキサシン・シプロフロキサシンによる高カリウム血症入院リスクを検討しています．交絡調整後の主な結果を表3にまとめます．

表3 レニン-アンジオテンシン系薬剤との併用による高カリウム血症による入院

薬剤	症例 367 人 (%)	対照 1,417 人 (%)	オッズ比 [95% CI]
ST 合剤	204 人 (55.6%)	323 人 (22.8%)	6.7 [4.5-10.0]
ノルフロキサシン	20 人 (5.4%)	163 人 (11.5%)	0.8 [0.4-1.5]
シプロフロキサシン	76 人 (20.7%)	413 人 (29.1%)	1.4 [0.9-2.2]
アモキシシリン	49 人 (13.4%)	389 人 (27.5%)	(基準)

(文献 3 より作図)

表4 レニン-アンジオテンシン系薬剤との併用による突然死リスク

薬剤	症例 1,027 人 (%)	対照 3,733 人 (%)	オッズ比 [95% CI]
ST 合剤	288 人 (28.0%)	734 人 (19.7%)	1.38 [1.09-1.76]
ノルフロキサシン	79 人 (7.7%)	455 人 (12.2%)	0.74 [0.53-1.02]
シプロフロキサシン	340 人 (33.1%)	964 人 (25.8%)	1.29 [1.03-1.62]
アモキシシリン	226 人 (22.0%)	1,098 人 (29.4%)	(基準)

(文献 4 より作図)

　ST 合剤に関しては予想どおりですが，シプロフロキサシンにおいてもリスクが上昇傾向を示しています．

　さらにレニン-アンジオテンシン系薬剤との併用に関しても，突然死リスクまで検討したコホート内症例対照研究が報告されています[4]．

　同じくカナダオンタリオ州に住む 66 歳以上で ACE 阻害薬，もしくは ARB を服用している高齢者のデータ（年齢中央値 82 歳）より抗菌薬を処方され，投与後 7 日以内に突然死を発症した 1,027 人を症例としました．また年齢，性別，慢性腎臓病，糖尿病でマッチした 3,733 人を対照としました．

　症例，対照，各群の抗菌薬使用割合から，アモキシシリンを基準に各薬剤の抗菌薬投与後 7 日以内の突然死を検討しています．交絡調整したオッズ比を表 4 にまとめます．

　ST 合剤は当然ながら有意な関連を示していますが，やはりシプロフロキサ

シンでも有意に上昇しています．このあたりは今後の研究報告に注目しながら継続的にフォローする必要があるでしょう．

③ ST合剤とβ遮断薬

カテコラミンは細胞膜のNa/Ka ATPaseを活性化しKを細胞内へシフトさせることにより血清カリウム値を下げますが，それを遮断するβ遮断薬は理論上，高カリウム血症を誘発する可能性があります．β遮断薬とST合剤の併用における高カリウム血症による入院リスクを検討した観察研究が報告されています[5]．

この研究もカナダオンタリオ州のデータからβ遮断薬を使用している66歳以上の高齢者（平均80歳）を対象にしたコホート内症例対照研究です．抗菌薬（ST合剤，シプロフロキサシン，ノルフロキサシン，アモキシシリン，ニトロフラントイン［本邦未承認］）を処方されてから14日以内に高カリウム血症で入院した189人と，年齢，性別，慢性腎臓病，糖尿病の既往でマッチさせた対照641人を比較し，抗菌薬の使用割合から，アモキシシリンを基準として各薬剤の高カリウム血症による入院リスクとの関連を検討しています．交絡調整後の主な結果を表5にまとめます．

ST合剤はβ遮断薬との併用で，高カリウム血症による入院リスクが高まると推測されます．有意差はありませんがシプロフロキサシンでも上昇傾向でした．

表5 β遮断薬との併用による高カリウム血症による入院リスク

薬剤	症例189人（%）	対照641人（%）	オッズ比［95% CI］
ST合剤	98人（51.9%）	125人（19.5%）	5.1［2.8-9.4］
ノルフロキサシン	8人（4.2%）	101人（15.8%）	0.5［0.1-1.2］
シプロフロキサシン	51人（27.0%）	159人（24.8%）	1.8［0.9-3.3］
アモキシシリン	20人（10.6%）	160人（25.0%）	（基準）

（文献5より作成）

薬物相互作用リスクの定量化を試みる

これまで紹介した研究を少し横断的にみてみましょう．ST 合剤と，高カリウム血症を起こし得る薬剤との併用による有害事象リスクを表6にまとめてみます．当然ながら直接比較ではないので，患者背景の相違など，単純比較で優劣を論じることは難しいですし，またいずれも観察研究の結果からの示唆ですから因果関係を示すものではないかもしれません．しかし，少なくとも添付文書上の推論や，薬理学考察よりも具体的な傾向を把握することができます．

ST 合剤は腎機能が正常な患者においても高カリウム血症を引き起こした症例が報告されており[6]，腎機能低下者において，尿量が減少している症例では，カリウム排泄が理論上低下していることから，さらにリスクが高まる可能性もあります．

また，ST 合剤では低ナトリウム血症の有害事象報告があり[7] スピロノラクトン併用下では高カリウム以外にも低ナトリウムにも留意する必要があります．したがって，カリウム保持を謳う利尿薬では複合的な電解質異常リスクが懸念されます．代替薬剤がある限り，できれば併用を避けたい印象です．また，レニン-アンジオテンシン系薬剤は腎機能低下例で使用されるケースも多々あり，基礎疾患の有無等は十分配慮すべきでしょう．

繰り返しになりますが，これらの解釈は症例対照研究からのデータであり，因果関係を決定的にするものではありませんし，その結果の妥当性については議論の余地があると思います．そして先に述べたように，患者個別の腎機能や

表6 アモキシシリンと比較した 各リスクの調整オッズ比 [95%信頼区間]

併用薬	高 K 血症による入院	突然死
スピロノラクトン	12.4 [7.1-21.6]	2.46 [1.55-3.90]
レニン-アンジオテンシン	6.7 [4.5-10.0]	1.38 [1.09-1.76]
β遮断薬	5.1 [2.8-9.4]	―

※対象患者はいずれも 66 歳以上の高齢者　　　（文献1〜5より作図）

合併症，併用薬などの背景因子も十分考慮すべきでしょう．しかし，薬物相互作用リスクを臨床医学文献に基づき，臨床アウトカムとの関連の強さを定量的に把握することで，添付文書からの情報以上のリスクアセスメントが可能になります．

本稿の例でいえば，ST 合剤との併用による高カリウム血症との関連の強さの傾向は概ね「スピロノラクトン」＞「レニンアンジオテンシン」＞「β遮断薬」とまとめることができます．その結果，併用に関してリスクが高いと想定される場合においては，これらの情報に加え，患者個別の背景因子を考慮し，代替薬剤の提案や，想定される有害事象の重点的フォローなど薬剤師としての行動に具体性が増すことと思います．

■参考文献
1) Antoniou T, Gomes T, Mamdani MM, et al. Trimethoprim-sulfamethoxazole induced hyperkalaemia in elderly patients receiving spironolactone: nested case-control study. BMJ. 2011; 343: d5228. PMID: 21911446
2) Antoniou T, Hollands S, Macdonald EM, et al. Trimethoprim-sulfamethoxazole and risk of sudden death among patients taking spironolactone. CMAJ. 2015. pii: cmaj.140816. [Epub ahead of print] PMID: 25646289
3) Antoniou T, Gomes T, Juurlink DN, et al. Trimethoprim-sulfamethoxazole-induced hyperkalemia in patients receiving inhibitors of the renin-angiotensin system: a population-based study. Arch Intern Med. 2010; 170 (12): 1045-9. PMID: 20585070
4) Fralick M, Macdonald EM, Gomes T, et al. Co-trimoxazole and sudden death in patients receiving inhibitors of renin-angiotensin system: population based study. BMJ. 2014; 349: g6196. PMID: 25359996
5) Weir MA, Juurlink DN, Gomes T, et al. Beta-blockers, trimethoprim-sulfamethoxazole, and the risk of hyperkalemia requiring hospitalization in the elderly: a nested case-control study. Clin J Am Soc Nephrol. 2010; 5 (9): 1544-51. PMID: 20595693
6) Nickels LC, Jones C, Stead LG. Trimethoprim-sulfamethoxazole-induced hyperkalemia in a patient with normal renal function. Case Rep Emerg Med. 2012; 2012: 815907. PMID: 23326725
7) Dunn RL, Smith WJ, Stratton MA. Trimethoprim-sulfamethoxazole-induced hyponatremia. Consult Pharm. 2011; 26 (5): 342-9. PMID: 21733815

〈青島周一〉

4-4. 健康食品の考え方・使い方

健康食品とは？

はじめに，「そもそも健康食品とは一体なんのことを指しているのか」について考えましょう．

実は，健康食品とよばれるものについては，法律上はっきりとした定義はないのです[1]（これは筆者も最近まで知りませんでした．まだまだ勉強不足を痛感しております）．一般に，広く健康の保持増進に資する食品として販売・利用されるもの全般を指しているものを，いわゆる健康食品というそうです．また食品に関する我が国の制度として，国が定めた安全性や有効性に関する基準等を満たした「保健機能食品制度」というものがあります（図1）．

保険機能食品とは「栄養機能食品」と「特定保健用食品」，および「機能性表示食品」に大別されます．栄養機能食品とは栄養成分（ビタミン・ミネラル）の補給のために利用される食品で，栄養成分の機能を表示するものをいいます[2]．一定の規格基準に適合すれば許可申請や届出等は不要とされております（健康増進法第31条）．特定保健用食品は「トクホ」といわれ，からだの生理

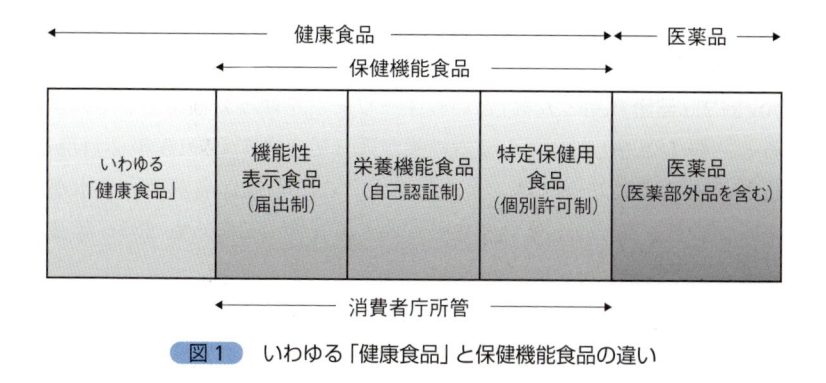

図1 いわゆる「健康食品」と保健機能食品の違い

学的機能などに影響を与える保健機能成分を含む食品で，血圧，血中コレステロール値などを正常に保つことを助けたり，おなかの調子を整えたりするのに役立つ，などの特定の保健の用途に資する旨を表示するものをいいます[3]．品目ごとの許可制になっており，一定の審査を受ける必要があるものです（健康増進法第 26 条）．これらに加えて平成 27（2015）年 4 月より「機能性表示食品」が新たに制定されました．こちらは事業者の責任の下，科学的根拠に基づき（このあたりは EBM の流れを汲んでいるのでしょうか），機能性を表示した食品です．販売される「前に」安全性や機能性の根拠を消費者庁へ届け出るそうです[4]．

そして，この 3 大項目以外の一般食品のことを，いわゆる健康食品とよぶそうです．またサプリメントに関しても同様で，法的な定義は存在せず，「特定の成分が濃縮された錠剤やカプセル形態の製品」が該当すると考えられております[5]．

薬剤師が健康食品を取り扱う上での心構えとは？

法的な定義（が実はないこと）はさておき，この健康食品（またはサプリメント）を薬剤師はどうやって取り扱うことが妥当なのでしょうか．ここでは，本書で繰り返し述べている EBM スタイルに則って考えてみましょう．すなわち，1．PECO による疑問の定式化，2．妥当性の高い情報の検索，3．得られた情報の批判的吟味，4．目の前の患者への情報の適応，5．結果の評価です．

「これこれに良い」とはどの程度確からしいのか？

Google で「健康食品 人気」というキーワードを使って検索をしてみます．
すると，約 18,000,000 件の検索結果が返ってきます（2016 年 2 月現在）．その上位にある売れ筋ランキングを見ると，ここ最近は高濃度水素水なるものがトップにランクインしていることがわかります（こちらも 2016 年 2 月現在）．
「高濃度水素水？　なんじゃそりゃ？」というツッコミを入れたいところですが，そこは抑えつつ，早速 EBM のステップ 1．疑問を定式化します．例え

ば，次のような PECO が考えられるでしょう．

P：一般市民（疾病等の有無は問わず）
E：高濃度水素水を飲用
C：プラセボもしくは無投与
O：健康を維持できるのか？

（もちろんこれ以外での PECO を立てることも全く間違いではありません）

　PECO を立てた次は，妥当性のある情報を探します．が，ここではその前段階として，筆者はあえて個人ブログといった一般に妥当性が担保されていない（であろう）情報から確認をしたいと思います．これは，一般の方々が高濃度水素水（以下水素水）に対してどういったイメージをもっているのかを知ることもまた，一人一人の患者と向き合う実臨床では大事なのではないかと考えているからです．
　「水素水」で Google 再度検索をすると，どうも巷では以下のような効能を（まことしやかに）謳っているようです[6]．

「身体に良いから」，「美容のため」，「ダイエットのため」
「（中略）この水素を体内に入れると，直ぐに活性酸素と結合して，それを中和（還元）します．」
「つまり体内の活性酸素を効果的に素早く消去してくれるというわけです．」

……この辺りが水素水に対する世の常識といったところでしょうか．
　さて，ここからがプロの出番です．判断が常識のみに依存しては素人と同じです．「これこれが病気（の予防）に良い」という，曖昧な疑問をいかに整理して，かつ相手にわかりやすく説明し，信頼関係を構築するのか，それが専門家としての，プロとしての矜持だと筆者は思います．
　早速，PubMed を用いて文献を検索してみましょう．

　「hydrogen rich water」をキーワードとして，カテゴリーを「Therapy」，検索範囲を「Narrow」で検索すると，13 報の臨床研究が見つかりました．本

書ではその中のうち，3報について解説してゆこうと思います．

 ただし，残念ながらこれらの報告のほとんどが有料の文献なので，アブストラクトしか読むことはできません．しかしながら，どういった臨床研究がなされて，かつ結果がどういったものだったのかを大まかながら把握することはできます．それだけでも，少なくともググった（Google 検索をした）結果だけを基に判断するよりはずっと妥当性が高くなるのではないかと思っています．

 それでは，EBM のステップ 2，3，4 を一気にこなしてゆきましょう．

[文献 1]

Hydrogen-rich water affected blood alkalinity in physically active men.
Res Sports Med. 2014; 22 (1): 49-60.
http://www.ncbi.nlm.nih.gov/pubmed/24392771

P: 運動のできる若年健常男性 52 名
E: 26 名に高濃度水素水を 2L/ 日（濃度不明）を 14 日間飲用
C: 26 名にプラセボとして水道水
O: エクササイズ後に血液 pH，血中二酸化炭素分圧（pCO_2），および重炭酸塩濃度の変化

ランダム化プラセボ比較二重盲検試験
脱落者なし
ただし ITT 解析の有無は不明

[結果はどうか？]
・運動前での動脈血 pH: E 群 ＞ C 群
　その pH 差＝ 0.04（95％ 信頼区間; 0.01-0.08; p<0.001）
・運動後での動脈血 pH: E 群 ＞ C 群
　その pH 差＝ 0.07（95％ 信頼区間; 0.01-0.10; p ＝ 0.03）
・血中重炭酸塩濃度
　試験前 30.5 ± 1.9mEq/L 対試験後 28.3 ± 2.3mEq/L（p<0.0001）

[結果をどう活用するか？]
　若年男性にも水素水は安全に投与できると結論．プライマリアウトカムがどの項目なのか不明であり，かつボンフェローニ補正（複数アウトカムを設定している場合の統計的有意差の補正手法．アウトカムの数で p 値 0.05 を除して統計的有意の水準を厳しくすること）もしていない模様．運動中の水分補給には「まぁ悪くはないでしょう」といった程度の勧め方が妥当なように思えます．

[文献 2]
Effect of hydrogen-rich water on oxidative stress, liver function, and viral load in patients with chronic hepatitis B.
Clin Transl Sci. 2013 Oct; 6 (5): 372-5.
http://www.ncbi.nlm.nih.gov/pubmed/24127924

P：60 名の慢性 B 型肝炎
E：通常治療に加え水素水を 1,200 ～ 1,800mL/ 日，1 日 2 回に分けて飲用
C1：通常治療のみ
C2：通常人 30 名を別途コントロールにおく
O：血中酸化ストレス，肝機能，および B 型肝炎ウイルス DNA の量が変化するのか？

ランダム化プラセボ比較試験
ただし盲検化，ITT 解析の有無は不明

[結果はどうか？]
　酸化ストレスは介入比較間で変わらず．
　ただし，肝機能の改善と B 型肝炎ウイルス量の減少が確認されている．
　（統計的に有意か否かの記載なし）

[結果をどう活用するか？]
　「酸化ストレス」，「肝機能」の具体的な指標が載っていないのでなんとも言えず．肝炎ウイルスが減ることと，患者の自覚症状の変化とにどう関連があるのかについてもわからず．「B 型慢性肝炎の患者に対しても，飲んでも害には

ならない」という程度の推奨でしょうか．

[文献3]
Effect of supplementation with hydrogen-rich water in patients with interstitial cystitis/painful bladder syndrome.
Urology. 2013 Feb; 81 (2): 226-30.
http://www.ncbi.nlm.nih.gov/pubmed/23374763

P：間質性膀胱炎（IC）/膀胱痛症候群（PBS）を有する患者30名（平均年齢64歳，女性29名男性1名）
E：水素水を8週間投与
C：プラセボ水を8週間投与
O：IC/PBS症状スコアの改善具合（患者申告）

ランダム化プラセボ比較二重盲検試験
（ただしITT解析の有無は不明）

[結果はどうか]
　それぞれの症状スコアの変化に統計的有意な差はなし．
　ただし，膀胱痛に関しては痛みの軽減が見られ，それは統計的に有意な差であった．

[結果をどう活用するか？]
　例えば，細菌性膀胱炎を罹患した方に対して，「水分をよく補給して尿を薄めてゆきましょう」とはよく言われます．自覚症状の減少・消失が患者さんにとっては非常に重要であると僕は思うので，そういった方々に水素水を勧めることは，アリなのかもしれません．

結局のところ，疑問は解消されたのか？

　EBMステップ1で定式化した，「健康を維持できるのか？」という問いに関しては「不明」としか現時点ではいえないでしょう．

水素水には含まれる水素の濃度も関係しているようですが，各文献には果たしてどれくらいの濃度の水素水が使われているのかも不明でした．
　「毒にも薬にもなりそうにない」というと非常に誤解を招きそうですが，これが筆者の率直な第一印象です．
　ただし，膀胱痛症状を有する一部の方々にはお勧めできる可能性が含まれているため，そう真っ向から否定するものでもないであろうとも考察できます．

英語を読む時間がどうしても捻出できない場合はどうすればよいのか？

　日常業務の中ではこんなに一気に論文を読むことは難しいと感じるかたもいらっしゃると思います．そういった場合でも，より妥当性の高い情報を得る方法があります．国立健康・栄養研究所の「健康食品」の安全性・有効性情報というデータベースです（図2）[7]．それぞれの成分に対する最新の情報が記載されており，かつPubMedのID（PMID）まで載っているため一次情報に即座にアクセスできることが最大の利点であると筆者は思っています．ちなみに，先のGoogle検索で得られた，健康食品の売れ筋ランキングですが，別のサイトにあるランキングではえごま油（α-リノレン酸含有）がトップにランクインしており，その情報もこちらのサイトに掲載されています（ただし，妥当性の高い情報は載っていますが，PECO形式でまとまっているわけではありません）．

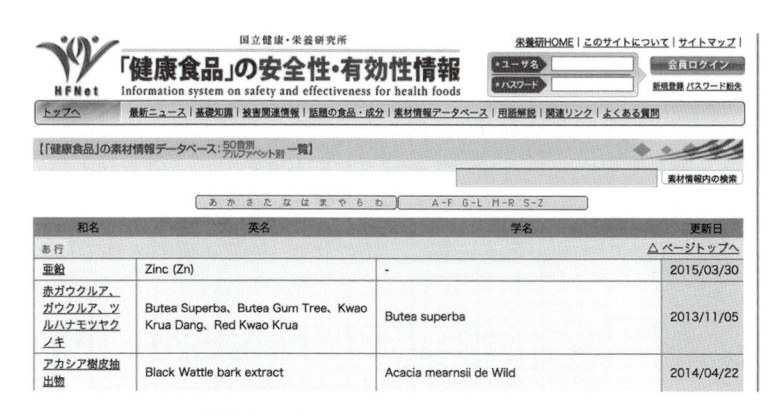

図2　「健康食品」の安全性・有効性情報
アイウエオ順に成分についての詳細が載っています

ちなみに，このデータベースの底本になっているのは健康食品の世界標準オンラインデータベースである『ナチュラルメディシン・データベース』というもので[7]，世界中のヒト試験等による数万もの学術論文や研究資料を精査，健康食品・サプリメントの素材と成分の安全性，有効性の科学的根拠を分析しています．その結果をもとに，医薬品，健康食品・サプリメント，食品や症状・疾患との相互作用，副作用情報，投与量の目安などを評価掲載しており，かつ情報は随時アップデートされています．

ステップ5．結果の評価をどう実践すればよいのか？

　人はなぜ健康食品に関心を抱くのでしょうか．それは，
「健康でいなければならない」
「健康のために一生懸命にならなければならない」
「健康でないことをすることは恥ずかしいことである」
といった，健康意欲，同調圧力が存在するのではないのでしょうか．
　ですが，多くの健康食品等の効能効果はエビデンスの前に否定的になりがちです．
　とはいえ，だからといってそれを服用・飲用する方々の「自身の健康に対する不安な気持ち」まで否定してはいけません．そこが臨床の難しさでもあり，また醍醐味であると筆者は思います．
　かつ，憂慮すべきなのは，「売ったら売りっぱなし」ということです（これは次節で取り上げるOTC医薬品の取り扱いにも通じます）．

　薬局や病院にいらっしゃる方々が抱える，健康に対する様々な価値観を尊重し，対話を通じて豊かなコミュニケーションを実現しつつ，処方箋医薬品から健康食品も含めて，薬局でお渡しした"モノ"を服用してその人の体調が，その後どう変化したのかを，二人三脚で一緒に診て（見て / 視て / 看て）ゆく…

　そういったメンタリティをもって目の前の患者さんやお客さんに継続的に接すること．
　これが，筆者の考える，健康食品に対するEBMのステップ5です．

常識を疑え，自分の頭と足で検証しよう

　妥当性の高い情報に関して，筆者の体験を一つお話しいたします．
　とある薬局の研究会にて，薬剤師のこれからの業務と銘打って，健康食品に関するちょっとした座談会がありました．その時の話し手（非薬剤師）が，「これからは健康食品に関してもエビデンスが大事だ」と言っているところまでは良かったのですが，その割にはエビデンスの定義があいまい（もしくは間違い）だったり，動物実験の結果をそのままヒトに当てはめて論理が飛躍していたりと，筆者としては非常に不快極まりない会合でした．"文献が出ている"というだけで思考停止に陥っていて，「この人，何もわかってないんじゃないか…？」と，知性を疑うだけの会としか記憶に残っていません．

　これまでに検証してきたように，健康食品とは「健康」と銘打ってはいるものの，やはり食品という域を超えるものではないというのが現状なのでしょう．
　酸化ストレスといった検査値，つまり代用のアウトカムの改善のみの文献しか今のところ報告されていないようです．
　けれど，代用のアウトカムを改善して，国民を医療の領域に足を踏み入れさせないことも重要なのかもしれません．言葉を加えると，代用のアウトカムを改善して，国民の血税を使用することになる（ならざるをえない）・真のアウトカムを考慮すべき医療の世界の住人にさせないよう，（薬局）薬剤師がゲートキーパーになる必要もあるとも考えられます．
　もっとも，その長期的な計画として，代用のアウトカムを改善して疾病が本当に予防できたのか検証する必要があることも強く述べておきます．

　繰り返します．判断材料が"常識"という「移ろい変わりゆくもの」だけでは立ち居振る舞いが素人と全く同じです．もっと厳しいことを言うのならば，「意識の高い健康オタク」と全く同じです．国家資格保有者がそういった態度をとっていては，医療従事者としての知性も理性も疑われてしまうのではないでしょうか．

　また，「健康食品なんて意味がないから病院・診療所にいって処方箋を書い

てもらいなさい（その方が薬局としても売り上げが上がるんじゃないか）」などと考えることも，やはり一医療従事者としてあるまじき愚行であると筆者は愚考しております．

最後に，筆者が非常に共感した言葉でこの節を締めくくることとします．

「あらゆることを疑い，あらゆる情報の真偽を自分の目で確認してみること，必ず一次情報に立ち返って自分の頭と足で検証してみること，この健全な批判精神こそが，（中略）教養というものの本質なのだと，私は思います．」[8]

■参考文献
1) 厚生労働省「健康食品」のホームページ http://www.mhlw.go.jp/stf/seisakunitsuite/bunya/kenkou_iryou/shokuhin/hokenkinou/
2) 栄養機能食品 http://www.caa.go.jp/foods/pdf/syokuhin830.pdf
3) 特定保健用食品 http://www.caa.go.jp/foods/pdf/syokuhin86.pdf
4) ―多様な健康食品―厚生労働省 http://www.mhlw.go.jp/topics/bukyoku/iyaku/syoku-anzen/dl/pamph_healthfood_d.pdf
5) 水素水の驚くべき効果！ http://suisosui-pw.biz/
6) 健康食品の安全性・有効性情報 https://hfnet.nih.go.jp/contents/indiv.html
7) Natural Medicines Comprehensive Database http://naturaldatabase.therapeuticresearch.com/
8) 平成26年度東京大学教養学部学位記伝達式 式辞 http://www.c.u-tokyo.ac.jp/info/about/message/oration/

〈山本雅洋〉

4-5. OTC医薬品の考え方使い方

OTC医薬品を適切に取り扱うには症候診断のスキルが必須である

"診断"という言葉と聞いてドキッとした方もいらっしゃるでしょう．「それは医師の職域・領域を侵すものだ！」という声が聞こえそうです．しかしちとお待ちを．順を追って説明いたします．

本題に入る前に，ちょっと妄想……もとい，仮想症例シナリオについて考えてみましょう．読者の皆さまが薬局（もしくはドラッグストア）に勤務する薬剤師（もしくは登録販売者）であるとします．そこに一人のお客さん（もしくは患者さん）が，次のような主訴をもって来局されたと仮定します．

「一昨日の午前，仕事中に本棚の書類を整理しようと両腕を上げた時から急に頭痛がして，今も続いているんです．ぐっとくる痛みで我慢できないことはないんだけれど，何か良い薬はありますか？」（40代男性）

さて，あなたならどうしますか．

また，こんなシナリオも一緒に考えてみましょう．

「昨日の夜から38度2分で熱があるんです．鼻水や咳はあんまりなくて，身体のふしぶしも痛いしだるいです．食欲は普段よりちょっとないくらいかな．これって抗生剤飲んだほうがいいのですか？ それともここ（薬局）にある薬で対処できますでしょうか？」（50代女性）

さて，あなたならどうしますか．

病名診断ではなく症候診断，その先にある臨床決断を行えるようになろう

　OTC医薬品の取り扱いというと，例えば鼻汁に対してはこんな有効成分がこれこれ含有されているなんとかという薬が……，また下痢に関してはそれぞれこれこれであって……といったような，「お薬大辞典」の丸暗記大会に陥ってしまう危険があるのではないかと筆者は思います（処方箋医薬品についてすら，筆者もEBMと出会う以前は薬の含有量や効能を，薬ごとの優先順位もろくにつけずに丸暗記しようと勤しんでいた恥ずかしい時期があります）．それも決して軽視してはならない大切なことなのかもしれないのですが，一つ大事な視点が抜け落ちているのではないかと筆者は思うのです．それは，「目の前の人を診て，その人が今現在どんな状態にあるのかを判断・評価すること（症候診断）」なのではないでしょうか．

　症状には「医師の診断が必要なもの（診断がないと適切に治療ができないもの）」と「診断なしで治療が可能であるもの」があります．

　この中で，診断という，医師の行う営為についてとやかく言うつもりはありません．しかし，なんでもかんでも医学的な（つまり医師のみが行える，知的営為としての）診断が必要だと考える方がもしいらっしゃるのであれば，その方に向かって筆者はNoとはっきりと申し上げます．でなければOTC医薬品

診断も治療も必要ないもの

OTC医薬品等で治療できるもの

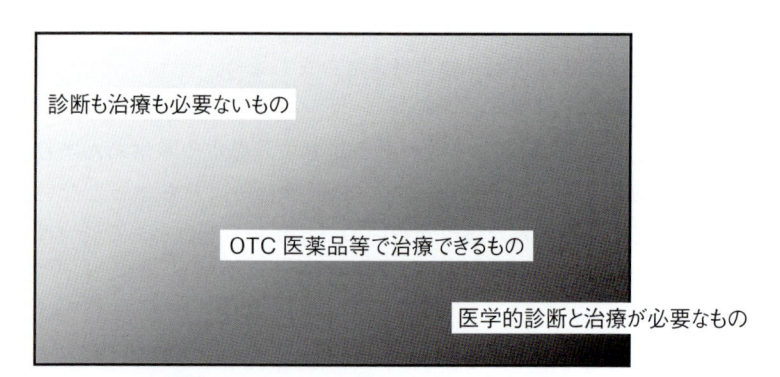

医学的診断と治療が必要なもの

図1 症状と診断・対処法についての概念図

のレゾンデートル（存在意義）はないに等しいでしょう．

　薬剤師や登録販売者にとって大事なのは「○○病です」といった病名診断をすることではありません（それは医師法 17 条に真っ向から違反します）．
　そうではなくて，患者さん（もしくはお客さん）への医療面接から，その人が抱えているであろう疾病を鑑別診断としてあげて，それらが OTC 医薬品で対処可能であるのかどうかを薬剤師（もしくは登録販売者の先生方）が「責任をもって」判断し，どのような対処をするかを決める（臨床決断をする）ことが大事なのです．同時に，もし OTC 医薬品で対処できないと判断したのであれば，それがどんな症状であり，また重症度と緊急度はいかほどのものであるのか簡潔にまとめ，その内容を他の医療職に正しく伝達できるようにならなければなりません．こういった一連の思考過程・行為が，薬剤師・登録販売者の行う症候診断なのです（間違ってもお客さんが望むがままに薬を販売するといった愚行を犯してはなりません）．

症候診断はすべての医療職に必須のスキル，当然薬剤師にも！

　繰り返します，これまでは医師の専売特許であるとみなされてきた症候診断ですが，近年になって薬剤師を含めた他職種にもそれを学び，それぞれの職種にあった形で実践できるようになったほうがよいのではないかという考えが生まれてきております[1-3]．読者の皆様もぜひ，この流れに抗うことなく，医療従事者の共通言語である症候診断のスキルを身につけてゆきましょう．

　昨今，薬剤師・登録販売者向けの OTC 医薬品の取り扱い方に関する書籍が多数出版されています．どれをとっても良書ばかりであり非常に喜ばしい限りです．先人たちの知恵がたくさん詰まった著作にこうも手軽に出会える時代に生まれ育ってよかったと筆者は心より思っております．
　しかしながら，敢えて一点だけ不満を申し上げますと，それらの書籍の中で「○○という症状を見かけた場合，これこれという疾患の可能性は△△割です．」
　といった，症状と疾患について疫学的な手法を駆使し，症状を「定量的に」捉えて記述している書籍に，筆者はごく最近まで出会ったことがありませんで

した（これも筆者の浅い読書経験からです）．

症候診断にも EBM の手法が随所に散りばめられています．例えば，マクギーの身体診断学[4] は世界的な名著です．特筆すべきなのは，前述したように「ある症状が出ている場合，ある疾患を有する可能性がどれくらいあるのか」という定量的な記述がされている点です．「感度」「特異度」といった専門用語が多数あって最初は戸惑うと思われますが，ぜひ一度ご覧になった方がよいと筆者は思っております．

*感度：病気がある人のうち，検査で陽性となる割合
*特異度：病気がない人のうち，検査で陰性となる割合

具体的にどのように医療面接をして情報を集めるとよいのか？

患者さん，もしくは来局されるお客さんの病態を把握するためには情報収集が必要不可欠です．具体的にどのような流れで医療面接を行えばよいのでしょうか．成書[2] を参考にすると，表1に示すように「LQQTSFA」で情報を集め，整理するとよいと言われております．

表1 LQQTSFA の 7 項目を意識して情報を集める

L	location：部位	→	L	頭
Q	quality：性状		Q	ぐっとくる痛み
Q	quantity：程度		Q	かろうじて我慢可能な
T	timing：時間経過（発症時期，持続時間，頻度，変化など）		T	一昨日より
S	setting：発症状況		S	仕事中に
F	factors：寛解因子，増悪因子		F	なし
A	associated symptoms：随伴症状		A	なし

集めた情報をどうやって解釈すればよいのか？

できる限り正確な情報を集めたら，それらの症状から予想される疾患を考えます．ここで重要なのは，もっとも可能性の高い疾患を1つだけあげて，それで思考を止めてはいけないということです．考えられる疾患を複数あげて合

計してほぼ100％となるように心がけましょう．とはいえ，なんでもかんでも鑑別にあげてはむしろ考えていないことになりかねないですから，個々の症例にもよりますが，概ね3～5つ，多くて7つくらいまでの疾患をあげられるようになりましょう．

次に，鑑別にあげた疾患の中で，目の前の患者さん（もしくはお客さん）に当てはまる点と当てはまらない点を考え，疾患を絞り込みます．この際のコツは「鑑別疾患と目の前の症状で合わないところ」を意識することです．そうすることでより合理的・効率的に疾患をうまく絞り込むことができます．

このあたりは成書に非常にわかりやすくまとめられております．本書を読み終えた方はそちらにもチャレンジしていただけたらと思います[1-3]．

こうした思考過程を経て，最終的にOTC医薬品（もしくは栄養剤など）で対処できるのかどうかの臨床決断を下しましょう．

ところで，OTC医薬品にはエビデンスがあるのか？

さて，ここまではOTC医薬品の具体的な使い方等に入る前に，読者の皆さまにぜひとも身につけていただきたい思考の枠組み（OTC医薬品の考え方）について長々と話をしてしまいました．一言でまとめると，「ヒトの診かたについて研鑽を積んで，適切な判断ができるようになってからOTC医薬品について勉強しましょう」ということです．

とはいえ，OTC医薬品について具体なエビデンス例がないと読者の皆様は満足されないかと思います．

実はOTC医薬品にもエビデンスはきちんと存在します．
たとえば，

軽度アトピー患者に対してはワセリンが他薬と比べて費用対効果が高い
（J Drugs Dermatol. 2011 May; 10（5）: 531-7. PMID:21533301）

4章　医学論文の活用法

2歳以上の小児では，上気道炎の咳に対して蜂蜜やベポラップ®の方が鎮咳薬よりも効果的であり安全性も高い
(Pediatrics. 2012 Sep; 130 (3): 465-71. PMID: 22419319)
(Pediatrics. 2010 Dec; 126 (6): 1092-9. PMID: 21059712)

などです．
　筆者らが主宰している「薬剤師のジャーナルクラブ」でもOTC医薬品に関する論文抄読会を開催しています（風邪に対する漢方薬と西洋薬の効果比較）．その詳細は続く5章2節を参照していただければと思います．

OTC医薬品の，その先にあるもの～売ったらそれでさようなら？～

　実際にOTC医薬品等を患者さん，お客さんに勧めたら，そこで仕事はおしまいなのでしょうか．ここでも筆者はNoと強く申し上げます．なぜなら，「薬は飲んだあとが勝負」だからです．OTC医薬品であろうと処方箋医薬品であろうと，そこはブレてはいけません．

受診勧奨と薬局スタッフの書く"紹介状"

　さて，OTC医薬品を勧めて，患者さんがそれを服用して症状が解消されれば御の字なのですが，もし寛解しなかった場合はどうしましょう．患者さんが医院を受診して処方箋を持ってくるのを黙って待っていればよいのでしょうか．そうではありませんよね．

　そこで筆者がオススメしているのが「薬剤師・登録販売者が書く紹介状」です．紹介状と聞いてこれまたびっくりされた方もいらっしゃるとは思います．「それも医師が書くものだ！」という声がまたしても聞こてきそうです（くどい？）．

　なぜ，薬局スタッフが紹介状を書く必要があるのでしょうか．

　もし，薬局側がOTC医薬品を販売するだけで，それ以降のことは知らんぷ

りだとしたら，受診した患者さんは医院でまた一から症状を医師に話さなければなりません．また医師・看護師等も最初から医療面接を行う（やり直す）ことになります．これでは二度手間になってしまいますし，何より患者さんが「薬局に行っても手間と金がかかっただけじゃん．これなら初めから受診すればよかった」と思ってしまうでしょう．そうならないためにも，**他職種の負担軽減と患者さんが薬局で相談してよかったと思っていただけるためにも，薬局でどういった対応をしたのか，患者さんの主訴等はなんなのか，薬局スタッフがどう考えて行動したのか，その経緯を書面でまとめて（つまり紹介状を書いて）おくことはとても大切なことではないでしょうか**．

（なお，日本アプライド・セラピューティクス学会の主宰する臨床判断ワークショップ[5]でも受診勧奨の際に薬剤師が紹介状を書くことを勧めています）

　ということは，OTC 医薬品を適切に取り扱いたいと思うならば，なおさら近隣の病院・診療所との連携を普段から密にしていなければならないということです．OTC 医薬品を駆使したセルフメディケーションを推進しようとすると，ついつい薬局だけで治療を完結しようと思いがちかもしれませんが，それではいけません．EBM のステップ 5 にあるように，自分の決断が果たして妥当なものであったのかをチェックすることも含めて，紹介状を用いた受診勧告とその後のフォローもできるようになっていただきたいです．

「もしこの薬で治らなかったら，僕（私）が信頼しているお医者さんを紹介するから，薬を飲んだあとどうなったのかまた教えてくださいね！」

と，患者さん・お客さんに安心していただけるよう，自信をもって言える薬剤師・登録販売者になろうではありませんか．

　以上が，筆者の考える OTC 医薬品の考え方と使い方です．医薬品の効能効果の暗記大会に陥らず，目の前の患者さんやお客さんを診るための全体像が少しでも把握できれば，筆者としてはこれ以上の喜びはありません．

　……おっと，冒頭での症例の解答（どう行動すべきか）をお答えしなくてはなりませんでしたね（ただし，これはあくまで仮想症例です．内容に異議・多

様な解答があることはご認識の上お読みください）．

　まず一人目の方．この場合は市販薬の販売は NG．すぐに医師の診察が必要で，かつできれば CT や MRI 検査ができる病院へ，紹介状を一筆添えて勧奨すべきです．

　このような，「秒単位で発症し，持続する頭痛」では血管病変や外傷を真っ先に鑑別にあげる必要があります（例えばくも膜下出血）．そして，視診での外傷が認められない場合，症状の重症度によらず直ちに医師の診察を受けるよう薬剤師・登録販売者は危機感スイッチをオンにし，本気で（いつも勤務中は皆さま本気であると筆者は信じておりますが）行動しなければなりません．

　また二つ目の症例，これは市販薬（もしくは栄養剤等）での対処で十分対応が可能であると考えられます．こういった，「症状が多部位にまたがり，かつ発症して 3 日未満の発熱」である場合はそのほとんどがウイルス性疾患（例えばウイルス性上気道炎）である可能性が高いです．抗菌薬は基本不要で，対処療法のみで完治できるはずです（ここで初めて OTC 医薬品について具体的にどれを勧めるべきかを考えますが，本書で言及しません．悪しからず）．

　しかし，症状の持続期間には注意が必要です．相談を受けたのが仮に発症 3 日未満であれば，3 日経過するまで待てるのかをその場で判断しなければなりません．もし症状が 3 日以上続いているならば細菌感染が疑われますので，その時は受診をすることもお客さん（患者さん）に伝えてもよいでしょう．

　ここにあるのはあくまでほんの一例です．答えを暗記するのではなく，皆さんが自ら進んで学び，自分の職場で実践し，自分の五感をフル活用して経験をたくさん積んでいただきたいです．症候学，症候診断，臨床推論の書籍も出版されておりますし，もちろん論文もあるようです．学びたいという意志があればどれだけでも学ぶことができるのです．このチャンスを逃してはなりません．

　「目の前にいる人の訴えをきちんと聴くことができ，症候診断のスキルを駆使して，症状に困っている方と一緒に，他職種とも協働して，前向きに問題に取り組む」

ことができるようになりましょう（もちろん筆者も，現在も鋭意努力の最中であります）．

　こういった知的営為を実践するための研鑽を積んだ皆さまが，本書を読む以前よりも，より適切にOTC医薬品を取り扱えるようになっていただきたいと心より願っております．

■参考文献
1) 前野哲博. デキる医療者になるための症状対応・ベストプラクティス. 秀潤社; 2015.
2) 川口 崇, 岸田直樹. ここからはじめる！薬剤師のための臨床推論. じほう; 2013.
3) 岸田直樹. 総合診療医が教える　よくある気になるその症状レッドフラッグサインを見逃すな！. じほう; 2015.
4) Steven McGee 原著, 柴田寿彦 訳. マクギーの身体診断学 原著第3版 エビデンスにもとづくグローバルスタンダード. 診断と治療社; 2014.
5) 日本アプライド・セラピューティクス学会 http://www.applied-therapeutics.org/

〈山本雅洋〉

4-6. 製薬メーカーのパンフレットの読み方

　今や私たちは様々な医薬品情報に囲まれています．その中で，今なお目にする機会が非常に多いのが，製薬メーカーが持ち込むパンフレットです．これには様々な形態があり，その質も本当に様々だなと感じます．シンプルながら有用な情報が詰まっているパンフレットがある一方で，見目麗しくお金かかってそうだけれどあまり役には立ちそうにないものも存在します．

　ここでは，そのような製薬メーカーのパンフレットは EBM のスタイルに則って読むとしたらどのように扱えばよいかについて解説します．

　パンフレットは，上手く作られたものであれば論文を読むよりも早く有用な情報にアクセスできるという利点があります．一方で，一瞥しただけでゴミ箱に放るべきパンフレットが数多く持ち込まれ，それをありがたがって大事に保存している人が多いのが現状でしょう．

　パンフレットの読み方をきちんと身につけ，良いものはありがたく拝受して大事に情報提供に使わせていただき，役に立たないものはその理由をきちんと指摘して MR さんに突き返すぐらいの態度を示すことは，最終的にはより良いメーカーからの情報提供に繋がり，双方によいことなのではと思っています．

　また，いつか何かの役に立つかと玉石混淆なパンフレットを山のようにひたすら積み上げていくのも，逆に役に立たないと決め付けてしまって片っ端から捨ててしまうのも，実はどちらももったいないことです．前者は場所をとることで空間を浪費し，探す時の手間となって時間を浪費してしまうからです．ここで素早くパンフレットを仕訳してしまう・・・少なくともすぐに捨ててしまうかどうかを即断する・・・そのようなスキルは，何らかの基準を自分の中に用意すればそれが可能になるはずです．

　この本をここまで読み進めて来られた方には何となくおわかりかもしれませんが，EBM スタイルで製薬メーカーのパンフレットを批判的吟味することも十分に可能です．ここからは特にどこかに指針があるわけでもなく，著者独自

の基準なのですが，読むにあたっての注意点を列挙していきたいと思います．ぜひ一度自分でもやってみて，自分なりの基準に調整してみて下さい．

表紙や頭書きはとりあえず無視する

　まず初っ端に「この強さ，○○○○」とか，「□□□□で△△治療は新たなステージへ」みたいなキャッチーなコピーが躍っていたりしますが，このようなイメージを想起させる文言やグラフィック（製薬メーカーのイメージ戦略）は一切無視しましょう．私たちは専門家ですから，科学的根拠でその情報を判断すべきです．イメージで判断するんじゃ素人と一緒ですからね．そのようなものが目に入ってきたときには，そういったところからの刷り込みを受けない「くもりなきまなこ」を心の中に整えて，そっと次のページをめくりましょう．

病態生理，薬理，薬物動態の説明だけではないか？

　対象とする疾患の病態生理や，その薬がどのように効くのかという作用機序は，薬効や副作用の理解，様々なケースにおける相互作用や薬物動態の予測のためには間違いなく必要な情報です．

　しかし，ここまでたびたび述べられてきたように，そのような情報が背景疑問の解決に役立つことはあっても，前景疑問の解決に役立つことはほとんどありません．また，そのような背景知識は，よほど最新の知見でなければ，本来はメーカーから教えられるのではなく自分から専門領域の書籍などで学ぶべきことです．

　幸い，現代ではインターネットでそのような情報はすぐに得ることができますから，そこをありがたがる必要は全くありません（とはいえ，わかりやすい説明になっていたりするのでそこはありがたかったりするのですが）．

　したがって，臨床での薬効の説明が全てそのような基礎研究をベースにしたものであれば，そのパンフレットの情報は臨床では役立ちません．捨ててしまいましょう．

それはヒトを対象にした臨床研究か？

　実は意外にここをクリアできないパンフレットが多いです．よく効いていることを示すグラフが載っているからどのような研究かと傍らに書かれている小さな文字に目をやると，実は動物実験の結果とか・・・これは医学情報の吟味の仕方を知っていればズッコケるべきポイントなのです．

　本書ではここまでに何度となく真のアウトカムと代用のアウトカムについて触れてきましたので皆さんおわかりかと思いますが，ヒトを対象にした試験で代用のアウトカムを評価したものですら，実臨床の患者さんの真のアウトカムを予測し，答えのない臨床疑問に答えを一つひねり出していくには物足りないのです．ましてや動物実験や培養細胞を用いるような非臨床試験が真のアウトカムの改善に繋がるでしょうか？　代用のアウトカムの改善に繋がるかどうかもわかりません．

　例えば類薬できちんとした臨床研究により真のアウトカムにおける効果が認められているとしても，その薬との差異を示すために非臨床試験の結果を大々的に謳って持ってこられるパンフレットは結構あります．ですが，そのような動物や細胞を使って示されたようなアドバンテージは，臨床においてほとんど役に立たない情報と考えてよいでしょう．つまり，治験や市販後調査以上の臨床のエビデンスを載せてないパンフレットは，臨床での効果や副作用を参照する資料としては即ゴミ箱行きで良いと思います．

その臨床試験結果は PECO がきちんと示されているか？

　ヒト以外を対象にした研究結果は臨床では役に立たないという話をしました．そのようなパンフレットは即ゴミ箱行きで構わないと申しました．だからここからは，それをクリアして臨床試験の結果を載せているパンフレットについて吟味します．

　臨床試験の結果が載っていたら，まず着目するのは PECO が明確かどうかです．次のポイントが全て容易に把握できるかどうか確認してみましょう．

○研究デザインはどのようなものか？（RCT？　コホート？　症例報告？）
○ P：対象患者とその病態は示されているか？

○ E：治療法（薬物療法なら投与量，用法用量，期間など）が示されているか？
○ C：対照となる治療（プラセボ，同等薬，無治療の経過）は示されていたか？
○ O：一次アウトカムは明確か？
○一次アウトカムは真のアウトカムか？

　なんだか，前に解説した論文の読み方みたいですね．それはある意味当たり前で，パンフレットがきちんと臨床におけるエビデンスを引用するものだとしたら，そのエビデンスを評価すべきエッセンスをパンフレットの中に盛り込むべきなのです．上記のポイントを曖昧にしたままでただ有効であったという結果だけ押し付けるのは，製薬メーカーの言うことをそのまま鵜呑みにして信じなさいという，そのような意図があると思われても仕方ないと思います．

安全性についてどのように示されているか？

　安全性に関するアウトカム，特に副作用は様々なものが起こりえます．実際にどのような副作用がどれくらいの頻度で起こったのか，それは我慢できそうかどうか，これについても製薬メーカーが多くの情報を持っているはずです．
　重篤な副作用が起こりえるのであれば，まれなものでも気にすべきです．これについては経験が必要になることも多いですが，市販後しばらく経っている薬剤であれば，市販後の副作用報告が必ず示されています．
　ひとまず，以下のチェックポイントをチェックしてみましょう．

○副作用の種類とその頻度が示されていたか
○副作用の内容についても示されていたか
○市販後調査の副作用も示されていたか

☆もう一歩踏み込んで読み込んで
　製薬メーカーのパンフレットを以上の視点からチェックして，ここまでパスしてこれるものは昔に比べると近年はずいぶん増えてきた印象です．しかし，それだけに警戒すべき点もあります．先日実際に経験したことですが，某製薬

メーカーの，ある薬剤のパンフレットには臨床におけるエビデンスが載っており，RCT によって真のアウトカムの改善が示されておりました（具体的な企業名と商品名はここでは控えさせていただきます）．ここだけで終われば，その薬は真のアウトカムの改善があるのかなと思いましたが，引用された論文の出版年が妙に古いことが気になりました．そこで PubMed を使って，原著に当たってみるとともに同様の研究がないか検索してみたのですが，確かに原著は有意な有効性を示していたのですが，その後に報告されたいくつかの研究では，なんと全ての研究で有効性が否定されていたんです．

これはある意味衝撃的というか，非常に狡猾なやり方と感じます．たまたま有効であった RCT の一つを引用してその薬が有効であると訴えてくるのです．

こういったこともありますから，製薬メーカーのパンフレットはたとえ先に述べたチェックポイントを全てクリアしたとしても，その内容を鵜呑みにすることはできません．できるだけ原著を確認し，関連の研究を探してみる必要があります．しかし，そんなことをするぐらいなら，パンフレットに頼らずとも自分で検索をしたほうがよいような・・・

まとめ

以上に示した点は，これまでに紹介した論文の批判的吟味のやり方とかなり共通しています．薬剤師としては，病態生理学や薬理学，製剤学や薬物動態学，前臨床試験的なデータもとても大事なものですが，臨床での効果と副作用を考えようと思ったら，やはり臨床におけるエビデンスがあるかどうか，あったとしてそれは読んでみるに値するかどうかというのは非常に重要な情報選別の方法です．これらのポイントを押さえれば，情報は非常に伝えやすく，かつ受け取りやすく，しかもまとめやすく使いやすくなるはずです．

さて皆様，ひとまず最も手元に近いパンフレットをいくつか手に取って，ここに示したやり方で仕分してみてください．ここに示したポイントに沿って読み解けば，パンフレットだけでなくインタビューフォームやその他の薬剤情報もどこが重要で，どこが重要でないか，さらにそれぞれの情報の質や有用性も判断できるようになります．まさに，医薬品情報を活かす力を身につけることができます．

〈桑原秀徳〉

第2部 薬剤師のための薬の考え方

5章　論文抄読会から垣間見る臨床疑問の行方

5-1. 抄読会のススメ

医学論文を読み続けるうえでの問題

　臨床医学論文の多くは英語で書かれています．日本語を母国語とする私たちが，医学論文を読む際の壁の一つが，この言語の問題ではないでしょうか．そして，一人で論文を読んでいても，その結果があまりにも薬剤師の日常業務という文脈から逸脱してしまっている場合，論文結果をどのように解釈し，日常業務においてどう活用すべきなのかわからないこともしばしばです．自身の経験の延長線上にある活用方法しか見えてこないことも多く，無力感を抱くこともあるでしょう．また，薬剤師がEBMを実践するうえでは，医師の治療方針や処方箋の記載内容に基づく業務遂行という行動上の制約を伴うことも事実です．さらに，アップデートされ続ける医学論文を継続して読み続けるには，それなりのモチベーションの維持も問題となります（図1）．

①論文の多くが英語で記載されている 　→臨床上重要な論文は世界中の人が読めるよう英語での記載が基本であり，英語が苦手な人にとっては，そもそも英文を読むという作業にハードルが存在する．
②論文結果の活用法がわからない 　→処方箋や医師の治療方針という文脈上に存在する薬剤師の立場で，論文の結果をどう活用すべきか，という問題
③継続して論文を読み続ける必要性 　→アップデートされ続ける臨床医学論文を継続してフォローし続けるモチベーションの維持 　→多忙な日常業務において医学論文を継続的に読み続ける時間の確保

図1　論文を読み続けるうえでの問題点

EBM 型抄読会

　論文抄読会の開催はこのような問題点を乗り越えるための方法の一つとして有用です．英語が苦手な人も，複数の人と論文を読むことにより，内容の把握やその理解について共同で作業を進めることができます．そして論文結果の活用法を複数人で議論することは，その活用の仕方を多様化・具体化させます．また抄読会を継続して行うことで，最新の情報を複数の医療者で共有し続けることが可能です．

　論文抄読会とは，複数の医療者が集まり，一つのテーマについて論文を読み，その批判的吟味と結果の適用を議論するというもので，特に EBM 型の抄読会は，論文を通して，能動的に考える態度や，建設的思考，論理的思考，批判的思考を養いながら，論文を用いて実際の臨床現場をシミュレートすることができます．筆者がこれまで開催してきた経験をもとに，EBM 型抄読会開催までの流れを図 2 にまとめます．

　EBM 型抄読会では仮想症例シナリオの設定が必須です．単に論文を批判的に吟味するだけでなく，その適用を含めて複数の薬剤師で議論することに意義があります．特に図 1 で示した「論文結果の活用法がわからない」という問題点に関して，EBM 型抄読会で得られる示唆は大きいでしょう．
　なぜならば，人間の認識や概念形成のプロセスにおいて，個人的な経験や価値観に大きく依存していることが多々あります．複数の人たちと一つのテーマについて議論することは，自分とは異なった視点を獲得することを意味してい

---

①テーマ論文を決める．
②テーマ論文を踏まえ自身の経験や想定される臨床疑問から，仮想シナリオを設定する．
③複数の医療者で論文の批判的吟味を行う．
④論文の結果をシナリオの症例にどう活用するかを議論する．
⑤仮想症例に対する論文の活用法を一つの行動指針として日常業務で類似の事例に遭遇した際に活用できるよう整理する．

図 2　EBM 型抄読会の流れ

ます．そのためにも仮想の症例シナリオを設定したうえで，論文結果の活用をめぐる議論が特に重要です．

テーマ論文の選択と仮想症例シナリオの作成

実際にはまず論文を用意したうえで，論文の PECO をもとに仮想症例を設定すると比較的簡単に作成できるでしょう．テーマ論文を選ぶコツと症例シナリオを作成するポイントを図 3，図 4 にそれぞれまとめます．

---

① 論文タイトルや抄録の内容から日常業務での再現性の高いものを選ぶ．
② 抄録の内容を簡単に読んで研究デザインを把握する．
　・治療の疑問：ランダム化比較試験，メタ分析．
　・副作用の疑問：コホート研究，症例対照研究，ランダム化比較試験，メタ分析など．
　・予後の疑問：コホート研究など．
③ 論文に掲載されている図表を確認し，対象患者や結果を把握する．
④ 日常業務で遭遇しにくい内容であれば他の論文候補を探す．

図 3　テーマ論文を選ぶポイント

---

① 対象患者の全体像を作る
　▶ PECO で言うところの P を大まかに設定する
　▶ 既往歴，併用薬，臨床検査値などの設定
　▶ 論文の患者背景から仮想人物を設定
　　（自身の経験があれば実際の経験を考慮すると，よりリアルな状況を想定できる）
② 対象患者からの具体的な疑問を，テーマ論文を踏まえて明確に設定する
　▶ 薬の有効性についての疑問か
　▶ 薬の副作用についての疑問か
　▶ 真のアウトカムに関する前景疑問を設定する
　▶ より日常業務に反映できそうなリアルな疑問を組み込む

図 4　仮想症例シナリオの作成のポイント

設定したシナリオをもとに複数の薬剤師でテーマ論文の批判的吟味を行い，仮想症例への論文結果の適用を議論していきます．ロールプレーなどを活用しながら，ひとつの認識にとらわれず，多面的に評価することが肝要です．特に薬剤師にとって，エビデンスを踏まえて，「薬の考え方，使い方」に関する意見をもつということは非常に大事なことだと思います．日々蓄積される医薬品情報，それもアクセスフリーな情報が増える中で，日々継続して情報評価・整理を行っていくことが大切であり，このような論文抄読会は，医薬品の情報評価・整理手法の一つとして有用です．論文の内容を「勉強する」，あるいは論文の結果に「答えを求める」，ということではなく，曖昧な論文情報を継続的に読むことは，日常業務で遭遇しうる「重要な問い」にアンダーラインを引くことを可能にさせてくれます．

継続した抄読会開催のために

抄読会には様々なメリットもありますが，やはり多忙な日常業務の中で複数の薬剤師が集まり，定期的に開催を維持するのは難しいということもあるでしょう．まずは論文の批判的吟味に関する負担を最小限にすることが大事です．EBMにおいては情報の批判的吟味も大変重要なポイントではありますが，それに多くの時間を費やすよりは，限られた時間であれば論文の活用法を議論することのほうが有用だと筆者は考えています．論文抄読会を継続するポイントを図5にまとめます．

論文の批判的吟味には深入りせず，論文が示す結果をどう活用していくか，そのようなディスカッションが大切なのです．そもそも研究デザインの妥当性

①読みたい論文をテーマ論文に
　▶興味のある内容で！
②批判的吟味に深入りしない
　▶論文の結果の妥当性に深入りするのではなく，その活用の仕方の議論をする！
③論文の多面的な活用法を気軽に議論
　▶コミュニケーションをとりやすい雰囲気で！

図5 論文抄読会継続のポイント

がどれだけ高かろうと，常にαエラーやβエラーの可能性は付きまとっているわけです．

論文を使いながら，患者と向き合う際に考慮すべきポイントを，様々な視点から評価・考察することが肝要ですが，多種多様な視点を生み出すためには，一人で論文を読んでいても限界があります．抄読会において複数の医療者で論文を読むということはより多くの着目視点をもち，一つのテーマを多面的に評価・考察することにほかなりません．

論文抄読会からつなげる継続的な学習

論文抄読会で扱える論文は多くの場合で，抄読会1回につき1本というところでしょう．しかしながら設定したシナリオの臨床疑問を解決するにあたり，1つの論文を読んでも，それが明確に解決できるということはそれほど多くはないと思います．抄読会から得られる多面的な示唆が新たな臨床疑問を提起することも多々あります．

このように抄読会から得られた示唆，あるいは新たに提起された臨床疑問から，類似の研究報告はないか，他の論文を探してみよう，といった継続的な学習につなげることができます．論文を一つ読むことで明確になるのは，実は臨床疑問に対する明確な答えなど存在しないことのほうが多いということです．論文抄読会の開催は，取り扱ったテーマについて，その臨床判断が容易に決断できないこと，すなわち臨床判断の決定不可能性を学ぶことを可能にさせ，またその解決への糸口を見つけるために継続的に論文を読み続ける必要性を浮き彫りにさせます．

論文を読む時間がない中で

「論文を読む時間なんてない」という声をよく聞きますが，現場で働く薬剤師の多くが，論文をゆっくり読む時間がないのが現状でしょう．しかしながら，本当に楽しいことのためには，頑張って時間をつくりますよね．たとえば，今日は友人と会う約束があるから，残業しないように早めに仕事を進めよ

うとか，どうしても読みたい小説があるから，早めに家事を終わらせようとか．自分が楽しむ時間を確保するために，それまでの作業を効率よく進めながら，時間を作るということを私たちは日常生活でも普通に行っていることでしょう．医学論文を，小説のように読みたくてしかたがないもの，そのように時間をつくろうと思えるくらい，論文の面白さを見いだすことが大切なのだと思います．

　薬剤師が薬学教育課程で学ぶことの多くは背景疑問に対する答えです．それに対して実際の医療現場では具体的な前景疑問が常に提起されていきます．背景疑問に対するような基礎的な知識のみでは，これらの前景疑問に対処することは難しいことのほうが多いでしょう．

　この前景疑問に対して唯一，大きな示唆が得られるのが医学論文なのだといえます．学生時代，自分の知らない知識を教科書で学び，新たな概念を知ることができた感動をお持ちの方も多いと思います．医学論文を読むことの面白さ，魅力の一つは，悩ましい前景疑問について医学論文からその解決への糸口を見つけることができた，という感動に他ならないのです．論文の面白さとは，そういった感動を得られたところに見出すことができるものと思います．論文抄読会はこのような，論文の面白さを引き出すきっかけにもなります．複数の人が論文から引き出した新たな概念は，大変新鮮な感動を与えてくれることも多いはずです．

〈青島周一〉

5-2. RCT ①: JJCLIP 配信
総合感冒薬と葛根湯

　この節では，現在筆者たちが主宰している，インターネット上での臨床医学論文抄読会（薬剤師のジャーナルクラブ，Japanese Journal Club for Clinical Pharmacists: JJCLIP）の様子をお見せいたします．
　その中でも，ここではランダム化比較試験論文をテーマとした抄読会を紹介いたします．

　なお，この論文抄読会は 2015 年 6 月 22 日にインターネット上で開催したもので，その内容は（http://twitcasting.tv/89089314/movie/74078583）より視聴できます．

　テーマは「葛根湯は総合感冒薬よりもよく効くの？」．薬局でも漢方薬と総合感冒薬のどちらがより効くのか，といった質問を受けたかたも，いらっしゃるのかもしれません．
　医師の岸田直樹先生の著作「誰も教えてくれなかった風邪の診かた」（医学書院）によると，風邪とは次のように定義されます．

"ほとんどの場合，自然寛解するウイルス感染症で，多くは咳・鼻汁・咽頭痛といった多症状を呈するウイルス性上気道感染"

　つまり，風邪は急性疾患であり，多くの場合，放っておいても勝手に治る病気です．ということは，病院・診療所への受診が必要ないことも明確ではありますし，もっと言うならば薬局にすら来る必要はないのかもしれません．
　しかしながら，風邪の自覚症状（咳，鼻汁，咽頭痛など）は確かにそこに存在する現象で，当人はその症状に困っているのですから，それらが早くなくなって欲しいと願うことはなにも不思議なことではないでしょう．
　そんな訴えをもって来局される方々に，薬剤師（または登録販売者）はどの

ように対応すればよいのでしょうか．

それでは，紙面の上ではありますが論文抄読会を始めてゆきましょう．

仮想症例シナリオ

あなたは，ドラッグストアに勤務する薬剤師です．インフルエンザも花粉症もシーズンを終え，忙しさのピークを過ぎて穏やかな毎日となったとある日の閉店間際，一人の女性が来局されました．

「漢方薬の，葛根湯って薬はあるかしら？ 市販の風邪薬よりも効くよって友人から言われたから，今すぐにでも飲みたいんだけれど……」

初めてお会いするこの女性に対して，少し詳しく話を聞くと，以下のことがわかりました．

- 30代前半の多忙な会社員
- 数時間前から咳，頭痛，咽頭部違和感（嚥下困難なし），倦怠感あり，発熱不明
- 普段は忙しくて，とても受診できるような時間的余裕はない
- 総合感冒薬を飲んでも改善しなかった経験がある
- そのときは結局無理に仕事を休んで病院を受診して，抗菌薬（薬名不明）を貰ったが適当に服用しており，気がついたら治ったという
- 妊娠・授乳なし

あなたは，市販薬と葛根湯とどちらが風邪により効果があるのか，その根拠の有無を確かめてみることにしました．

仮想症例シナリオのPECO

まずは何よりPECOっと（ペコッと）定式化！ それがEBMのステップ①です．EBMは目の前の患者から始まります．その患者さんから生まれる臨床疑問（Clinical Question: CQ）をはっきりと意識することが大切です．この仮想症例の患者さんからの疑問を定式化すると，以下のようにまとめることが

できるでしょう．

- 対象患者 P（patient）：風邪の引き始めであろう 30 代の女性
- どんな治療を E（exposure）：葛根湯の内服
- 何と比べて C（comparison）：市販の総合感冒薬の内服
- どんな項目で検討したか O（outcome）：風邪が早く治るのか？

テーマ論文

　臨床疑問が PECO によって定式化できたら，次は論文探しです（EBM ステップ②）．

　Pubmed の Clinical Queries でキーワードを「common cold kakkonto」，探索範囲を narrow で検索をすると，次の論文を見つけることができます（2015 年 6 月の時点ではこの論文のみヒットしました）．

Non-superiority of Kakkonto, a Japanese herbal medicine, to a representative multiple cold medicine with respect to anti-aggravation effects on the common cold: a randomized controlled trial.
Intern Med. 2014; 53 (9): 949-56. PMID: 24785885

　インターネット上で全文がフリーでダウンロードできます．ここから先は手元に論文を用意して，実際に論文と本書とを照らし合わせながら通読されることをお勧めします．

論文の妥当性

　論文を見つけることができたら，次はその論文を批判的に（決して否定的ではなく！）吟味しましょう（EBM のステップ③）．3 章の「3-2」でとり上げた「ランダム化比較試験を 10 分で吟味するポイント」ワークシートも手元におきつつやってゆきます．

① 研究デザイン

タイトルにズバリ「a randomized controlled trial」とありますので，ランダム化比較試験であることがわかります．さらに，アブストラクト（抄録）のMethodsの段落には

The participants were randomly assigned to two groups；
「研究参加者は二つのグループにランダム割付された」

とあることからも，この論文は間違いなくランダム化比較試験であるでしょう．

② 対象患者 P（patient）

同じく論文 P.949 のアブストラクトの，Methods の文章を見てみましょう．

Adults 18 to 65 years of age who felt a touch of cold symptoms and visited 15 outpatient healthcare facilities within 48 hours of symptoms onset were enrolled

とあります．直訳すると，
「風邪の症状により，15 の外来診療施設を受診した症状発症から 48 時間以内の 18 ～ 65 歳の患者」
ということになります．

また，少し論文を読み進めて，P.950 の本文中の Methods のところを見てみましょう．すると，左下の Setting and participants という段落にも

throat discomfort and some feeling of chills without sweating：
「寒気があってかつ発汗がないもの」

と記載があり，対象患者が葛根湯の証も考慮されていたことがわかります．

③ どんな治療を E（exposure）　何と比べているか C（Comparison）

P.949 に戻りましょう．アブストラクトのところに，

one treated with Kakkonto（Kakkonto Extract-A, 6 g/day）(n ＝ 209)

212　第 2 部　薬剤師のための薬の考え方

「葛根湯エキス細粒 6g/日を1日3回服用する（209人）」

and one treated with a Western-style multiple cold medicine (Pabron Gold-A, 3.6g/day) (n = 198) for at most four days
「パブロンゴールドAを3.6g/日を1日3回服用する（198人）」

とあります．またどちらの治療も最大4日間の投薬となっていることも把握できます．

　さらに詳しい情報は P.950 の Interventions の段落にも記載されております．それによると，今回は医師の処方を経ずにこれらの薬剤を手に入れ服用していること，また4日間の治療でも途中で症状が消失するなど改善がみられた場合は服用を中止してもよいこと，もし症状が悪化した際は医師の診察を受けてもよいことになっていることも読み取れます（Interventions の段末文章より）．

④ どんな項目で検討したか O（outcome）

　論文 PECO の最後はアウトカムを確認しましょう．primary outcome をキーワードに本文を探してみましょう．
　これもやはり P.949 のアブストラクトにズバリ記載があります．

The primary outcome of this study was the aggravation of cold, nasal, throat or bronchial symptoms, scored as moderate or severe and lasting for at least two days within five days after entry into the study.
「主要評価項目（つまり一次アウトカム）は研究開始から5日以内の，少なくとも2日間持続的な，症状スコアによって評価できる中程度から重度の鼻，喉や気管支症状の悪化」

　症状スコアに関しては，具体的には P.951 の Outcomes の段落に記載があります．

Here, we replaced each symptom grade with numerical scores, i.e., "none" as 0, "mild" as 1, "moderate" as 2 and "severe" as 3.

「症状がなければスコアは 0，軽症で 1，中等度で 2，重症で 3 点と，1 点ずつ症状の重さを数値で置き換えた」

とあります．患者さんの主観的な症状を数値で評価したのですね．

これで，論文の PECO を見つける・組み立てることができました．
ここまでは皆さまよろしいでしょうか．文章をただ単に流し読みするだけでなく，きちんと自分の目でこれらの項目を見つけてくださいね．

さて，ここまでで論文の PECO を探しまとめることができました．次は論文の妥当性を吟味してゆきましょう．

⑤ 一次アウトカムは明確か？
統計学的にはプライマリアウトカム（一次アウトカム）を「症状スコア」とひとつだけに設定しているので，これは明確であると判断できます．

⑥ 真のアウトカムか？
風邪も含めた急性疾患における真のアウトカムとはどういう捉え方をすればよいのでしょうか．
ここでは本人の感じる辛い症状がどれだけ軽減できたのか，つまり主観的な，本人にしか感知できないものが（急性疾患における）真のアウトカムとみなすべきであると抄読会では判断しております．
それによると，本論文の一次アウトカムである症状スコアは今回は真のアウトカムであるとみなすことができます．

ちなみに，急性疾患での代用のアウトカムとして体温（の変化）などがあげられます．
「熱が 39℃ から 37℃ に下がって，それが統計的に有意でした！」といったところでしょうか．それはそれで良くも悪くもないのですが，「で？ 結局患者さんは元気になったの？」とツッコミを入れたくなります）

⑦ 盲検化されているか？

　blind というキーワードで論文を検索しても本文中には該当する文章を見つけることはできませんでした．ということは，**今回は盲検化はなされず，被験者は自分が何を服用しているのかは把握されている**ということです．

　ただし，

The medications were sealed in uniform packets.
「薬剤は均一なパッケージで密封されていた」

と記載があり，医療者に関しては盲検化されていた可能性があります．がしかし，患者に対しては行われていないようです（葛根湯とパブロンでは味も匂いも見た目も異なるため，患者に対する盲検化は難しかったのでしょうか）．

⑧ ランダム化は最終解析まで保持されたか？

　P.951 の，Results のすぐ上の段落を見てみましょう．
　すると，

All analyses were performed on an **intention-to-treat** basis, in which we used all data including the primary outcome under the condition that the group assignment was masked to both the local administrators and data processors.
「主要評価項目を含めた全データは解析者がマスクされた状態で，ITT の原理に則って行われた」

　統計解析は ITT 解析と記載があり，ITT の原理で解析を行っていると記載があります．

　しかし，P.952 の Fig. を見てみると，実際には割り付け症例からの脱落が解析に考慮されておらず，厳密な ITT ではないことがわかります．E 群への割り付けは研究開始時点では 209 人，C 群が 198 人であったことに対して，最終解析では E 群が 168 人，C 群で 172 人となっています．解析組み入れ率は 8 割程度ということになりますね．

　これは確固たる根拠があるわけではありませんが，**RCT の論文を読むにあたっては解析組み入れ率は 8 割を超えていれば，ランダム化は最後まで保持されたとみなしてよい**と経験的に言われております．こういったこともひとつ覚えておくと良いでしょう．

さて，ランダム化比較試験の論文を吟味するポイントを整理・確認できたところで，いよいよ論文の結果をみてゆきます．

P. 953 の Table 2. の内容を表にまとめると，次のようになります．

アウトカム	葛根湯服用（E 群）	パブロン服用（C 群）	p 値
5 日以内の風邪症状の悪化［プライマリアウトカム］	38 人/168 人（22.6%）	43 人/172 人（25.0%）	0.66
口渇，胃腸のトラブル，眠気や頻尿といった有害事象	7 人/168 人（4.0%）	12 人/172 人（7.0%）	0.42

p 値が 0.05 を上回り，統計的に両者には差がないという結果でした．この結果を整理すれば概ね以下のようにまとめることができるでしょう．

「風邪のひき初めに対して葛根湯を服用しても，パブロンを服用しても，風邪の悪化は同程度で，約 25% は早めに風邪薬を飲んでも悪化してしまう．副作用は葛根湯でやや少ない傾向にあるが，この研究では統計的に差はない．ただ眠気の副作用は理論上パブロンで多いものと考えられる」

（注：有害事象に関してはプライマリアウトカムではないので，単に症例数が不足しているため有意差が出ていないという可能性もあります）

論文の結果をどう活用するか

この論文の結果を見ながら，この患者さんにどうアプローチしていけばよいのでしょうか（EBM のステップ④）．当時の抄読会にインターネットを介してご参加いただいた皆様から大変多くのコメントをいただきました．そこでのディスカッションの一部を少しまとめさせていただきます．

（共著者の青島周一先生の個人ブログより引用・加筆修正させていただいております[1]）

▶ この場合，患者さんに対してさらに何かを聞くことがあったのではないか
▶ 市販薬の場合，リスクの除去が大事．高血圧や緑内障，眠気やアスピリン喘息や薬疹などの既往歴を確認

- 風邪薬を求めてくる多くの患者さんは「いまこの症状をなんとかおさえたい」「症状がおさまったら治った気がする」ということを求めているのではないか
- 症状消失までの期間が短いより，症状軽減が優先されるのが多くの社会的背景
- OTCは，最終的には購入者が自身で選択して購入するもの．どれだけ情報提供しても「でもやっぱりこれにする」って決めたら「ダメ」とは言えない
- 早めのパブロンが葛根湯くらい効果があるのか，それとも葛根湯が早めのパブロンくらい効果がないのかこの研究ではわからない
- 単純な2剤の比較でないから，「差がない」をどの程度評価するか悩む
- 葛根湯は回復をうながし，パブロンは症状自体を抑えて楽にしてやっている間に治るべき時期が来て治るという解釈もあり？
- 副作用（特に眠気）はやはり気になる人は多い．やはり初期に飲む方は休養のとれない人が多いから
- 「風邪の症状は抑えたいけど眠くなったら困る」と言う人には漢方から選択を考慮する．効果の高さより副作用がより少ないことを求める人は多い
- 時間がたてば治る．それを待つ以外ない，という場合もあるのでは
- 1/4は悪化する．それは貴重な情報．基本OTCは「売った後どうなったか」知ることは難しい
- 寒気があって，汗が出ていないのなら，葛根湯を勧める．今回の患者も，葛根湯を求めて来ているということを尊重したい
- 患者さん自身のエビデンス（自己の経験）を考えると良いかも．「私はこれが効きます！」っていう経験を聞き出す
- 医療機関を受診して，何もしないとなると，患者が納得しないかもしれないし，実際には難しいのではないか
- 薬は治してくれるもの！と勘違いしている方は多い．補助するものと話すことに徹している
- 風邪を治す薬はない事をきちんと説明して，薬に過度な期待をもたさない．ホームケアを中心に説明．売るなら3日分まで
- 本来風邪は自然に治るもの．インフルエンザも含めて治療薬が出てきたがゆえに薬に頼る傾向を感じる

- ▶主訴をさらによく聞いて「今どうしても何か薬でなんとかしたい」って言われたらそれに合う薬を考える．そこまで切迫してる感じじゃなかったら「温かいもの食べて今日は早く寝てください」って言う
- ▶薬を飲まないという選択をとるのは，患者自身が後悔しそうになるので避けるかも
- ▶客「車が欲しいんです」，店「あなたには必要ありません」というような対応になると，お客さんとの信頼関係が崩れるかもしれない
- ▶日本がセルフメディケーション後進国である理由は，「何でもかんでも自分たちが責任をもつんだ！」という医療者のエゴが強いこともある気がする
- ▶本症例の話をすると最も不快感，不都合感のある症状を明確にして，それを抑えるのが僕の（視聴者の）スタンスかな．咳には咳止め，鼻水には鼻炎薬，咽頭痛には痛み止め．総合感冒薬は勧めない
- ▶あんまり変わらんよって科学的に証明されても，『いや，私には違う！』って葛根湯信者は思ってしまうわけで，その考えも尊重してのアプローチってどうすれば良いんだろうなと葛根湯信者は思いました

　皆さまは実際にこの場で論文を読んでみて，どのような思いを抱きましたでしょうか．
　風邪という，ごくごくありふれた（といっては失礼ですが）疾患に対してもこれだけの意見があがり・活発な議論が行えることに，主宰者側としてただただ驚きと嬉しさでいっぱいであったことは記憶に新しいです．

　既に申し上げたように，風邪は急性疾患であり，多くの場合は放っておいても自然に治癒する疾患ではあります．しかし，本書を読まれている皆様の中には，「たとえ風邪であっても重症化するのが怖いし困るから抗生物質が欲しい！」と患者（もしくは患者未満のかた）から言われたことがおありと思います．これってどれくらい妥当なものなのでしょうか．
　風邪症状に対して予防的抗菌薬を投与しても，肺炎を予防できるのは約1万2000回投与に1回の割合であることが報告されています[2]．

　こういうデータも知っておくだけでも，下手に抗菌薬を求めたり，または処方を勧めて病院・診療所へ受診勧奨を行うことも減るのかもしれません．

とはいえ，ディスカッションにもあったように，薬を求めている方々に「あなたには必要ないです」と紋切り型に言ってしまってはコミュニケーションも成り立ちませんし，なによりお客さんや患者さんとの信頼関係などできるわけがありません．そうではなくて，今，確かに現れている症状で苦しんでいる人をどう「安心」させて「安全」を提供できるのかを考えましょう．そして，例えば来局された方々に「今は私はこれこれだと思うのでこの薬を勧める（or 勧めない）．でもそれで本当に大丈夫なのか，私も気になるので，後日連絡をください（もしくは同意が得られれば連絡先を患者さんから聞いておく，など）」などの対処はすべきでしょう．つまり，その時の自分の対応がどれほど妥当であったのかをあとで検証できる仕組みを職場で作るべきです（EBM のステップ⑤）．

べき論で語ること自体は筆者は無条件での賛成はしないものの，EBM のステップを完了するために，敢えてこのあたりは強く「すべき」と申し上げます．

おまけ話を最後にひとつ書いて，本節を締めさせていただきます．
今回は葛根湯と総合感冒薬とのガチンコ対決でしたが，読者の方々の中には葛根湯とプラセボの比較を知りたいと思われたかたもいらっしゃるとおもいます．筆者もそう思ったのですが，この論文，文末の Discussion（P. 955 の左カラム）のところに，

It was quite difficult to prepare a placebo of Kakkonto with a similar appearance, smell and taste.

「葛根湯と同様の見た目・味を有するプラセボを用意することが極めて困難であった」

とあります．
なんとまぁ，葛根湯に対する深い愛情があることか！
こういった小ネタ（と言っては大変失礼ですが）も楽しめることも，論文を読んでみる醍醐味なのかと筆者は思っております．

■参考
1) Blogger 版　地域医療の見え方 http://syuichiao.blogspot.jp/2014/06/263_23.html
2) Meropol SB, et al. Ann Fam Med. 2013 Mar-Apr; 11 (2): 165-72.

〈山本雅洋〉

5-3. RCT ②: JJCLIP 配信
LABA の長期使用の安全性

　さて，この節でも引き続き私たちが主催している JJCLIP 抄読会の様子を紹介したいと思います．紙面に起こす都合上，どうしても伝えきれない部分もありますし，カットした部分も多くございますので，興味を持たれた方はぜひ実際の抄読会を聞いてみていただきたいと思います．

　なおこの論文抄読会は 2013 年 11 月 17 日にインターネット上で開催したもので，その内容は

http://twitcasting.tv/89089314/movie/25702950

よりいつでも視聴できます．

　本節で取り上げるテーマは「喘息の吸入薬は長い間使っても安全？」です．前節に引き続いてランダム化比較試験（RCT）を取り上げてみたいと思います．

　こういったこと，気にされたことがある方も，逆に無頓着だった方もどちらもいらっしゃると思います．それは現場でのケースバイケースで，また薬剤師一人一人判断が異なっていてよいと思います．

　と言いますのも，このような「リスク」に関するエビデンスの受け止め方は，結論から申しますと，非常に微妙なものであって**どちらか一方に傾く答えというのはなかなか出せない**ものだからです．

　ただし，何か科学的な根拠に基づいて大丈夫だと判断するかどうかが大事なのであって，これまで何となく自分の好き嫌いや周りの空気のようなものを判断の基準にしてきたという方は，ぜひこれから紹介します紙面上抄読会で，まずはその雰囲気を感じ取ってみていただければと思います．

仮想症例シナリオ

　あなたは薬局で勤務する薬剤師です．喘息の治療で通院している 30 代の男

性患者さんから質問を受けました.

「今年の春に喘息の状態が悪くなってから,今までのステロイドの吸入から,2つの成分が配合されたこの吸入薬(サルメテロールとフルチカゾンの合剤)になったんだけど,これはよく効くね.今はもう何ともないよ.でもかれこれ半年以上使っているんだけど,こういう薬ってずっと使っていても問題ないのかな?」

この患者さんは喘息以外に特に合併症もなく症状も今は比較的落ち着いているとのことでした.あなたは早速サルメテロール/フルチカゾン合剤吸入薬の添付文書を広げてみました.すると"その他の注意"の項目にちょっと気になる情報が記載されていました.

「本剤の有効成分の1つであるサルメテロールについて米国で実施された喘息患者を対象とした28週間のプラセボ対照多施設共同試験において,主要評価項目である呼吸器に関連する死亡と生命を脅かす事象の総数は患者集団全体ではサルメテロール(エアゾール剤)群とプラセボ群の間に有意差は認められなかったものの,アフリカ系米国人の患者集団では,サルメテロール群に有意に多かった.また副次評価項目の1つである喘息に関連する死亡数は,サルメテロール群に有意に多かった.なお吸入ステロイド剤を併用していた患者集団では,主要および副次評価項目のいずれにおいてもサルメテロール群とプラセボ群の間に有意差は認められなかった」(アドエア® 添付文書より引用)

患者さんは時間に余裕があるとのことで,あなたは添付文書の引用文献から原著論文を手に入れ10分で簡単に読んでみることにしました.

☆添付文書などに記載の引用文献から原著論文を得る方法

もしその論文が英語論文であり,その分野ではそこそこ著名な雑誌に掲載されているのでしたらPubMedを使って(慣れれば)所要時間1分程度で原著にアクセスすることができます.

第1部の1章「1-6.情報検索のポイント」にて,"Single Citation Matcher"というツールを紹介しましたが覚えてますか? あれを使ってみます.

アドエア®の添付文書には上記引用箇所に文献として，Nelson HS, et al. Chest. 2006; 129: 15-26 が示されています．これを探してみましょう．
　PubMed の Single Citation Matcher にアクセスし，まず"Journal"の入力欄に雑誌名である"Chest"を入力してみましょう．次に，"Date"の欄には出版年である"2006"を入力します（月日まで入力できるようになってますが不要です）．それから，"First page"の欄には最初のページである"15"を入力します．そして"Search"ボタンをクリックです．原則として学術雑誌はその年に出版されたものは通し番号でページが入っていますので，雑誌名，出版年，最初のページが論文を特定できます．
　この論文のアブストラクトが直接出てきたと思います．これが今回のテーマ論文となります．

> Nelson HS, Weiss ST, Bleecker ER, Yancey SW, Dorinsky PM; SMART Study Group. The Salmeterol Multicenter Asthma Research Trial: a comparison of usual pharmacotherapy for asthma or usual pharmacotherapy plus salmeterol. Chest. 2006 Jan; 129 (1): 15-26. Erratum in: Chest. 2006 May; 129 (5): 1393. PubMed PMID: 16424409.

　この論文はフリーで全文読めますので，ぜひ"Full text links"からのリンク先で論文を入手してみてください．PDF ファイルで入手しておいて，タブレットやパソコンで読めるようにするか，紙のほうがお好みであればそれを印刷して手元に置いて，この先に進んでください．

仮想症例シナリオの PECO

　まずシナリオの PECO を立てましょうか．シナリオを読んで，頭の中に PECO がいくつか思いつくようにならなければなりません．PECO というのは一つじゃありません．その患者さん（P）はどんな人か？　を知っていれば知っているほど PECO の数は増えます．通常は，数ある PECO の中からその患者さんにとって最も大事なもの，差し迫ったもの，現実的なものを優先して考えます．ですから，PECO に答えがあるわけではないんですが，今回はこの仮想症例の患者さんからの疑問を以下のように定式化してみたいと思いま

す．

- 対象患者 P（patient）：喘息で通院治療中（症状は安定している）の 30 代の男性
- どんな治療を E（exposure）：サルメテロールとフルチカゾンの合剤の吸入
- 何と比べて O（outcome）：ステロイド単独の吸入
- どんな項目で検討したか O（outcome）：死亡や喘息増悪が増えるか？

論文の妥当性

　ここからは論文の批判的吟味になります．ここまでで既に紹介しておりますが，「ランダム化比較試験を 10 分で吟味するポイント」に沿って論文の妥当性をチェックしてみましょう．皆さん，準備はいかがでしょうか？

① 研究デザイン

　論文のアブストラクトに"Design"という項目があります．ここに"A 28-week, randomized, double-blind, placebo-controlled, observational study."と，この論文の研究デザインが書いてありますが，ここを読めばわかる通り，これは RCT であることが確認できます．

　ランダム化の方法や隠蔽化（concealment）については詳しく書かれていませんが，一応"multicenter"試験であるということは中央割付が行われているはずであり，それだと治験と同様の方法が取られるはずなので割付の隠蔽もきちんとなされているのではないかと期待して済ませることにして，次に参りましょうか．

② 対象患者 P（patient）

　論文のアブストラクトの"Participants"を見てみましょう．

> "Subjects (> 12 years old) with asthma as judged by the study physician were eligible. Individuals with a history of long-acting β_2-agonist use were excluded."

とあります．ここを訳してみましょう．
「この研究に参加した内科医によって診断された（12 歳以上の）喘息患者が組

み入れられた．長時間作用型 β_2 アゴニストを使用したことがある患者は除外された．」

これが，対象患者ということになります．

もう少し詳しく読むとしたら，論文 P.16 の右側，"MATERIALS AND METHODS" の "Patient Selection" のところを読んでみましょう．長時間作用型 β_2 アゴニスト以外の喘息治療薬の併用は可能だったようです．また，妊婦や授乳婦，全身状態の悪い患者，交感神経作動薬に過敏症のある患者，β ブロッカー使用中の患者は除外されたことがわかります．

③ どんな治療を E（exposure） 何と比べているか C（Comparison）

論文のアブストラクトの "Interventions" を見てみましょう．

"Salmeterol, 42 μg bid via metered-dose inhaler (MDI), and placebo bid via MDI."
とあります．「定量吸入器によるサルメテロール 1 日 2 回吸入とプラセボ 1 日 2 回吸入」これを比較していることがわかります．

さらに詳しく読むとしたら，論文 P.16，"Study Design and Intervention" のところを読んでみましょう．被験者はきちんと吸入方法の指導を受け，現在の治療薬に追加する形でサルメテロールまたはプラセボを吸入したことが書かれています．また，短時間作用型 β_2 アゴニストを持っていない人には albuterol（サルブタモール）を持たせたとのことです．

④ どんな項目で検討したか O（outcome）

論文のアウトカムは何か？　これもやはり最初はアブストラクトから見てみましょう．"Measurement and results" のところに書いてある "primary outcome" の辺りを読んでみましょう．"respiratory-related deaths, or life-threatening experiences" すなわち「呼吸器関連の死亡と生命を脅かす経験」です．

これも詳しくは論文の P.17，"Case Adjudication and Data Safety Monitoring" のところに書いてあります．上記アウトカムの判定は，患者がどちらの群に割り付けられたかを目隠しされた人によって評価されています．

これで，論文の PECO はひとまず完成です．全部頭から訳していくのでは

なく，キーワードを探していくという感覚が理解できたことと思います．
　この勢いで次に進んでいきましょう！

⑤ 一次アウトカムは明確か？
　先ほどあげました通り，primary outcome は呼吸器関連の死亡と生命を脅かす経験です．これは先の項目であげた本文中の部分に書いてあるように，第三者の目によって予め定義された基準で診断されており，明確であると言えます．

⑥ 真のアウトカムか？
　死亡やそれに近い状況が一次アウトカムに設定されており，真のアウトカムを検証したものであることに疑いはありません．

⑦ 盲検化されているか？
　「①研究デザイン」のところに引用したように，"double-blind" の記載があるので，この研究は二重盲検 RCT であると考えられます．ただし，盲検化の方法については詳しく記載がありません．吸入薬ですがすぐに見分けがつくような味がするわけでも，効果や副作用に著しい違いがあるわけでもなさそうな感じですので，おそらく盲検化は破られてないだろうと希望的に見て先に進むことにします（もし明らかに見破られやすい薬の場合は盲検化の方法はきちんと確認しましょう）．

⑧ ランダム化は最終解析まで保持されたか？
　これはこの論文の場合，アブストラクトの中には書いてなさそうです．本文中から探してみましょう．
　論文 P.18 の左側，"Population" のところに "intent-to-treat" という言葉を見つけられるでしょうか．簡単に読むとしたら，これで ITT 解析，すなわちこの項目は OK ということになります．
　詳しく読むとしても，"RESULTS" の冒頭に 26,355 名の被験者がランダム化されたことが記してあります．Table 4. には結果が書いてありますが，このうち Total Population の両群の数を足すと 13,176 + 13,179 = 26,355 になりますから，ランダム割付された人全員が一次アウトカムの評価に回って

いると判断してよいと思います．

　さて，ランダム化比較試験の論文を吟味するポイントを整理・確認できたところで，いよいよ論文の結果をみていきます．
　P. 19 の Table 4. の主要な結果を表にまとめると，次のようになります．

アウトカム	サルメテロール (E 群, 13,176 人)	プラセボ (C 群, 13,179 人)	RR (95% CI)
呼吸器関連の死亡および生命を脅かす経験（一次アウトカム）	50 人	36 人	1.3952 (0.9097 to 2.1398)
喘息による死亡や生命を脅かす経験	37 人	22 人	1.7068 (1.0075 to 2.8912)

　一次アウトカムでは有意差があるとまではいえませんが，サルメテロール群の方が死亡や重篤な転帰が増えてしまいました．しかも，二次アウトカムですからここを結論とすることはできませんが，喘息関連の死亡や重篤な転帰はサルメテロール群のほうが有意に多いという結果になってしまいました！　これは当初の予想の逆であり，非常に衝撃的な結果です．また，人種別の解析の結果では，この傾向はアフリカ系被験者で顕著だったようです．
　以上の結果から，この SMART 試験は当初の計画を途中で中断し，この段階で終了に追い込まれてしまいました．中間解析で害の発生が有意に増加したことが判明してしまったら，倫理的な懸念が大きすぎるためそうなってしまうのです．

　一次アウトカムの結果ではないものの，有害事象が有意に増えてその結果早期終了したということは，もしそのまま続けていれば一次アウトカムにも有意差が出ていた可能性もあるわけです．もちろんそれが証明されたわけではないので（あくまで二次アウトカム，しかも人種で違いがあったので）この報告のみから喘息患者に対するサルメテロールの使用を止めるべきとまではいえないかもしれませんが，少なくとも死亡のような最も避けるべきアウトカムが増える可能性があるということであれば，使用に当たっては慎重に考えなければなりません．

論文の結果をどう活用するか

この論文の結果を見ながら，この患者さんにどうアプローチしていけばよいのでしょうか（EBM のステップ④）．

この当時のインターネット抄読会も，ご参加いただいた皆様から大変多くのコメントをいただきました．主なディスカッションの一部を少しまとめてみます．

- ▶人種差はどうか？　日本人のデータではないし，吸入手技の違いがあったのかも
- ▶人種間での生活水準（十分な医療を受けられる環境にあるか）にばらつきがあるのでは？
- ▶QOL が上がるか否かも大事
- ▶LABA 開始以前との発作の頻度の変化は？
- ▶効果が実感できているのは良いことでは？
- ▶この患者さんは吸入ステロイドを使用しているから大丈夫か？
- ▶ステロイド単剤で問題ないなら一度 LABA をやめてみてもよいのでは？
- ▶絶対リスクはそれほど高くないのでは？（NNH は 909）
- ▶死亡関連アウトカムは取り返しがつかないので軽視すべきではない？

まず，人種間の問題はとても重要です．ただ，薬物代謝などで変異遺伝子をもっている割合が違ったりはしますが，基本的にはその国での生活習慣や教育水準のほうが大きいという考え方もあります．この SMART 試験もアメリカの研究ですが，アフリカ系住民は一般的には教育水準が比較的低いかもしれません．そのために試験開始時に吸入手技の指導をしてもそれが正しく使われていたのか？　という疑問も当然出るでしょう．それが比較的教育水準が揃っている日本では事情が異なるかもしれないと考えるのは一理あります．

また，QOL，喘息発作の頻度も非常に大事です．LABA の国内承認時の臨床試験を見ると，呼吸機能検査のピークフロー値で評価したりしています．つまり呼吸を楽にする効果は出ているはずなので，確かに死亡はそれよりも避けるべきアウトカムではありますが，患者さん本人の「楽になった」という感じ方や QOL の向上は無視することはできません．それもまた喘息患者さんの真

5 章　論文抄読会から垣間見る臨床疑問の行方

のアウトカムといえるかもしれません．

　一方で，論文では吸入ステロイド併用者では有意差がなかったことや，そもそもの絶対リスクがかなり低いことから，このシナリオの患者さんにおいてはそれほど気にするべきではないという意見も大変ごもっともだと思います．元のステロイド単剤吸入に戻すことで，もしかしたら喘息症状が悪化するんじゃないか，またそのような情報を伝えてしまうことで患者さんをいたずらに不安に陥れたり，医師との関係が悪化するんじゃないかという懸念もあるでしょう．だからそのまま継続してもらって，あえて「大丈夫ですよ」と言ってこちらがリスクを引き受けるぐらいの覚悟をもつ，という意見もあってしかるべきかと思います．

　ただし，死亡のような「どうやっても取り返しのつかないリスク」というのは非常にわずかな上昇であっても避けるべきだという意見も間違っていないと思います．確かにLABAとの合剤をステロイド単剤にすると喘息症状の悪化があるのかもしれません．この悪化はQOLの低下を招くかもしれません．しかしそれによって，呼吸機能検査値の悪化はあるかもしれないが，死亡やそれに近い重篤な発作が起きるリスクは減るかもしれないこともまたこのSMART試験の結果が示しているわけです．

　皆さまは実際にこの場で論文を読んでみて，どのような思いを抱きましたか．病態生理や薬理学で説明される薬効というものが，必ずしも患者さんの真のアウトカムを改善しない，もしかしたら悪化させてしまう可能性があるというひとつの事実としてぜひ知っておいていただきたい論文の一つだと思います．

　ただし，きちんとこの論文を評価するとしたら，一次アウトカムでは差がなかったわけですから，実は何とも断言できない，歯にものが挟まったような言い方しかできない微妙なエビデンスなのです．なにしろ，有意差があったのは二次アウトカムであり，二次アウトカムでの有意差はあくまで仮説生成にしかならないことは既に述べました．また，人種差のようなサブグループ解析はあくまで後付けの解析であって，これだけで結論するのは早計であると言えます．

　では，一体どのようにすれば結論を導けるのでしょうか．最も確かな方法は，同じような研究課題をもって行われた他の研究を参照することです．そして，そのような研究がいくつかあるのなら，そのメタ分析を読んでみることです．

有効性にしても，安全性にしても，一つのRCTからでは偶然の可能性もそれこそP値で言えば5%未満の確率で存在するわけですから，いきなり結論を下すわけにもいきません．ですから，今回のテーマについても他の論文，そしてメタ分析があるのではないかと検索してみると・・・やっぱりあるじゃないですか！

　ということで，そのメタ分析を読んでみるとどうなるか？　それは次に譲ります．

〈桑原秀徳〉

5-4. メタ分析：JJCLIP 配信
LABA の長期使用の安全性

　メタ分析論文をテーマとした実際の抄読会からの議論をもとに，実際に論文の結果をどう解釈し，現場で活用していけばよいのか，その一例をご紹介いたします．なおこの論文抄読会は 2013 年 12 月 1 日にインターネット上で開催したもので，その内容は (http://twitcasting.tv/89089314/movie/27310319) より視聴できます．また，この抄読会は，「5-3: RCT ② JJCLIP 配信　LABA の長期使用の安全性」の続編として開催したものです．一つのランダム化比較試験の結果は多くの場合であいまいです．同じテーマのメタ分析の論文があれば，より深い考察が可能となります．

仮想症例シナリオ

　あなたは薬局で勤務する薬剤師です．喘息の治療で通院している 30 代の男性患者さんから

　「今年の春に喘息の状態が悪くなってから，今までのステロイドの吸入から，2 つの成分が配合されたこの吸入薬（サルメテロールとステロイドの合剤）になったんだけど，これはよく効くね．今はもう何ともないよ．でもかれこれ半年以上使っているんだけど，こういう薬ってずっと使っていても問題ないのかな？」

という質問をうけ，あなたは Chest. 2006; 129: 15-26（※）の論文を読みながら患者さんへ対応しました．その時は論文を読んでもはっきりとした回答をすることができずに，あなたは「もう少し調べさせてください．次回来局時に回答させていただきたいと思います」と患者さんに伝え，その後あなたはもう一度このテーマについて調べてみることにしました．

　（※）Nelson HS, Weiss ST, Bleecker ER, et al. The Salmeterol Multicenter Asthma

Research Trial: a comparison of usual pharmacotherapy for asthma or usual pharmacotherapy plus salmeterol. Chest. 2006 Jan;129（1）:15-26. PMID: 16424409

仮想症例シナリオの PECO

　EBM のステップ①として，まずは，仮想症例の患者さんからの疑問を定式化すると以下のようにまとめることができるでしょう．

- 対象患者 P（patient）▶喘息の治療を受けている 30 代男性
- どんな治療を E（exposure）▶サルメテロール，ステロイドの合剤の継続使用
- 何と比べて O（outcome）▶吸入の使用なし，もしくはステロイドの単独使用
- どんな項目で検討したか O（outcome）▶重篤な喘息関連合併症や死亡

テーマ論文

Salpeter SR, Wall AJ, Buckley NS.Long-acting beta-agonists with and without inhaled corticosteroids and catastrophic asthma events. Am J Med. 2010 Apr; 123（4）: 322-8.e2 PMID:20176343

（PubMed 抄録は http://www.ncbi.nlm.nih.gov/pubmed/20176343 から，本文は http://www.amjmed.com/article/S0002-9343（09）01110-3/abstract より PDF ダウンロード可能です）

　テーマ論文はインターネット上で全文がフリーでアクセスできますので，是非お手元に論文をご用意しながら読み進めていただけると良いかと思います．

論文の妥当性

　簡単にメタ分析論文の読み方を復習しながら，この論文の妥当性をチェックしてみましょう．メタ分析とは，様々な研究を集めてきて解析したもので，結果が定量的に一つの指標に統合されています．それに対してシステマティックレビューは同じように様々な研究を集めて，検討する研究手法ですが，研究の

集め方が重要視されており，結果が定量的に統合されていないものも多くあります．

メタ分析での検討は1つの研究では見失われていた小さな関係が，多くの研究を統合することで明らかになる可能性も秘めており，特に今回のテーマのような有害事象の検出などでは大変有用な情報になり得るでしょう．しかしながらメタ分析には他の研究者の研究データを利用するという点で，多くのバイアス（偏り）が入り込みやすく，場合によってはその妥当性はかなり低いものとなってしまうこともあります．

メタ分析のバイアスの中でとりわけ重要なのは，**評価者バイアス**，**出版バイアス**，**異質性バイアス**，**元論文バイアス**の4つでした．この4つのバイアスの確認がメタ分析の論文の批判的吟味の核となります．研究デザインおよび論文のPECO，そして4つのバイアスについて，以下にまとめます．

研究デザイン

本文 P.323（左カラム上から31行目）に「The objective of this meta-analysis is to pool all the available data on long-acting β-agonists with variable…」と記載があり，メタ分析だとわかります．また P.324 の「Figure 1: Flow chart of trials search」から12研究を解析に含めたことがわかります．

論文の PECO

対象患者 P（patient）

本文 P.324 の Trial Characteristics 上から1行目に「The meta-analysis included a total of 36,588 participants…The mean age of participants at baseline was 38.3 (1.7) years (45.3% were men) in the…」と記載があり，解析対象は 36,588 人，平均約 38 歳，男性約 45％となっています．

どんな治療を E（exposure） 何と比べているか C（Comparison）

P.323 の Trial Inclusion 上から 5 行目に「Studies were included if they were randomized controlled trials of long-acting β-agonists compared with placebo or long-acting β-agonists with inhaled corticosteroids compared with an equal or higher dose of inhaled corticosteroids alone of at least 3 months duration that …」と記載があり，少なくとも 3 カ月以上の長時間作用型 $β_2$ 刺激薬単独，または長時間作用型 $β_2$ 刺激薬・吸入ステロイドの併用を行う治療と，プラセボ，または吸入ステロイド単独の治療を比較しています．

なお治療期間に関しては P.324 右カラム，上から 3 行目に「The mean trial duration was 7.0 months (range, 3-12 months),」と記載があり，平均 7 カ月で，最長でも 1 年以内でした．

どんな項目で検討したか O（outcome）

P.323 の Outcome Measure 上から 2 行目に「Outcomes assessed were catastrophic asthma events, defined as asthma-related intubations or deaths…」と記載があり，喘息関連気管内挿管・死亡で定義された重大な喘息イベントが検討されています．

PECO をまとめると以下のようになります．

> 12 のランダム化比較試験に参加した 36,588 人（平均 38 歳，男性 45%）に，少なくとも 3 カ月以上の長時間作用型 $β_2$ 刺激薬単独，または長時間作用型 $β_2$ 刺激薬・吸入ステロイドの併用を行う治療を行うと，プラセボ，または吸入ステロイド単独の治療に比べて，喘息関連気管内挿管・死亡で定義された重大な喘息イベントは増加するか？

メタ分析の 4 つのバイアス

評価者バイアス

P.323 の Outcome Measure 冒頭より「Two reviewers independently extracted data」と記載があり，2 名の著者が独立して評価していることか

ら，評価者バイアスへの配慮がなされていることが読み取れます．

元論文バイアス

P.324 の Trial Characteristics 上から 9 行目「All trials were randomized, double-blind trials that performed analysis according to intention-to-treat」と記載があり，対象となった元論文は全て intention-to-treat 解析された 2 重盲検ランダム化比較試験で，元論文の妥当性は決して低くないことがわかります．

出版バイアス

P.323 の Outcome Measure 上から 6 行目に「Attempts were made to contact investigators of previous meta-analyses and the industry sponsors to obtain additional information concerning trials and events.」と記載があります．この論文ではファンネルプロットによる出版バイアスが検討されていないようですが，以前のメタ分析の調査者とコンタクトを取り追加情報を得るなど配慮がなされています．

異質性バイアス

P.325 の Figure 2. よりブロボグラムに大きな偏りは見られません．I^2 統計量は 0％で統計的にも異質性は低いことがわかります．

以上を踏まえると，メタ分析論文として，その妥当性を揺るがす致命的な問題点は見つからず，むしろその妥当性は高いことがうかがえます．

論文の結果を見てみる

喘息関連気管内挿管および死亡に対する結果を表 1 にまとめます．

長時間作用型 β_2 刺激薬の使用は，ステロイドの使用有無と関係なく，プラセボやステロイド単独使用に比べて喘息関連気管内挿管および死亡が約 2 倍上昇するという結果になっています．

表1 長時間作用型β_2刺激薬の使用と喘息関連気管内挿管・死亡

LABA	プラセボ	オッズ比 [95%信頼区間]	I^2統計量
45人/15,068人	23人/14,267人	1.83 [1.14-2.95]	0%
LABA + ICS	ICS	オッズ比 [95%信頼区間]	I^2統計量
14人/4,039人	3人/3,214人	3.65 [1.39-9.55]	0%
E群全体	C群全体	オッズ比 [95%信頼区間]	I^2統計量
59人/19,107人	26人/17,481人	2.10 [1.37-3.22]	0%

※ LABA（長時間作用型β_2刺激薬）　ICS（吸入ステロイド）

論文の結果をどう活用するか

　長時間作用型β_2刺激薬を少なくとも3カ月以上使用するとステロイドの併用の有無にかかわらず，喘息関連気管挿管・死亡リスク増加に関連するという衝撃的なものでした．イベント数自体はかなり少なく，その絶対差はわずかですが，NNH（害必要数）を計算すると，少なくとも3カ月以上625人に治療を行うと1人，喘息関連気管内挿管・死亡が起こりうる可能性を示唆しています．

　人種の相違なども議論の余地があるかもしれませんが，論文の結果がシナリオの患者さんに当てはまらないという理由は少ないかもしれません．なぜならば，現代社会において，実は人種という変数は，生物学的にはあまり大きな意味をもたないと筆者は考えています．遺伝的・生物学的要因というよりは，国や居住地域ごとの社会的・文化的要因によるものが大きいといえます．遺伝的多様性という観点で言えば，人種間よりも人種内の差異のほうが大きいことさえあり，筆者はそのような理由から「人種が異なるから結果は当てはまらない」と短絡的に結論するのは，妥当な解釈とは考えていません．

　論文の解析対象となったのは平均約38歳，男性約45%であり，シナリオの患者さんは30代男性でしたから，大きなギャップはなさそうです．本ケースにおいて，喘息関連気管挿管および死亡リスクというアウトカムを直接患者さんにどう説明すべきか，これは途方もなく難しい問題のように思います．長時間作用型β_2刺激薬の長期吸入は必ずしもよいアウトカムを生まない，むし

ろ死亡を含む重篤なアウトカムに関連する可能性が高いということは，決して軽視すべきではないですが，これを"薬剤師の判断"で，すぐに長時間作用型 $β_2$ 刺激薬を中止すべきとすることは，現実的には様々な問題を孕んでいて，困難でしょう．また目の前の患者さんへ「この薬を使うと死亡リスクが増えます」というような説明を行うのも実際にはかなり難しいでしょう．抄読会の中で出た意見も合わせて考察してみたいと思います．

① 処方医と情報を共有する
- ▶処方元医療機関の医師との情報共有を行うことで，治療方針変更への介入を試みる
  「患者さんからこんな質問があって，少し調べてみたら，こんな論文があったんです．先生，いかがでしょうか？」
- ▶論文を用いた抄読会を医師とともにできればより結果を共有しやすく，日ごろからそのような環境づくりを模索する．

② 大学病院などの大規模施設の医師との情報共有
- ▶保険薬局の立場では処方医療機関が大学病院等の大規模医療施設の場合，直接処方医と情報共有することが現実的に難しいことがある．
- ▶大学病院薬剤部との薬-薬連携の重要性
- ▶時間に余裕があるのであれば，薬剤師の意見をまとめて処方医師宛に FAX を送信する．
- ▶病院薬剤師との合同勉強会（抄読会）の開催
  （薬局単独ではなく，なるべく病院関係者を巻き込むことで，このような論文結果の内容の共有可能性を広げ，治療方針転換への道を探る）

③ 患者との対話の中で患者さんの状態を十分に把握する
- ▶喘息における代用のアウトカム改善は一定の QOL 改善をもたらす．
  （現時点で薬剤を減らすことが本当に良いことなのか再考）
- ▶状態が安定しているのであれば，主治医にその旨を強調して伝えてみる．
  （減薬の可能性を患者さんから伝えてもらえるよう促す）

④ 患者さんを取り巻く環境を十分考慮する（減薬に伴うリスクの考慮）
  ▶ 患者の職場環境は喘息発作リスク因子になっていないか
  ▶ スポーツ等喘息発作リスクに関連するような生活環境にあるかどうか
  ▶ 季節的な問題はどうか（季節により増悪する可能性，台風の影響）
  ▶ 精神的な問題はどうか（併用薬なども重要な情報）

⑤ 減薬の可能性を探る
  ▶ 喘息の現在の状態はどうか．コストの観点からも減薬の可能性は見えてこないか？
  ▶ 症状改善，呼吸機能改善の効果が持続して得られているのであれば，薬剤リスクを強調すべき段階にあるのではないか．
  （ただし死亡リスクが増加します，などの露骨な説明は患者への不安をあおることにつながりかねない）

⑥ 他の論文を読んだ上で，もう一度一連の流れを評価する（EBMのステップ⑤）
  関連文献①
Weatherall M, Wijesinghe M, Perrin K, et al. Meta-analysis of the risk of mortality with salmeterol and the effect of concomitant inhaled corticosteroid therapy. Thorax. 2010 Jan; 65 (1): 39-43. PMID: 20029037

　この論文は，気管支喘息患者106,575人を対象としたランダム化比較試験のメタ分析の論文で，サルメテロールの吸入を行うと，吸入しない場合に比べて気管支喘息による死亡が2.7倍多いという，今回のテーマ論文と類似の結果を示しています（オッズ比2.7 [95%信頼区間1.4-5.3]）．
　このように複数の研究で同様の結果が示されているケースでは，そのリスクとの関連がより軽視できなくなります．なおこの研究では一次アウトカムではありませんが，総死亡の上昇も示されています（オッズ比1.3 [95%信頼区間1.0-1.8]）．

  関連論文②
Brozek JL, Kraft M, Krishnan JA, et al. Long-acting β 2-agonist step-off in patients with controlled asthma. Arch Intern Med. 2012 Oct 8; 172 (18): 1365-75. PMID:

22928176

　この論文は，長時間作用型β_2刺激薬と吸入ステロイドにより，4〜8週間にわたり喘息がコントロールされた人を対象としたランダム化比較試験と研究のメタ分析です．長時間作用型β_2刺激薬の中止介入と長時間作用型β_2刺激薬と吸入ステロイドによる治療の継続が比較され，QOL スコアが検討されています．その結果，長時間作用型β_2刺激薬と吸入ステロイドによる治療を4〜8週で中止すると，QOL の低下が見られ，また喘息症状の悪化が増加し，無症状日数は少ないという結果となっています．

　この結果を踏まえれば，喘息のコントロールが良好でも8週未満で長期間作用型β_2刺激薬を中止することはあまり好ましくないかもしれません．したがって，8〜12週以内の間に薬剤の減量可能性を探ることがポイントになるかもしれません．

エビデンスを用いるとはどういうことか

　先ほどの考察のなかでも考えたように，患者さんの思い（薬をやめることへの不安，発作の恐怖）や患者さんを取り巻く環境（生活・就労環境やライフスタイル，経済的問題）そして医療者の経験（薬をやめたら発作が再発してしまった事例を過去に経験したなど）もその判断根拠になり得るでしょう．患者個別の状況を重視するあまり，論文の結果が軽視されてしまうこともあるかもしれません．ただ，大事なのは論文の結果を踏まえるということです．

　論文の結果自体は非常に曖昧なものも多いわけですが，EBM の実践で一つ明確になることがあります．それは端的な結論への確信に至る思考プロセスを中断させ，常識的な価値観に依拠せずに，次にどのようなアクションを起こせば，より適切な医療を提供することができるのだろうか，という思考に行き着くことです．これはすなわち臨床判断の是非における，その決定不可能性をあらためて知り，既存の価値観にとらわれずに，より適切な医療を模索する姿に他なりません．

漫然と投与されている薬に何も疑問をもたなければ，またガイドラインや教科書の記述を鵜呑みにしていれば，常識的価値観に流され，「良い」「悪い」などという，端的な決断に陥りやすくなり，臨床判断の決定不可能性を垣間見る機会は損なわれてしまうのではないかと思います．

〈青島周一〉

第 2 部　薬剤師のための薬の考え方

6 章　薬剤師の EBM とは何か

6-1. 病院薬剤師の EBM

　「薬剤師」と一口に言っても，日本国内には色んな薬剤師としての仕事がありますね．その一つ一つが多くの人の役に立っていることであり，とても大事な仕事であるのは言うまでもありません．

　それではそのような様々な現場で働く薬剤師にとって，これから EBM を学んでそれぞれの現場で活かせる場面があるのでしょうか？・・・私は全ての現場で働いてきたわけじゃありませんが，EBM というものが科学的根拠と現場での実務実践を結びつける方法論である限りは，いかなる現場でも EBM を活用することができると考えています．論文に代表されるような科学的に妥当な情報を探し出し，適切に吟味し，取り入れるべきを取り入れて行動するという原理はあらゆる領域で応用可能だからです．

　本来はそれを一つ一つ例示したいところですが，ここではまず，病院薬剤師としての EBM の実践について述べたいと思います．既に著者以上のレベルで EBM を実践している方々がたくさんおられることを知っていますので，大変恥ずかしい話を書くようですが，初心者にとってはまず手本になるような実践方法を，あるいは中小病院においても実践できるやり方を示してみたいと思います．

　さて，病院というところは，やはり何と言っても医師が主人公となる職場です．病院薬剤師というのは，「コ・メディカル」というくくりでよばれるような，病院の中における多数の脇役の中の一人です．基本的には職場の中で主導権をもつことがありません．その中で，臨床判断に活用するための EBM は一体どのように取り入れたらよいのでしょうか？　EBM の 5 つのステップに沿って提案してみたいと思います．

ステップ1. 臨床疑問の定式化

　EBMのステップはまず，現場の症例から始まるのでした．ですから，まずは薬剤師も患者さんのそばに行くことを第一に考えないといけません．可能な限りの手段を使ってこのための時間を捻出しなければなりません．

　では，患者さんに直接関わることができていればすぐにEBMが実践できるようになるのでしょうか．それはありえないわけです．患者さんと関わることを通して臨床疑問をもたなければなりません．つまり，日々疑問をもつことを考えながら仕事をすることです．

　例えばAという薬で治療中の患者さんの予後はBという別の薬で変わるのでしょうか？　また，なぜ医師はBという薬ではなくAを選択したのでしょうか？　考えながら仕事をしていれば疑問はいくらでも湧いてくるはずです．そのうち，いわゆる前景疑問が湧いてきたら，それは全てPECOの形に定式化してみましょう．まずはそこが第一歩です．

　一方，ベッドサイドに行けない時間（例えば調剤室でひたすら調剤している時間）や，患者さんと関わる時間が全くもてない環境ではEBMを実践できないのでしょうか．これは確かに難しくなりますが，全くその機会がないわけではありません．患者さんとなかなか直接関わる機会がなくても，他職種から薬についての問い合わせなんかは日々ありますよね？　そのような機会というのはなかなかよいEBM実践のチャンスです．

　例えば医師から「○○○っていう薬，院内採用になってましたっけ？」という問い合わせがあったとします．これに対してその薬があるかないかだけ答えていたら実は非常にもったいないのです．何気に，ここにもEBM実践のチャンスがあると考えています．

　医師はある薬を使ってみたいなと考えたとき，たいてい意識してるか無意識かによらず，頭の中では前景疑問への対応として考えているわけで，そうすると必然的にPECOを整理できる情報をもっているわけです．だとすると，それを聞き出さない手はありません．ぜひ「ところで，どんな患者さんに使おうと思われてるんですか？」と逆質問してみましょう．

　もし臨床に直接関係ない疑問であれば，医師の反応は「いや，別に・・・」といった感じの回答になるかもしれませんが，もし臨床に直結した疑問からそのような質問をしてきているのなら，どんな患者に使うかという質問には必ず

6章　薬剤師のEBMとは何か

簡潔な答えが返ってきます．それが返ってきたら，「どんな効果を期待しているのですか？」と聞けばよいのです．そうすることで，医師と PECO を共有できるようになります．**PECO を共有することができれば，相手と一緒に，あるいはその代わりに，EBM の次のステップへ進むことができます．**

ステップ 2．情報の検索

これはあらゆる情報源が想定されますが，やはり本書でも解説した通り，**最低限 PubMed は使えるようになっておきたいです．**もちろん DI 室に，できれば薬剤師がいるところならどこからでも，インターネットに接続できる環境を構築することが望ましいです．

それから，中小の病院でも医師が利用するために医学中央雑誌や Up To Date のような有料のオンラインデータベースの使用契約をしているところがあります．薬剤師は使わないと思われて知らされてないだけかもしれませんので，ぜひ一度確認してみてください．もし使えないとなっても，実は使いたいと思っている医師はいると思いますので，そのような医師とうまく歩調を合わせて購読できるよう病院側に交渉することもできると思います．

医学中央雑誌が使えれば，国内の文献は学会の抄録も含めてかなり広範にカバーできますので，PubMed と組み合わせれば国内外の有用な文献は漏らさず探すことができると思います．

もしそれでも全くエビデンスが見つからない場合は，自分たちで研究を行って検証するチャンスであることもわかります．

ステップ 3．得られた情報の批判的吟味

ここの段階は特別なことはありません．手に入れた情報を，できるだけ手早く批判的吟味していく必要があります．そのやり方については本書で先に説明した通りです．

病院薬剤師としてこのステップで面白いなと思うのは，やはり他職種とのディスカッションが比較的容易なことでしょうか．**ディスカッションのために必要なことは，まさに JJCLIP のワークシートでチェックしたポイントです．**どのような PECO の論文で，どのような研究デザインで，検証されたアウト

カムは何であったのか，バイアスはどのように排除されたのか，最も重要な結果は何であったのか，などです．これらは論文のエッセンスとして抽出されたものですから，そのまま共有することが容易です．そうして共有した内容についてディスカッションすればよいのです．

自分の一方的な考え方を押しつけずに，あくまで「このようなエビデンスがあるけれど意見を聞かせて下さい」という態度で臨めば，拒否する人はいないのでは？　と思います．

ステップ4．得られた情報の適用

ここはいかなるシチュエーションでも非常に頭を抱えるところです．エビデンスの適用にあたっては，普通は自分の経験を超える考え方は出てきません．エビデンスの適用には，常に一人一人違う患者さんの価値観や現場での様々な制約がつきまとうからです．どんなに有効な治療であっても，患者さんが拒否するなら実践するのは困難です．どんなに素晴らしい取り組みであっても，自施設の現状では不可能なものは実践しようがありません．つまり，患者さんをよく知る，現場をよく知る，現場での経験を積まない限りはそれを超えるアクションは取れないという風に考えると，実は **EBMの実践は経験依存的**です．正しいEBMは決して経験を軽視していないといわれる所以かとおもいます．

ではその経験のない部分を補うにはどのようにすればよいのでしょうか？一つは，自施設ではありえない様々な領域の論文を読んで，その背景知識も書籍などで勉強してみることです．これによって，エビデンスは自分の経験を補う効果をもたらします．そしてもう一つは，同じエビデンスについて他職種とディスカッションしてみることです．様々な職種の視点を知ることで自分の考え方も広がりますし，一方で薬剤師はこのような視点で見ているのだということを他職種に知ってもらうチャンスにもなります．

病院のように多くの職種が働く職場では，良い仕事をするためのキーワードは分業です．しかし，分業する・・・自分でもできる仕事をもっと専門性が高そうな相手に任せる・・・というのは，相手は何ができるのかを知っていて，信頼していないとできません．ぜひ，エビデンスのディスカッションを通して，薬剤師ができることや薬剤師が考えていることを広めるチャンスを作ってみていただきたいと思います．

ステップ5．適用の妥当性の評価

　エビデンスを適用しても，適用しっぱなしではいけません．薬だってそうでしょう．投与しっぱなしではいけません．薬を飲んだ後，患者さんがどうなったかをフォローすることは薬剤師としての大事な責任です．同様に，自分が関わったエビデンスの適用があったのなら，その患者さんがどうなったのかを気にするべきです．

　その際に，一番の力になってくれるのは，やはり患者さんをよく観察している看護師さんでしょう．患者さんの様子を積極的に聞いてみたいところです．

　それから，もちろん自分の目でも確認しておきたいところです．こうして得た情報から，エビデンスの適用がよかったのかどうか，変更すべき点はないかどうかを確認し，新たな疑問が湧いた場合はまたステップ1に戻っていくというサイクルを繰り返していきます．

　もちろん，医師に対して情報提供をしたというのであれば，その後どうなったのか，その医師に直接聞いてみましょう．そういったところからコミュニケーションが深まり，信頼関係が深まるのではと思います．

病院薬剤師の EBM で注意したいこと

　病院薬剤師は薬局薬剤師と比べれば，医師をはじめとした他職種への距離が遥かに近いわけですから，必然的にそれらの職種へ対する情報提供の機会は多いです．しかし一方で，せっかく情報提供したのにそれが使われない，無視されたような結果になることも結構多いです．ここに無力感を感じることもあるかもしれません．

　そもそも，自分が提供した医薬品情報がどう活かされたかはどのように評価したらよいのでしょうか．それは，自分が提供した情報とその後に行われた臨床判断をすり合わせることで明らかになっていきます．まず，現場からどのような情報が求められたのか，それにしたがってどのような情報を検索し，吟味し，どのように結果や妥当性や適用性を伝えたか，その結果どのような臨床判断に至ったか，そのプロセスを検証することが医薬品情報を伝える力を向上させると思います．

　自分が提供した医薬品情報が使われたら勝ち，使われなかったら負け，みた

いに考えていては，どうにかして他職種や患者さんの考え方を変えてやろうという思考になりがちです．そうすると，エビデンスは他人のプラクティスを批判するものになってしまいます．エビデンスは他人を斬るために使ってはいけません．

　そうではなく，あなたが提供した情報は非常に妥当であったけれども，他の要因が強過ぎて使えなかったと考えてみてはどうでしょうか．そうすると，逆に妥当な情報ではなかったけれども，現状で得られる最良のエビデンスとして臨床判断に採用される機会もあるはずです．そのような考えをもち，そのプロセスを検証することが，医薬品情報が現場で活かされる手順を学ぶ最高の教材になるはずです．

　このような姿勢でエビデンスに臨み，チームの中で何ができるかを常に考える．そして薬物療法に関して他職種が最良の判断を下すための最適な情報を提供する．こういったことが病院薬剤師のEBMにとって大事なことなのではないかと思います．

〈桑原秀徳〉

6-2. 薬局薬剤師の EBM

その情報，どこから得たものですか？

薬局薬剤師の業務を振り返ってみましょう．

処方箋医薬品にしろ，一般用医薬品にしろ，医療用材料にしろ，健康食品・サプリメントにしろ，「他からの情報・物品の単なる横流し」に陥っているのではないでしょうか．

敢えてかなり喧嘩腰な物言いをすると，「その情報，誰からもらったんですか」と聞かれた時に，もらったのではなく自分でゼロから調べたんだと言える人間がどれくらいいらっしゃるのでしょうか．もちろん，自ら学び続けるかたや，自分で情報を吟味できる，素晴らしいかたもたくさんいらっしゃるとは思います．けれど，そうでもないかたも，相当数いらっしゃるように思います．

教えてもらった，あるいは与えられた・得られた情報（それは企業からの情報でもインターネットから得られたものにせよ）をそのまま，特に疑いもせずに他の誰かに伝える．悪く言えば伝書鳩のような印象を，自分も含めた薬局薬剤師に対して筆者は覚えており，そのことに尋常でないほどの危機感を抱いております．

「添付文書にこう記述してあるから」
「インタビューフォームにこう記載されているから」
「企業の MR さんがこう言っているから」
「ネットにこう書いてあるから」

こんな言葉を口にしたことが，少なからず誰しもあると思います．

もしくは，自分で勉強するにも，すでに出来上がった，もしくは加工済みの"答え"（例えば教科書やガイドライン，専門書）を，ひたすら覚えることを第一目標としているのではないでしょうか．
　以前は「物知りさん」が賢さのバロメーターでした．知識がたくさんあればその人は賢いとみなされた時代です．けれど，これだけインターネットが普及した現代では，知性というものの質が変わってきていると思います．

　「知っていること」から「得られた情報を適切に吟味して使えるか判断する」ことへ，知性の在り方が既にシフトしていると思います．

　どういうことなのでしょうか．

　情報の集め方は大して問題ではなくなってきています．それは間違いなくインターネットが普及することで得られた恩恵です．単に情報を集めるだけならばコンピュータが代わりに実行できる時代です．
　それだけではなくて，**情報を使いこなす・自分の置かれた状況に応じて情報を「最適化」して，目の前にある問題に対処する**ことが求められると思います．手順に示すと，

問題を誰にでもわかる形にまとめる（定式化する）
　↓
最新かつ包括的に情報を集める
　↓
辿り着いた情報が妥当なものかを自分の頭で吟味する
　↓
自己の経験や目の前にある問題の種類に応じて情報が使えるか判断する
　↓
その判断が果たしてよかったのか，もしくは悪かったのかを後で振り返る

　これって，EBM そのものなのではないでしょうか．
　この，「自分の頭で」というところが特にキモとなります．
　EBM は知的労働の一つと筆者は考えます．そのような活動を本腰を入れて

取り組む必要が，今まさにあると筆者は思います．
　ということは，知的労働ではない，むしろ肉体労働に近い作業は別の人間，もしくは機械に任せるべきだと考えられませんか．

　それに関連して少し雑談を．

いつまでも作業に没頭していてよいのか？

　時代は19世紀産業革命時代．機械化による効率的な産業が芽生えたその最中，自動機織り機などの誕生によって，己の職を奪われてしまうと感じた職人たちがそれら機械を破壊するという，なんとも悲しい暴動を起こしてしまいました[1]．「ラッダイト運動」とよばれたこの運動ですが，当時は経済が不況・不安定であったこともあって，職を失う，または失いそうになった人間が衝動的な行動をとってしまったのです．

　このような過去の暴動を一笑に付すだけに終わらせて，果たしてよいので

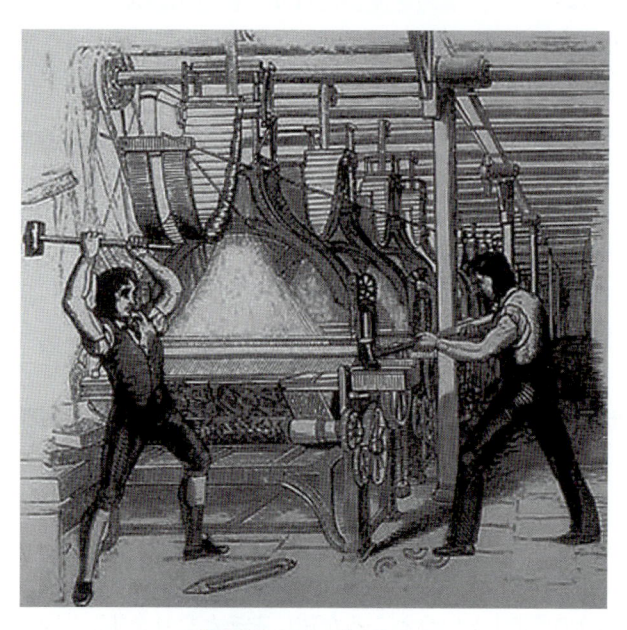

図1　ラッダイト運動

しょうか．

「自動機織り機」を「全自動分包機」や「全自動散剤分包機・水剤調剤機」と置き換えてみましょう．すると，今の薬局業界にも同じような危機感を抱いている薬剤師が，一定数はいらっしゃるのかと予想されます．自分たちの仕事が全部機械によって奪われる，と．

薬剤師以外の人間による調剤行為の是非については以前から議論に上がっておりますが，未だに白黒がはっきりしていません．ただし，厚生労働省医薬食品局総務課から，非薬剤師による軟膏・散剤の調製は薬剤師法違反という解釈を明示した課長通知が2015年6月15日に出されたことは記憶に新しいと思います[2]．しかしその割には，前述したような機械の導入については法律違反という通知は筆者は聞いたことがありません．

人がやることは規制して，機械がやることはよいのでしょうか．では欧米のようなテクニカルアシスタント（薬剤師の監督下での調剤行為を行うスタッフ）は悪なのでしょうか．

歴史は繰り返されるとは言いますが，薬局業界が同じようなことを繰り返してよいのでしょうか．共著者の桑原秀徳先生は次のようにおっしゃっています．

「"人にしかできない仕事は何か？"これを問い続け，価値ある仕事を創造していくことは薬剤師だけじゃなくてあらゆる業種で求められることになるだろうし，少なくとも知的労働者だという自負がある人ならそれは必須のことだと思うのです．」

筆者も強くそう思いますし，同様のことを考えていらっしゃる薬剤師の先生もいらっしゃいます[3]．どのようなビジネスモデルも永久に続くことはありません．だからこそ，テクノロジーの力はむしろ積極的に借りて，業務を効率化し，負担を減らして"のりしろ"を生み出すのです．そののりしろを使って，また新しい価値を創造して自分たちの立ち位置や，ひいては国民の安全を確保

するよう努力をすべきでしょう．

閑話休題

薬局薬剤師の EBM とは？

振り返って薬局薬剤師の EBM とは一体どういうものなのでしょうか．
それは，「街の臨床疫学者になること」だと筆者らは考えています．

薬局とは何をするところなのかを考え直してみましょう．薬局では健康管理・維持・支援，病気の予防，医療，介護など，人の体調に関わるありとあらゆるアプローチが可能です．ちょっとした体調不良から軽度な疾患の治療，そして医療や介護まで，あらゆる地域住民を顧客として呼び込むことができることが，ビジネスという観点からみた薬局の魅力です．同時に，事業としては健康がテーマなのですから，人様の，国民のためになる仕事もできるはずです．

だからこそ，日常でふと抱く素朴な疑問や目の前の患者さんや来局されるお客さんからの質問，もしくは他職種からの問いかけに，臨床疫学のノウハウを駆使してビシッと答えられるようになりたいと思いませんか．

例えば，健康の維持増進に関しても，代用のアウトカムではありますがエビデンスはきちんと存在します．中高年の方がにんにくを摂取すると収縮期血圧が 140mmHg 台から 130mmHg 前後まで，約 10mmHg ほど低下するため減薬などにつなげられる可能性があったり[4]，卵消費と糖尿病発症リスクに関しても現在は関連がなく，そこまで気にすることなく食べられることもわかっています[5]．また，脂質異常症に対して脂質制限食の効果を検討した質の高い研究は，残念ながら未だかつて存在しないということもわかっています（2015 年 5 月現在）[6]．こういったちょっとした疑問に，まずエビデンスがある（もしくはない）ことを知っておくと，より具体的で的確な助言ができるのかもしれません．

市民への啓蒙活動も

街の臨床疫学者であれば，常に常識の更新ができます．それを医療者だけにとどめておく必要もありません．薬局は医療職と市民の情報リテラシー向上のための架け橋にもなりえます．

医療に関する常識を常に更新させて，それを他の人に正しく，わかりやすく伝える．それが住民に近い位置にある薬局の，薬剤師の使命の一つではないでしょうか．実際，英国では一般市民を対象とした臨床医学論文の勉強会があるくらいです[7]（英語が母国語であるという背景もあるようですが）．そういう事例は，日本も参考にしても良いのではないでしょうか．

かかりつけ薬局は目的ではなく結果であるはず

　薬局というのは非常に難しい立場にある医療提供施設なのではないでしょうか．
　事業・業務は医療に関わるものが数多くあるにもかかわらず，商業的な側面もおろそかにできない．ヒトとモノとの間を常に揺れ動く存在であるのかもしれません．ヒトとモノとに関する膨大な情報量に，情報の海に，もしかしたら溺れてしまうのかもしれません．

　もしくは溺れるまでではないですが，医療と予防と介護の狭間で常に揺れ動くこと，また揺れ動くことができるような余裕をもつことも必要と筆者は思います．

　だからこそ，情報の吟味の仕方を学びましょう．
　学び方を，学びましょう（次節参照）．

　日常のふとした疑問に，応えられるような仕組みを身につけておけば（学び方を学んでおけば），わからないこと，その時点で自分が知らないことにぶつかっても的確に行動できるようになります．また行動できるだけの余裕が生まれるからです．

　街の臨床疫学者を体現した薬剤師が薬局にいれば，自ずと「あそこに行けば的確なアドバイスがもらえる」ことになります．そうした地道な努力を積み重ねて，初めは塵のような成果かもしれませんが，それを繰り返して，地域住民や他職種からの「信頼」という山を築きあげてゆこうではありませんか．その結果としての薬局が，いわゆる"かかりつけ薬局"というものではないでしょうか（かかりつけは地域住民だけではなく薬剤師以外の職種の方々にとっての

相談先という意味もあると思います)．厚生省の掲げる「かかりつけ薬局のあるべき姿」というのも，それはそれで結構ではあるのですが，かかりつけとは本来目指すべき目的ではなく結果であるはずです．

薬局は病気の早期発見を積極的にすべきか？

「あるべき姿」という考え方そのものも，筆者は一部どうしても賛同できないものがあります．エビデンスもへったくれもないような取り組みです．それは，最近話題の薬局での検体測定室の解禁と，病気の早期発見運動です．

病気の早期発見が本当に手放しで正しいと見なせるのでしょうか．特に，薬局での血液検査は慢性疾患の早期発見が謳われております（糖尿病や高血圧，脂質異常症など）．そういった病気の診断を早めて，疾患を抱える人生の時間を延長して，それだけでは患者の幸せには大して繋がっていないのではないでしょうか．

筆者は検体測定そのものは良くも悪くもないと思っております．
けれど，それがもし病気の早期発見のみを，第一目標として謳うのであるならば，筆者は全身全霊をもって大反対します．
そうではなくて，薬局での検体測定は病気の早期発見ではなく，薬の副作用の早期発見につながるよう広めるべきです．
なぜなら，それが医薬分業の根幹であるからです．
薬剤師の仕事の価値とは「多剤併用の回避」「薬害の根絶」であり，それを実現すべく医薬分業が存在することは，日本だけでなく世界でも同じなはずです．良かれと思って服用した薬で，体調を崩すという，本来あってはならないことを早期に発見，もしくは未然に防ぐべきです．ここを理解しないまま検体測定を普及させようとすると，おそらく薬局が単なる検査の外注屋（そして病気の早期発見による医療費の増大）に繋がってしまうのではないでしょうか[8]．

ネット社会であるからこそできること

こんな格言があります．19世紀英国の思想家 J.S. ミル氏が述べたと言われるものです．
「あることについてすべてを，すべてのことについて何かを知るように（try to know everything about something, something about everything)」

と，筆者の座右の銘です．

　薬物治療についてのすべてを，それだけではなく予防，医療，介護のことについても何かを常に学び続けたいものです．予防，治療，介護についての，エビデンスを網羅的に知り，また知り得ないことについてもすぐに情報収集できる体制を整えること．そういったことが，自分だけでなく他の薬局薬剤師にもできるといいなと思っています．

　そのためにも，常に一次情報（論文）にアクセスできる環境は持ち合わせておきたいです．それが一昔前では御大層なコンピュータを用意しなければならなかったのが，今ではスマートフォン片手に簡単に論文にアクセスできます．それも無料で，です．
　スマートフォンの使い方さえ知っている人間でもできることを，我々医療従事者がやらないわけには当然いきません．

　知性の質が変わっても，医療に関する，薬に関する情報の取捨選択という観点では，他者と比べて圧倒的な差を生み出すために．

　そんなの不可能と言われるのかもしれません．
　でも，目標を定めたのなら，あとはどうやってそれを実現させるかを考えるのみです．今のところこの目標に対する筆者の答えはあるにはあるのですが，それはまた別の機会でお話しさせていただきたいと思っています．

"EBM" なんて堅苦しい言い方もなくなってしまえ

　EBMer は初めは孤独な存在です．けれど，EBM の実践は非常にエキサイティングです．
　なにせ，最新の情報の吟味法を学び習得するのですよ．時代の先頭に立つスターのような存在になれるのですよ．これは実践しない手はありません（実際，19 世紀の科学者らはそのような存在でした．科学者の開く講演会へは毎回参加者が押し寄せ，講演チケットの入手が非常に困難であったというほどの人気ぶりだったと聞いております）．

　正直に申し上げると，本書まえがきにもあったように，"EBM" なんて言葉

も将来はなくなってほしいと筆者は思っています．

　「えっ，目の前の問題・疑問を誰にでもわかるように簡潔にまとめる（定式化）なんてあたり前じゃん」
　「えっ，問題に対して最新の報告に目を通すなんてあたり前じゃん」
　「えっ，情報が適切かどうか吟味するなんてあたり前じゃん」
　「えっ，得られた情報が目の前の問題に使えるかどうか考えるなんてあたり前じゃん」
　「えっ，決断して情報を使ったあと，それを振り返って評価したり他の職種と共有するなんてあたり前じゃん」

　こういった一連の知的営為が，全国どの薬局でもできるようになれば，武道でいうところの呼吸法のように，EBM の実践が薬局薬剤師の行動指針になれば[9]，今の医療がもっと良いものに変わる，そんな果てしない夢を筆者は描いています．答えのない前景疑問に対して，エビデンスを上手に使いながら，目の前の患者さんや来局されたお客さん，そして他職種に対して，自らの手で，得られた情報に新しい価値（それが皆さまの，薬剤師としての"みたて"です）を添えて，わかりやすく伝える．伝えた後のアフターフォローもする，ということです．

　論文を読みましょう．患者さん・お客さんともお話ししましょう．前景疑問には答えがないから，似たような状況でも当事者によって判断と行動が異なっていてあたり前です．それは決して悪いことではありません．それは，多様で在るということです．単一の，画一的な解答など現場にはないと思いますし，そういった模範解答が常に役に立つとも思えません．そうではなく，"応え"が違ってそれでいい，お互いの意見や決断を尊重する．そういった多様であることを認容する"空気"も創造しましょう．

　これって，実現不可能な夢物語なのでしょうか．否，そうではありません．夢は叶います．諦めずに想い続ければ，言葉にして，発信すれば，夢は叶うと，（根拠なく）信じております．

最後に，
　2015 年 6 月 12 日，「薬剤師のジャーナルクラブシンポジウム 2015」を茨城県つくば市で開催しました．その際，シンポジウムにいらっしゃった方からこんな質問をいただきました．

「今現在，薬剤師に伝えたいことを一言で表してください．」

それに対する筆者ら 3 人の，3 人なりの応え（決して解答ではない）を転記して，この節を終えたいと思います．
最後まで読んでくださったあなたに感謝します．

「"論文を読んで"，"患者と話して"，"多様で在れ"」

■参考文献
1) ラッダイト運動 https://ja.wikipedia.org/wiki/ラッダイト運動
2) 薬食総発 0625 第 1 号 http://www.jshp.or.jp/cont/15/0629-1.pdf
3) 薬剤師がコア業務に集中できる環境に http://blogos.com/outline/120259/
4) Ried K, et al. Eur J Clin Nutr. 2013 Jan; 67 (1): 64-70. http://www.ncbi.nlm.nih.gov/pubmed/23169470
5) Djoussé L, et al. Am J Clin Nutr. 2010 Aug; 92 (2): 422-7. http://www.ncbi.nlm.nih.gov/pubmed/20534749
6) Smart NA, et al. Cochrane Database Syst Rev. 2011 Feb 16; (2): CD007957. http://www.ncbi.nlm.nih.gov/pubmed/21328303
7) 市民のための健康支援活動（英国オックスフォード）http://www.phru.nhs.uk/
8) 今年を振り返り思う事 http://syuichiao.blogspot.jp/2014/12/blog-post_3.html
9) EBM って何でしょう？ http://blog.hidexp.net/ ? month = 201412

〈山本雅洋〉

6-3. 継続学習手法としての EBM
（継続して論文を読み続ける意義とは）

学ぶ仕方を学ぶ

　自動車運転免許をお持ちの方なら，教習所での危険予測トレーニングをご存じだと思います．危険予測トレーニングは今現在において，実際に事故が起こりそうな場面にいるわけじゃないですよね．モニター（あるいは絵が映し出されるスクリーン）の前に座って，仮想的にそのような現場の中に身を置いているわけです．そのような仮想空間でのトレーニングを通じて，実際に事故が発生しそうな時に，同時的に次に何をすればよいかがわかる，そういった能力を鍛えることを目的としています．もし，縦列駐車している車と車の間から子供が飛び出したら，間違いなくこのスピードでは止まれない，そういった危険を回避するために恐る恐る進む，そうして何事もなければそれでいいわけですし，もし本当に子どもが飛び出して来たら，恐る恐るという振る舞いが，車を徐行運転にさせ，駐車している車と車の間を注意しながら走行することで，飛び出してきた子供を視線は的確にとらえます．そして同時的にブレーキを踏みこみ，安全に停車できる．そういった能力を鍛えるのが危険予測トレーニングなのです．

　何が起こるかわからない，何に遭遇するかわからないけれど，その事態が起きたときにどうすればよいのかわかる．そういった能力は大変重要です．例えば臨床現場でも，ある患者さんや医師からの，予想外の問い合わせに，どう臨床判断すればよいかわかる，そういったトレーニングをすることが臨床能力を鍛えることの重要な部分ではないかと思います．どのような問い合わせが来るのかわからない中で，それに対応できる能力を如何に鍛えるのか．そのような「学ぶ仕方」を学ぶことは，継続的な学習を続けるうえで，大切です．

　これまでも述べてきたとおり，医学論文を読みながら医療にかかわるその方

法論を EBM とよびますが，薬について学ぶには，この EBM の手法が限りなく強力な手段になります．なぜ薬剤師が論文を読むのか，それも継続して読み続けなければいけないのか，本稿ではやや抽象的な概念になってしまうかもしれませんが，今後，どのような仕方で，学びを駆動したらよいのか，そのような疑問に答える一つの示唆になるのではないかと思います．

日々積み重ねられていく論文情報を全て学びつくすということは，一人の人間の能力において，到底不可能といえましょう．だから本来は，知識習得のために論文を読むわけではないと筆者は考えています．論文情報を学ぶことでも暗記することでもなく，必要な時に，必要な情報を活用できるよう，整理しておくことが肝要です．これを筆者は論文情報と臨床行動のスクリプト化とよんでいます．もちろん，全ての論文情報を暗記することができれば，それは素晴らしいことだと思いますが，EBM の手法を用いた継続的な学習の本質とは，いざその臨床現場に遭遇した時に同時に「スクリプト」が引き出せるように，その能力を鍛えるところにあるわけです．

スクリプトとは何か

スクリプトとは，典型的状況で人間が想起する一連の手続きを表現する台本のようなもののことです．人は社会生活で必要な知識をスクリプトの形で記憶にため込むといわれています．たとえばファミリーレストランで食事をすることは特に問題なく行動することができますが，今まで一度も行ったことのない，高級ホテルではどうしたらよいかまごつくこともありますよね．これは高級レストランで食事をするという仕方のスクリプトが形成されていないからなのだといわれています．「人」は経験からスクリプトをため込むことで社会生活を円滑に営むことができるのです（図 1）．

冒頭ご紹介した自動車運転教習所における危険予測トレーニングも，そういった事故が起こり得そうな状況に対してどう行動すべきか，というスクリプトを形成させるための訓練と言えましょう．

> [例えばレストランでの食事をするという行動では…]
>
> ①レストランに入る ⇒ ②ウエイターが来る ⇒ ③メニューを手渡される ⇒
> ④メニューを見て注文する ⇒ ⑤ウエイターが注文品を持ってくる ⇒
> ⑥食事をする ⇒ ⑦お会計をする ⇒ ⑧レストランから出る
>
> ※レストランで食事をするという一連の行動は①〜⑧のシナリオが台本化(≒スクリプト化)されており,通常であれば全く支障なくスムーズに行動できる.しかし,高級レストランでまごつくのは高級レストランでの食事というスクリプトが存在しないからであると考えられる.

図1 レストランで食事をするというスクリプト

論文を読むことで臨床行動をスクリプト化する

　読んだ論文が,役にたつかどうかについて,今はわからないけれど,それが役に立つであろうものであると先駆的に知ることができる,そういった能力を鍛えることが,臨床能力を鍛えるうえで大切なのではないかと考えています.そして,いざその臨床現場に遭遇した時に同時的にエビデンスが引き出せるかどうかが肝要です.そのために,役に立つかどうか,今はわからないけれど,それが役に立つかもしれない.学習方法においては,今現在,必要なものを調達するのではなく,これは何かの役に立つかもしれない.そんな感覚が大切です.

　薬剤師の臨床能力,それは豊富な知識と実臨床で培われてきた経験に他なりません.経験が占めるウエイトはやはり大きいと思います.しかしながら薬剤師の職場は非常にバリエーションに富んでいます.保険薬局の現場では,主に受ける処方箋発行医療機関の患者特性を直接受けることも多いと思いますし,病院ではその施設の規模によっても,行える医療介入に制限が伴ってしまうこともあるでしょう.

　眼科の処方箋を主に受ける保険薬局と,内科の処方箋を主に受ける保険薬局,あるいは皮膚科,精神科……現実的には実臨床での経験には偏りが出てきます.病院薬剤師でも同様かと思います.施設規模でできる医療とできない医

療があります．そのような状況の中で実際の経験が臨床能力向上に寄与するというのはもちろんそうなのですが，経験ができない状況ではもはやその能力を鍛えることが不可能なのでしょうか．

臨床経験がなくても臨床を"危険予測トレーニング"のような仕方で学ぶことはできる可能性があると筆者は考えています．確かに実際の現場で経験することのほうが大事ですが，事実上経験できない環境にいるならば，EBM の手法で仮想臨床を学ぶことができます．また，学生でもある程度臨床能力を鍛えることができることを可能にさせるのが EBM の手法を用いた継続的な臨床スクリプト形成です．

では，なぜ教科書じゃなくて，臨床医学論文で学ぶのかというご指摘もあるでしょう．教科書のほうがわかりやすくきれいにまとまっているし覚えやすい，ということは多々あると思います．わざわざ英語で書かれた論文を読むより効率がいいという意見もあるでしょう．

まず大切なことは知識の暗記ではなく，学びの仕方を学ぶということ．また，臨床で遭遇する疑問，問題はその多くが前景疑問です．最近の専門書ではエビデンスベースで記載された本も多くなりましたが，一般的には教科書に記載されているのは，薬理作用や病態生理など，背景疑問に答えるものであって，前景疑問に答えるようなものは限定的です．さらに臨床医学論文の更新スピードは私たちが想像しているよりもはるかに速いものです．1 年前の知見が，もうすでに否定されているということも起こり得るのが臨床医学，臨床薬学です．教科書が出版される頃には，引用された論文の知見自体が否定されているかも知れません．

臨床医学論文は前景疑問に対する一定の示唆を与えてくれるものです．論文情報から想定しうる臨床現場を想像することは比較的容易だと思います．論文情報の妥当性を吟味し類似情報を集め，これまで学んだ背景知識との融合を加え，そのテーマに対する臨床スクリプトをため込むということを継続的に行うことで，いざそのテーマの問題が目の前に提起されてきたときに，同時的に臨床判断ができるということにつながる可能性は大いにありうるのです（図 2）．

図2　臨床スクリプトの概念

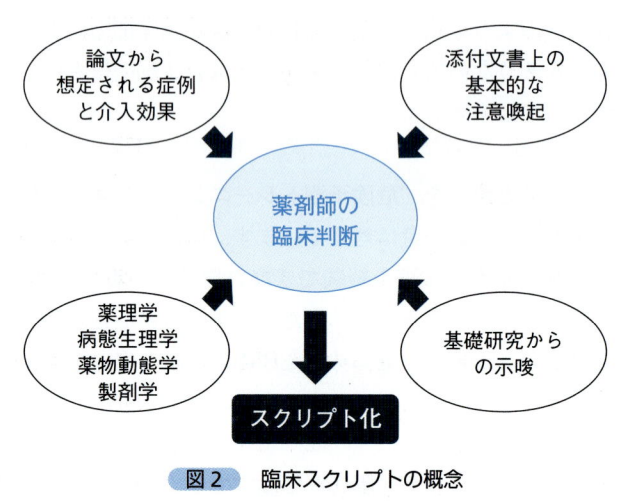

薬剤師の臨床能力を鍛えるための臨床スクリプト

　単に臨床医学論文を知識習得のために「学ぶ」というスタンスで読むのではなく，実臨床でどのように活用できるのか，という視点が大切です．臨床スクリプト形成の手順として論文を読む際は，通常の批判的吟味に加えて，図3に示したような①〜④の作業を行います．

　また臨床スクリプトを形成するに当たり必要な学術的知識や情報を図4にまとめます．

---

①：論文の PECO から臨床現場を想定する．
②：他に付け加えるべき情報がないか検討する（最新の臨床医学論文を検索・評価・整理）
③：これまでの経験や背景知識からの示唆を考慮する
④：①〜③を統合して想定された患者に対してどういった臨床判断を行うかをスクリプト化する．

図3　臨床スクリプト形成の大まかな流れ

> ①論文情報から想定される症例の臨床症状や背景因子と介入効果
>   （臨床医学論文を用いた，薬剤効果の定量化，薬剤相互作用リスクの定量化，有害事象リスクの定量化）
> ②薬理学・病態生理学・薬物動態学・製剤学等の薬学的知識を駆使した介入の安全性有効性予測
> ③基礎実験から得られた知見から臨床上想定しうる影響

図4 薬剤師の臨床スクリプトを構成する学術的知識と情報

　臨床スクリプトとは端的に言えば「複数の臨床医学論文情報と，薬理学や病態生理学などの学問的知見によって台本化された行動指針の一例」のことと言えましょう．臨床スクリプトを日々蓄積する中で，それと類似した症例に遭遇した際に迅速な EBM 実践が可能となります．

臨床スクリプトを活用した薬剤師の EBM

　これまで，日々の学習の中で，継続して論文を読み続け，論文ごとに，その結果が適用できる場面を想定し，付け加えるべき情報や示唆から一連の臨床判断行動をスクリプト（臨床スクリプト）として蓄積していくことが重要と述べました．日常業務において，臨床疑問が提起された際，類似するような臨床スクリプトが形成できていれば図5に示したような臨床行動が即実践可能となります．

　EBM の実践において，ステップ2の情報収集では，一次情報，すなわち原著論文からあたることはあまり効率的ではなく推奨されていません．しかしながら保険薬局施設や中小病院施設では，薬剤師が UpToDate® などのエビデンスに基づいた臨床意思決定支援情報源へアクセスできないことも多々あるでしょう．無料で使用できる PubMed 等を使用した情報収集に頼らざるを得ないことも多いと思います．ただ，このような方法では，論文検索，情報の批判的吟味を行うことに，やや時間がかかってしまうという問題点がありました．

　一方，継続的な学習の中で形成された臨床スクリプト，これを用いた EBM の実践は，EBM のステップ1〜3が既に完了（スクリプト化）している状態

①目の前の症例と臨床スクリプトの関連性を吟味
  ・EBM のステップ 1 〜 3 に相当．スクリプトされた情報をうまく引き出せるかが肝要
  →個々個人で使用しやすい簡易データベース［ソーシャルメディアやブログメディアなどインターネットの活用，もしくはノート等］を作成していることが望ましい

②関連性があるならば臨床スクリプトを適用し，薬剤の有効性・安全性を定量的に推定する
  ・医師の治療方針や目の前の症例と「臨床スクリプト」のギャップを考慮．
  ・スクリプトに依存した判断というバイアスが生じる可能性がある．
  →スクリプト化の段階で多面的に評価・考察する必要がある．

③処方提案・疑義照会等の臨床判断
  （EBM のステップ 4 に相当）

④一連の流れの再評価
  ・自身の経験を付け加えスクリプトのブラッシュアップ
  ・最新情報を付け加えながら繰り返すことでより高度なスクリプトの生成へ
  （EBM のステップ 5 に相当）

図 5 臨床スクリプトに基づく薬剤師の EBM 実践の流れ

から目の前の患者と向き合うので，迅速な行動・判断が可能になると考えています．

　繰り返しますが，EBM の手法を用いた継続的な学習の本質とは，いざその臨床現場に遭遇した時に同時的にスクリプトが引き出せるように，その能力を鍛えることです．そして，より高度なスクリプトの形成のために継続して論文を読むということが大切だと考えています．

〈青島周一〉

6-4. あとがきに変えて
― EBM スタイルによる学びをすべての薬剤師に ―

知的情報自由化社会における薬剤師の専門性

　薬剤師が関わる医療について，近年では処方箋調剤や在宅医療のみならず，様々なアプローチが試みられています．具体的には臨床推論やバイタルサイン，疾患の簡易スクリーニングなどがあげられ，そのようなスキルや知識を学ぶ機会は以前と比べて増えてきていることでしょう．それぞれのスキルは，今後の薬剤師にとっても重要なものかもしれません．

　しかしながらここでは薬剤師の基本的なスキルについて，考えてみたいと思います．薬剤師は医薬品の調剤を行うものとして，その処方が目の前の患者にとって「妥当か」という薬学的判断，すなわち処方監査を行う医療人です．そして，その基本的なスキルとして医薬品の有効性・安全性について評価できる能力を備えているはずです．では医薬品の有効性・安全性はどのような根拠に基づき評価されているべきでしょうか．添付文書やインタビューフォームだけが薬剤師の専門性なのでしょうか．

　薬剤師の EBM とは，医薬品の有効性・安全性評価の根拠に，臨床医学論文などの一次情報を用いるということに他なりません．そして，EBM スタイルで学ぶということは，一次情報を基盤に薬剤の考え方・使い方に自分なりの意見をもつということです．

　日本において，医薬品に関する一次情報はグーグル検索など一般的な検索エンジンでは，なかなかアクセスが難しい中で，PubMed 等のデータベースを使うことさえできれば，誰でも無料で一次情報の抄録にアクセスできます．

　これは何を意味するのでしょうか．端的にいえば，情報の引き出し方さえ

知っていれば，英語ベースで最先端の医療情報に無料でアクセスできる可能性を意味しています．今手に入る，最先端の知は教科書でも専門書でもなく，そしてマスメディアから流れる情報でもなく，ネットワークに存在する英語ベースの一次情報とも言えるのではないでしょうか．

　私たちは，情報の引き出し方さえ知っていれば世界最先端，そして最高峰の知に無料でアクセスできる立場にいることを忘れてはいけません．もちろん全文無料で公開している原著論文は限られますが，抄録へのアクセスは基本的には無料です．

　これはネットワークにアクセスできれば世界共通です．英語圏における薬剤師は医薬品の一次情報，すなわち原著論文を母国語で，いうなれば私たちが日本語で雑誌を読むような仕方で，知的情報を手に入れることができるのです．

　このグローバル社会がもたらした，世界共通の「知的情報自由化社会」は，薬剤師免許などもっていなくても，あるいは世界の奥地にすむ未開の人が，スマートフォン端末でネットワークにアクセスでき，英語が読めるなら，努力次第でその分野の権威とよばれるような専門家をうならせるほどの論客になれる時代といっても過言ではないでしょう．

　やや大げさに思えるでしょうか．いえ，そんなことはありません．インターネットにアクセスできることが前提となりますが，EBM スタイルで学ぶということは「誰でもできるということ」そして「コストがかからないということ」さらに「時間の制約を受けにくいこと」という 3 つのメリットがあります．これは既存の学習スタイルとは一線を画する重要なポイントです．

EBM スタイルの学びは誰のためのものか

　薬剤師の生涯学習において，研修会参加や学会参加にはコストと時間がかかります．当然ながらそれに見合うだけの知識を得られることの方が多いわけで，医療人としては積極的にそのような学びの場に参加することが望ましいでしょう．あるいは近年，医学・薬学関連の専門書もエビデンスベースで書かれ

た書籍が増え，そのような書籍を購入し，自分のペースで学ぶことも大変有用なことと思います．

　以上のような勉強の仕方は，ごく当たり前のような学習スタイルですが，このような仕方で勉学に励むことができるのは，実は選ばれた人たちであるという認識は大切だと筆者は考えています．なぜなら，勉学に励むためには，それなりの時間とコストをかけられる人，端的にいえばそういうことです．そしてそれは勉学に励みたいという意志とは無関係です．勉学に励むことができるということは，実は個人の意志ではない，そういった想像力は大切だと感じています．経済的，あるいは時間的な制約により研修会に参加することが不可能である人，高額な専門書を購入できない人，またはそもそも何を学べばよいかわからない，そういった人たちは確かに存在します．

　EBMスタイルで学ぶこと，それは「誰でもできる」ということです．当然ながらインターネットに接続できる環境が前提とはなってしまいます．しかし，パソコンで端末でなくとも，スマートフォン端末でもEBMスタイルでの学びは可能です．

　英語が読めない，ということであれば，グーグル翻訳などのインターネット上での翻訳機能を使いながら，少しずつ読む努力をすることで，次第に読めるようになるはずです．PubMedは世界に開かれています．その気になれば，薬剤師一人で，ある医薬品について，システマティックレビューだってできるのです．医薬品の有効性・安全性，その使い方，考え方について，高額な専門書に記載されている内容と同等か，もしくはそれ以上の内容を，最新の一次情報に基づき記述できる，それこそが薬剤師の専門性でしょう．

　また「コストがかからないこと」も大きなメリットです．こちらもインターネット通信費用などの最低限度のコストはかかってしまいます．しかしながらその気になればスマートフォン端末と，無料でアカウントを作成できるソーシャルメディアやブログメディアと組み合わせれば，ネット上で論文要約やそのデータベースを作成することも可能です．

そして「時間の制約を受けにくいこと」も重要なポイントです．研修会や学会への参加は開催場所へ行くまでに時間がかかりますし，あるいは研修会の開催時間は，自己都合で変更してもらうことはできません．学会参加では数日がかりの場合もあるでしょうし，その間は仕事ができません．しかしながらインターネット上で原著論文を読みながら学ぶことは，まとまった時間を取らずとも，手の空いた時間に行えるという意味で，時間の制約を受けることはかなり少ないでしょう．

　「誰でもできること」「コストがかからないこと」「時間の制約を受けにくいこと」，インターネットさえ使用できる環境にあれば，EBMスタイルによる学びは，あらゆる人に開けています．本書が，EBMスタイルによる学びを駆動し，その継続の中で，薬剤師の基本的な専門性を実際の現場で発揮できることの一助となれば，これほどうれしいことはありません．

〈青島周一〉

巻末資料

薬剤師が知っておきたい重要論文

① 軽度の大動脈弁狭窄症ではコレステロールを下げたほうがよいですか？

論文タイトル	Intensive lipid lowering with simvastatin and ezetimibe in aortic stenosis.
出典［PMID］	N Engl J Med. 2008 Sep 25; 359 (13): 1343-56. PMID: 18765433
P（Patient）	45〜85歳で無症候性・軽度から中等度の大動脈弁狭窄症患者（1,873人，平均67.6歳，女性38.7%）
E（Exposure）	エゼチミブ10mg/日＋シンバスタチン40mg/日の投与（944人）
C（Comparison）	プラセボの投与（929人）
O（Outcome）	心血管死亡，大動脈弁置換術，非致死的心筋梗塞，不安定狭心症による入院，うっ血性心不全，冠動脈バイパス移植，経皮的冠動脈インターベンション，非出血性脳卒中の複合アウトカム
追跡期間	中央値52.2カ月
研究デザイン	2重盲検ランダム化比較試験
結果	複合アウトカムはエゼチミブ/シンバスタチン群35.3%，プラセボ群38.2%とほぼ同等．ハザード比0.96［95%信頼区間0.83-1.12］
コメント	スタチンにエゼチミブを追加しても有効性は不明という結果．さらにプライマリアウトカムではないがこの研究ではがん死亡がエゼチミブ＋シンバスタチン群で有意に多い．ハザード比1.67［95%信頼区間1.00-2.79］

② 高齢者の血圧は下げるべきでしょうか？

論文タイトル	Treatment of hypertension in patients 80 years of age or older.
出典［PMID］	N Engl J Med. 2008 May 1; 358 (18): 1887-98. PMID: 18378519
P（Patient）	収縮期血圧が160mmHg以上である80歳以上の高齢者3,845人
E（Exposure）	利尿剤のインダパミド（徐放錠）1.5mg/日を投与（1,933人）．ただし，降圧目標値150/80mmHgを達成できなかった場合はACEiのペリンドプリルを2mgもしくは4mg/日を追加投与
C（Comparison）	プラセボの投与（1,912人）
O（Outcome）	致死性もしくは非致死性脳卒中
追跡期間	中央値1.8年

研究デザイン	2重盲検ランダム化比較試験
結果	アウトカムは降圧剤投与群で12.4%, プラセボ群で17.7%と降圧剤投与群で30%少ない傾向にある. ハザード比 0.70 [95%信頼区間 0.49-1.01]
コメント	超高齢者における降圧剤の効果を検討した初めての臨床試験. (言い換えるならばこれ以外の薬剤に関しては超高齢者における真のアウトカムを検討した試験が未だ存在していないことになる) なお, 被験者はあらかじめ2カ月前より全ての降圧剤の内服を中止してから試験を開始している.

③ 2型糖尿病患者の心血管イベント予防に低用量アスピリンは有用でしょうか？

論文タイトル	Low-dose aspirin for primary prevention of atherosclerotic event in patients with type 2 diabetes
出典 [PMID]	JAMA 2008; 300 (18): 2134-41. PMID: 18997198
P (Patient)	アテローム性動脈硬化症の既往のない30〜85歳の2型糖尿病患者 (2,539人, 平均年齢64.5歳, 男性54.5%, 喫煙者21%)
E (Exposure)	アスピリン (81mg/日または100mg/日) の投与 (1,262人)
C (Comparison)	アスピリンの投与なし (1,277人)
O (Outcome)	突然死, 冠動脈・脳血管・大動脈が原因の死亡, 非致死的急性心筋梗塞, 不安定狭心症, 労作性狭心症の新規発症などを合わせた複合アウトカム
追跡期間	中央値 4.37年
研究デザイン	ランダム化比較試験 (PROBE法)
結果	複合アウトカムはアスピリン群5.4%, 対照群6.7%でアスピリン群で20%少ない傾向にある. ハザード比 0.80 [95%信頼区間 0.58-1.10]
コメント	2型糖尿病患者における心血管アウトカムの1次予防に低用量アスピリンの投与はあまり大きな効果が期待できない印象. また, 一次アウトカムが多数設定されており明確ではない.

④ 高血圧や糖尿病あるいは脂質異常症がある人は心臓病や脳卒中を起こしていなくても低用量アスピリンを服用することで合併症を予防できますか？

論文タイトル	Low-dose aspirin for primary prevention of cardiovascular events in Japanese patients 60 years or older with atherosclerotic risk factors: a randomized clinical trial.
出典［PMID］	JAMA. 2014 Dec 17; 312 (23): 2510-20. PMID: 25401325
P（Patient）	高血圧や脂質異常症，あるいは糖尿病を有する 60～85 歳の日本人（14,464 人，平均 70.6 歳，男性 42.4％）
E（Exposure）	既存の薬物療法＋アスピリン腸溶錠 100mg/ 日を 1 日 1 回投与
C（Comparison）	既存の薬物療法のみ
O（Outcome）	心血管死亡（心筋梗塞，脳卒中，その他の心血管系の原因による死亡），非致死的脳卒中（脳出血，脳梗塞，定義されてない脳血管イベント），非致死的心筋梗塞の複合アウトカム
追跡期間	中央値 5.02 年
研究デザイン	ランダム化比較試験（PROBE 法）
結果	複合アウトカムはアスピリン群 2.77％，対象群 2.96％でほぼ同等である．（ハザード比 0.94 [95％信頼区間 0.77-1.15]）
コメント	高齢者を対象としてもアスピリンの効果は不明瞭である．また，消化器系の有害事象は E 群で多い．

⑤ 喘息の吸入薬はずっと使っていても安全ですか？……1

論文タイトル	The Salmeterol Multicenter Asthma Research Trial: a comparison of usual pharmacotherapy for asthma or usual pharmacotherapy plus salmeterol.
出典［PMID］	Chest. 2006 Jan; 129 (1): 15-26. PMID: 16424409
P（Patient）	主治医が研究に参加できると判断した，β刺激薬の使用歴のない 12 歳以上の喘息患者 26,355 人
E（Exposure）	定量吸入器（MDI）によるサルメテロール 42μg/ 回の吸入（13,176 人）
C（Comparison）	プラセボの吸入（13,179 人）
O（Outcome）	呼吸器関連死亡，および気管挿管や人工呼吸器の使用といった生命を脅かす呼吸器関連事象

追跡期間	28 週間
研究デザイン	2 重盲検ランダム化比較試験
結果	主要評価項目の発生はサルメテロール投与群で 50 人，プラセボ投与群で 36 人であった．ハザード比 1.40 [95%信頼区間 0.91-2.14] また人種間の違いとして，アフリカ系アメリカ人においてはサルメテロール投与群でプライマリアウトカムの発生が多い．ハザード比 4.00 [95%信頼区間 1.54-10.9]
コメント	添付文書にも記載のある試験結果．プライマリアウトカムでは有意差は出ていないものの，これはアフリカ系アメリカ人での結果により，早期中断となったことも影響している可能性がある．

⑥ 喘息の吸入薬はずっと使っていても安全ですか？……2

論文タイトル	Long-acting beta-agonists with and without inhaled corticosteroids and catastrophic asthma events.
出典 [PMID]	Am J Med. 2010 Apr; 123 (4): 322-8.e2. PMID: 20176343
P (Patient)	平均 11 歳の小児から平均して 30 〜 40 歳代の大人の喘息患者 36,588 人
E (Exposure)	①長時間作用型βアゴニスト（LABA）もしくは② LABA ＋吸入ステロイド（ICS）の使用
C (Comparison)	①プラセボの吸入もしくは② ICS 単剤での治療
O (Outcome)	呼吸器関連死亡および気管挿管
追跡期間	平均 7 カ月（最低でも 3 カ月以上 12 カ月以内）
研究デザイン	ランダム化比較試験 12 研究のメタ分析
結果	いずれの比較方法でも，LABA の使用は非使用と比較して主要評価項目の発症リスクが高くなる．ハザード比 2.10 [95%信頼区間 1.37-3.22]
コメント	グラクソスミスクラインからの援助を受けた臨床試験． 3 カ月以上の LABA の使用は死亡リスク上昇と関連があるため，それ以上の長期間の使用の際は処方医と連携を取る必要もあると思われる．

⑦ 喘息の症状が落ち着いていれば吸入はやめてもよいですか？

論文タイトル	Long-acting β2-agonist step-off in patients with controlled asthma.
出典 [PMID]	Arch Intern Med. 2012 Oct 8; 172 (18): 1365-75. PMID: 22928176
P (Patient)	15歳以上でLABA＋ICSによって症状コントロールが4〜8週間良好である喘息患者1,352人
E (Exposure)	LABAの中止（ICSは固定，660人）
C (Comparison)	中止なし（692人）
O (Outcome)	死亡，ICUへの入室，入院，救急受診，症状スコアによるQOLの低下など
追跡期間	12週から16週間
研究デザイン	ランダム化比較試験5研究のメタ分析
結果	LABAを中止すると，継続した場合と比べて患者のQOLが低下し，喘息症状が悪化し，無症状日数が少ない．
コメント	別の試験ではLABAの長期使用によって死亡リスクが上昇することが報告されていたが，症状が落ち着いているからといって無闇に中止することも患者のQOL低下につながるというジレンマを抱く結果である．

⑧ 糖尿病検診は積極的に受けたほうがよいですか？

論文タイトル	Screening for type 2 diabetes and population mortality over 10 years (ADDITION-Cambridge): a cluster-randomised controlled trial.
出典 [PMID]	Lancet. 2012 Nov 17; 380 (9855): 1741-8. PMID: 23040422
P (Patient)	イギリス32施設における糖尿病ではないが，リスクの高い40歳から69歳の参加者20,184人（平均55歳，男性63.9％，BMI 30.5）
E (Exposure)	スクリーニング＋強化治療実施群14施設，スクリーニング＋ガイドラインに基づく標準治療13施設の計27施設16,047人（随時末梢血糖・HbA1c，経口グルコース負荷試験の多段階スクリーニング）
C (Comparison)	非スクリーニング5施設4,137人
O (Outcome)	総死亡
追跡期間	中央値9.6年

研究デザイン	多施設ランダム化比較試験
結果	総死亡はスクリーニング実施群で 9.5%，非実施群で 9.1%と同等である．ハザード比 1.06 [95%信頼区間 0.90-1.25]
コメント	昨今取り上げられている糖尿病スクリーニング・早期発見であるが，その効果は限定的で，誰でも気軽に病気のスクリーニングをしましょうとはとても言えない状況にあると考えられる．

⑨ 新しい経口抗凝固薬はワルファリンよりも優れているのでしょうか？

論文タイトル	Rivaroxaban vs. warfarin in Japanese patients with atrial fibrillation – the J-ROCKET AF study –.
出典 [PMID]	Circ J. 2012; 76 (9): 2104-11. PMID: 22664783
P (Patient)	非弁膜性心房細動と診断された 20 歳以上の日本人 1,278 人
E (Exposure)	リバーロキサバン 15mg/日を投与（639 人） （クレアチニンクリアランスが 30 ～ 49mL/min の場合は 10mg/日）
C (Comparison)	用量調整したワルファリンを投与（639 人） （70 歳未満であれば PT-INR を 2.0-3.0 　70 歳以上であれば PT-INR を 1.6-2.6 を目標値に設定）
O (Outcome)	効果判定：脳卒中および全身性塞栓症 安全性判定：重大な出血，臨床上問題となる出血（非劣勢マージンはハザード比 2.0)
追跡期間	30 カ月間
研究デザイン	2 重盲検ランダム化比較試験（非劣勢試験：マージン 2.0）
結果	効果判定項目ではリバーロキサバン投与群で 11 人（年間 1.26%），ワルファリン投与群で 22 人（年間 2.61%）．ハザード比 0.49 [95%信頼区間 0.24-1.00]． 安全性判定項目ではリバーロキサバン投与群で 138 人（年間 18.04%），ワルファリン投与群で 124 人（16.42%）と発症はほぼ同等．ハザード比 1.11 [95%信頼区間 0.87-1.42]．
コメント	安全性判定において，ハザード比が非劣勢マージンである 2.0 を下回っているため，リバーロキサバンはワルファリンに対して少なくとも劣ってはいないと結論づけられる．

⑩ 葛根湯は総合感冒薬よりも優れているのでしょうか？

論文タイトル	Non-superiority of Kakkonto, a Japanese herbal medicine, to a representative multiple cold medicine with respect to anti-aggravation effects on the common cold: a randomized controlled trial.
出典 [PMID]	Intern Med. 2014; 53 (9): 949-56. PMID: 24785885
P (Patient)	寒気があってかつ発汗がない，症状発症から 48 時間以内の 18 〜 65 歳の風邪患者
E (Exposure)	葛根湯エキス細粒 6g/日を 1 日 3 回投与（209 人）
C (Comparison)	パブロンゴールド A を 3.6g/ 日を 1 日 3 回投与（198 人）
O (Outcome)	研究開始から 5 日以内の，少なくとも 2 日間持続的な，症状スコアによって評価できる中程度から重度の鼻，喉や気管支症状の悪化
追跡期間	最長 7 日間
研究デザイン	ランダム化比較試験（盲検化なし）
結果	風邪症状の悪化は葛根湯服用群で 22.6%，パブロン服用群で 25%とほぼ同等であった．
コメント	風邪症状に対して西洋薬と漢方薬とどちらがより効果的かを確認した貴重な報告．証をきちんと考慮して試験を組んでいるところなど，注目すべきポイントも多くある．

⑪ COPD の吸入薬に何か副作用はありませんか？

論文タイトル	Mortality associated with tiotropium mist inhaler in patients with chronic obstructive pulmonary disease: systematic review and meta-analysis of randomised controlled trials.
出典 [PMID]	BMJ. 2011 Jun 14; 342: d3215. PMID: 21672999
P (Patient)	COPD の患者 6,522 人
E (Exposure)	噴霧吸入抗コリン薬（チオトロピウム）の 30 日以上の投与（3,686 人）
C (Comparison)	プラセボを投与（2,836 人）
O (Outcome)	全死亡
追跡期間	12 〜 52 週間

研究デザイン	ランダム化比較試験 5 研究のメタ分析
結果	総死亡はチオトロピウム吸入群で 2.4%，プラセボ群で 1.7% とチオトロピウム治療群で約 50% ほど多い．ハザード比 1.52 [95%信頼区間 1.06-2.16]
コメント	チオトロピウムのミスト製剤の使用によって，むしろ死亡が増えるという衝撃の報告である．

⑫ 健診で病気の予防は本当にできるのでしょうか？

論文タイトル	Effect of screening and lifestyle counselling on incidence of ischaemic heart disease in general population: Inter99 randomised trial.
出典 [PMID]	BMJ. 2014 Jun 9; 348: g3617. PMID: 24912589
P (Patient)	デンマークコペンハーゲン在住の 30〜60 歳 (59,616 人)
E (Exposure)	5 年間で最大 4 回のメタボ健診，病気のリスク評価および生活習慣改善のためのカウンセリング (11,629 人)
C (Comparison)	スクリーニングなし (47,987 人)
O (Outcome)	虚血性心疾患
追跡期間	10 年間
研究デザイン	ランダム化比較試験 (盲検化なし)
結果	虚血性心疾患の発症は両群でほぼ同等であった．相対リスク 1.03 [95%信頼区間 0.94-1.13]
コメント	サンプルサイズが不足しているため β エラーである可能性も否定できない．しかし，健診と生活習慣改善の介入を行う意義を再考するための題材としてはよい論文と思われる．

⑬ 葉酸を摂ると脳卒中を予防できるのでしょうか？

論文タイトル	Efficacy of folic acid therapy in primary prevention of stroke among adults with hypertension in China: the CSPPT randomized clinical trial.
出典 [PMID]	JAMA. 2015 Apr 7; 313 (13): 1325-35. PMID: 25771069
P (Patient)	脳卒中，心筋梗塞の既往のない，中国国内で高血圧と診断された 45〜75 歳の患者 20,702 人

E（Exposure）	エナラプリル 10mg に加え葉酸 0.8mg を 1 日 1 回投与（10,348 人，カプセルに両薬含有）
C（Comparison）	エナラプリル 10mg 単剤の投与（10,354 人，カプセルには単剤のみ含有）
O（Outcome）	脳卒中（初発）
追跡期間	中央値 4.5 年間
研究デザイン	2 重盲検ランダム化比較試験
結果	初発の脳卒中は葉酸摂取群で 2.7%，非摂取群で 3.4%と E 群の方が発症が少ない．相対リスク 0.79 [95%信頼区間 0.68-0.93]
コメント	メチレンテトラヒドロ葉酸還元酵素の遺伝子多型を有する患者を集めて実施された臨床研究であるため，結果の過度な一般化は難しいのではないかと思われる．

⑭ 厳格な血糖コントロールで心血管疾患や糖尿病性腎症は予防できますか？

論文タイトル	Intensive blood glucose control and vascular outcomes in patients with type 2 diabetes.
出典 [PMID]	N Engl J Med. 2008 Jun 12; 358 (24): 2560-72. PMID: 18539916
P（Patient）	大血管，微小血管障害リスク，もしくは既往のある 2 型糖尿病患者 11,140 人
E（Exposure）	グリクラジドをベースとして，目標 HbA1c 値を 6.5%以下に設定した厳格血糖コントロールを実施（5,571 人）
C（Comparison）	ガイドラインに準拠した標準血糖コントロールを実施（5,569 人）
O（Outcome）	大血管障害（心血管死亡，非致死的心筋梗塞，非致死的脳卒中）および微小血管障害（腎症，網膜症）の複合アウトカム
追跡期間	中央値 5 年
研究デザイン	ランダム化比較試験
結果	主要評価項目では厳格治療群で 18.1%，標準治療群で 20.0%で，厳格治療を行った方が 10%程度のリスク減少がみられる [95%信頼区間 0.82-0.98]

コメント	アウトカムが多数設定されているため，統計的有意差があったとしても結果の解釈には注意すべきである． また一次アウトカムではないが，心血管疾患の罹患や死亡は同等である．糖尿病性腎症の発症は少ないという結果である．

⑮ 厳格な血糖コントロールで心血管疾患は予防できますか？

論文タイトル	Effects of intensive glucose lowering in type 2 diabetes.
出典 [PMID]	N Engl J Med. 2008 Jun 12; 358 (24): 2545-59. PMID: 18539917
P (Patient)	心血管疾患の既往，もしくはそのリスクを有する2型糖尿病患者 10,251人（平均62.2歳，組み入れ時HbA1c値が中央値8.1%）
E (Exposure)	目標HbA1c値を6%未満に設定した厳格血糖コントロールを実施
C (Comparison)	目標HbA1c値を7～7.9%に設定した標準血糖コントロールを実施
O (Outcome)	非致死的心筋梗塞，非致死的脳卒中，心血管死の複合アウトカム
追跡期間	3.5年（中央値3.4年）
研究デザイン	ランダム化比較試験
結果	主要評価項目では厳格治療群で6.9%，標準治療群で7.2%と同等であった．ハザード比0.90［95%信頼区間0.78-1.04］ 全死亡について，厳格治療群で5.0%，標準治療群で4.0%となり厳格治療群で有意に死亡率が上昇．ハザード比1.22［95%信頼区間1.01-1.46］
コメント	厳格治療群での死亡率上昇が判明したため，研究開始3.5年で早期終了となった試験である．

⑯ マンモグラフィーによる乳がん検診は積極的に受けるべきですか？　[1]

論文タイトル	Twenty five year follow-up for breast cancer incidence and mortality of the Canadian National Breast Screening Study: randomised screening trial.
出典 [PMID]	BMJ. 2014 Feb 11; 348: g366. PMID: 24519768
P (Patient)	40～59歳で過去12カ月以内にマンモグラフィー検診を受けていない，乳がん既往のない非妊娠女性（89,835人）
E (Exposure)	5年間にわたり，年1回のマンモグラフィーと乳房触診検査の実施（44,925人）

C (Comparison)	5年間にわたり，40～49歳では家庭医による通常ケア，50～59歳では年1回の乳房触診検査を実施（44,910人）
O (Outcome)	乳がん死亡
追跡期間	平均21.9年
研究デザイン	ランダム化比較試験（盲検化されていない）
結果	スクリーニング期間（5年間）における乳がん死亡も，追跡全体における乳がん死亡も，いずれも明確な差はでていない．ハザード比はそれぞれ，1.05 [95%信頼区間 0.85-1.30]，0.99 [95%信頼区間 0.88-1.12]
コメント	マンモグラフィー検診によって，424人に1人の女性が乳がんの過剰診断を受けている可能性が示唆されている．

⑰ マンモグラフィーによる乳がん検診は積極的に受けるべきですか？　[2]

論文タイトル	Screening for breast cancer with mammography.
出典 [PMID]	Cochrane Database Syst Rev. 2013 Jun 4; 6: CD001877. PMID: 23737396
P (Patient)	乳がんの既往のない39歳から74歳の女性 600,000人
E (Exposure)	マンモグラフィーによる乳がん検診を受ける
C (Comparison)	乳がん検診を受けない
O (Outcome)	乳がん死亡，全がん死亡，全死亡，外科的介入（乳房の切除など），アジュバント療法（化学療法など），マンモグラフィーによる害
追跡期間	少なくとも10年以上
研究デザイン	ランダム化比較試験8試験のメタ分析
結果	13年以内における乳がん死亡はマンモグラフィー実施群で0.3%，非実施群でも0.3%と同等であった．ハザード比 0.90 [0.79-1.02]
コメント	検診でも取り入れられているマンモグラフィーですが，その効果は10年以上のフォローアップでも明らかではないというのが実情のようである．

⑱ ノコギリヤシは前立腺肥大症に効果がありますか？

論文タイトル	Effect of increasing doses of saw palmetto extract on lower urinary tract symptoms: a randomized trial.
出典 [PMID]	JAMA. 2011 Sep 28; 306 (12): 1344-51. PMID: 21954478
P (Patient)	下部尿路症状を有する45歳以上の男性369人
E (Exposure)	ノコギリヤシエキスを320mg/日の量で投与を開始し，24週後に640mg/日，48週後に960mg/日に増量（183人）
C (Comparison)	プラセボの投与（186人）
O (Outcome)	72週後におけるAUASI症状スコアの改善度 AUASI (American Urological Association Symptom Index)： 7項目からなる下部尿路症状の指標，0～35点，数値が大いほど症状が強い．
追跡期間	72週間
研究デザイン	2重盲検ランダム化比較試験
結果	症状スコアの変化はノコギリヤシエキス投与群で-2.20，プラセボ投与群で-2.99ポイントとほぼ同等である．
コメント	ネットでも話題のノコギリヤシエキスですが，その結果はかなり限定的なようである．

⑲ アンジオテンシン受容体拮抗薬には副作用がありますか？

論文タイトル	Angiotensin receptor blockers and risk of myocardial infarction: meta-analyses and trial sequential analyses of 147020 patients from randomised trials.
出典 [PMID]	BMJ. 2011 Apr 26; 342: d2234. PMID: 21521725
P (Patient)	高血圧症，心不全，糖尿病など既往のある患者147,020人
E (Exposure)	アンジオテンシン受容体拮抗薬（ARB）の投与
C (Comparison)	プラセボもしくは他剤での治療
O (Outcome)	心筋梗塞，全死亡，心血管死，狭心症，脳卒中，心不全，糖尿病の新規発症
追跡期間	平均3.5年

研究デザイン	ランダム化比較試験 37 研究のメタ分析
結果	心筋梗塞の発症は ARB 投与群では対プラセボ群と同等．ハザード比 0.93［95%信頼区間 0.81-1.07］．対他剤治療群とも同等．ハザード比 1.04［95%信頼区間 0.98-1.11］．両比較を合わせても発症は同等．ハザード比 0.99［95%信頼区間 0.92-1.07］．
コメント	"ARB の投与で心筋梗塞が増えるかも知れないと" 2004 年に懸念が出ましたが今のところはっきりとしたことはわからない模様です．今後の情報更新にも注目したいテーマである．

⑳ サキサグリプチンは効果がありますか？

論文タイトル	Saxagliptin and cardiovascular outcomes in patients with type 2 diabetes mellitus.
出典［PMID］	N Engl J Med. 2013 Oct 3; 369 (14): 1317-26. PMID: 23992601
P（Patient）	心血管イベントの既往，もしくはリスクを有する2型糖尿病患者（16,492 人，平均 65 歳，女性 33%，平均 BMI 31.1，平均糖尿病期間 10.3 年）
E（Exposure）	サキサグリプチン 5mg/ 日の投与（eGFR が 50mL/min 以下の場合，2.5mg/ 日）(8,280 人)
C（Comparison）	プラセボの投与 (8,212 人)
O（Outcome）	心血管死亡，非致死的心筋梗塞，非致死的脳卒中の複合アウトカム
追跡期間	中央値 2.1 年
研究デザイン	2 重盲検ランダム化比較試験（非劣性試験）
結果	複合アウトカムはサキサグリプチン群 7.3%，プラセボ群 7.2%とほぼ同等．（ハザード比 1.00［95%信頼区間 0.89-1.12］）
コメント	複合アウトカムはプラセボに対して非劣性が示されたが，優越性は示さず．心不全による入院は，サキサグリプチン群で有意に多い（ハザード比 1.27［95%信頼区間 1.07-1.51］）．

㉑ アログリプチンは効果がありますか？

論文タイトル	Aloglipitin after acute coronary syndrome in patients with type 2 diabetes.
出典 [PMID]	N Engl J Med. 2013 Oct 3; 369 (14): 1327-35. PMID: 23992602
P (Patient)	急性心筋梗塞または入院の必要な不安定狭心症を発症した 2 型糖尿病患者（5,380 人，年齢中央値 61 歳，男性 67.8%，平均 BMI 28.7%，高糖尿病罹病期間：平均 7.2 年）
E (Exposure)	アログリプチンの投与（腎機能に応じ 6.25 〜 25mg/ 日）（2,701 人）
C (Comparison)	プラセボの投与（2,679 人）
O (Outcome)	心血管死亡，非致死的心筋梗塞，非致死的脳卒中の複合アウトカム
追跡期間	中央値 18 カ月
研究デザイン	2 重盲検ランダム化比較試験（非劣性試験：マージン 1.3）
結果	複合アウトカムはアログリプチン群 11.3%，プラセボ群 11.8%で，ほぼ同等．ハザード比 0.96（95%信頼区間上限が 1.16 であり非劣性マージンを下回る）
コメント	結果に統計的有意な差は見られず，プラセボよりも有効な薬剤はわからないという結果になっている．

㉒ シタグリプチンはプラセボと比べて安全な薬なのでしょうか？

論文タイトル	Effect of sitagliptin on cardiovascular outcomes in type 2 diabetes.
出典 [PMID]	N Engl J Med. 2015 Jun 8. [Epub ahead of print] PMID: 26052984
P (Patient)	50 歳以上で心血管疾患の既往のある 2 型糖尿病患者（14,671 人，血糖降下薬での治療下で HbA1c が 6.5 〜 8.0%）
E (Exposure)	シタグリプチン 100mg/ 日（eGFR が 30mL/min 以上 50mL/min 未満では 50mg/ 日）を投与（7,332 人）
C (Comparison)	プラセボを投与（7,339 人）
O (Outcome)	心血管死亡・非致死的心筋梗塞・非致死的脳卒中・不安定狭心症による入院の複合アウトカム
追跡期間	中央値 3 年
研究デザイン	2 重盲検ランダム化比較（非劣性試験：マージン 1.3）

結果	複合アウトカムはシタグリプチン群 9.6％，プラセボ群 9.6％とほぼ同等で．ハザード比 0.98 [95％信頼区間 0.88-1.09]
コメント	これまでの DPP-4 阻害薬の臨床試験同様に安全性検討デザイン．プラセボに比べて優れた薬剤なのか不明．

㉓ 慢性呼吸器疾患で入院したらできるだけ早くリハビリを受けた方がよいですか？

論文タイトル	An early rehabilitation intervention to enhance recovery during hospital admission for an exacerbation of chronic respiratory disease: randomised controlled trial.
出典 [PMID]	BMJ. 2014 Jul 8; 349: g4315. PMID: 25004917
P (Patient)	48 時間以内に慢性呼吸器疾患により入院した 45 歳から 93 歳までの患者 389 人
E (Exposure)	入院 48 時間以内より 6 週間にわたって有酸素運動，筋肉トレーニング（レジスタンストレーニング）といったリハビリを早期に受ける（196 人）
C (Comparison)	通常のケアを受ける（193 人）
O (Outcome)	12 カ月後における再入院
追跡期間	12 カ月間
研究デザイン	1 重盲検ランダム化比較試験
結果	再入院は早期リハビリ実施群で 62％（122/196），通常ケア実施群で 58％（111/193）ととほぼ同等である．ハザード比は 1.11 [95％信頼区間 0.86-1.43] また，早期リハビリ群では死亡が多い．ハザード比 1.74 [95％信頼区間 1.5-2.88]
コメント	早期リハビリが患者の QOL を向上させているのかは未だ結論が出ていない模様である．

㉔ 症状がなくてもピロリ菌を除菌すべきですか？

論文タイトル	*Helicobacter pylori* eradication therapy to prevent gastric cancer in healthy asymptomatic infected individuals: systematic review and meta-analysis of randomised controlled trials.
出典 [PMID]	BMJ. 2014 May 20; 348: g3174. PMID: 24846275
P (Patient)	16 歳超の健常な無症候性 *H. pylori* 菌感染者
E (Exposure)	ヘリコバクター・ピロリ除菌療法の実施 3,294 人
C (Comparison)	プラセボの投与または無治療 3,203 人
O (Outcome)	胃がんの発生
研究デザイン	ランダム化比較試験 6 研究のメタ分析
結果	胃がんの発生は除菌療法群 1.6%，プラセボもしくは無治療群 2.4% と除菌療法群で 34%少ない．相対リスク 0.66 [95%信頼区間 0.46-0.95]
コメント	この研究では胃がん死亡，総死亡に明確な差は出ませんでした．統合した 6 研究のうち最大規模の 1 研究では胃がんの診断基準があいまいであり，この研究結果のみで胃がんを予防できると結論づけることは難しい．

㉕ 変形性股関節症に理学療法は効果がありますか？

論文タイトル	Effect of physical therapy on pain and function in patients with hip osteoarthritis: a randomized clinical trial.
出典 [PMID]	JAMA. 2014 May 21; 311 (19): 1987-97. PMID: 24846036
P (Patient)	少なくとも 3 カ月以上の疼痛を有し，日常活動において中等度の障害があり，X 線写真によって確認された変形性股関節症を有する 50 歳以上の患者 102 人
E (Exposure)	12 週にわたって教育，指導，手技療法，自宅での運動，歩行支援などの理学療法（10 種類）を実施（49 人）
C (Comparison)	偽治療（効果のない超音波や不活性ゲルを使用）を実施（53 人）

O (Outcome)	13週目における疼痛スコア[*1]，および身体機能スコア[*2] の改善度 [*1]: visual analog scale：0 ～ 100 で表し数値が高いほど痛みが強い．臨床的意義のある差の最小値は 18 [*2]: Western Ontario and McMaster Universities Osteoarthritis Index：0 ～ 68 で表し数値が高いほど状態悪化．臨床的意義のある差の最小値は 6
追跡期間	36 週間
研究デザイン	2 重盲検ランダム化比較試験（被験者とアウトカム評価者が盲検化されている）
結果	疼痛スコア変化は偽治療群に比べて理学療法実施群の方が 6.9 ポイント改善度が小さい．また身体機能スコアは偽治療群に比べて理学療法実施群の方が 1.4 ポイント改善度が小さい
コメント	変形性股関節症に対して理学療法を実施するとむしろスコアの改善が低下するという衝撃的な結果である（ただし，臨床的意義は明確ではない）．

㉖ 腰痛や変形性関節症に対するアセトアミノフェンは効果がありますか？

論文タイトル	Efficacy and safety of paracetamol for spinal pain and osteoarthritis: systematic review and meta-analysis of randomised placebo controlled trials.
出典 [PMID]	BMJ. 2015 Mar 31; 350: h1225. PMID: 25828856
P (Patient)	背部痛（頸部痛または腰痛），変形性股関節症，変形性膝関節症の患者 5,366 人
E (Exposure)	アセトアミノフェンを投与（3,000 ～ 4,000mg/ 日）
C (Comparison)	プラセボの投与
O (Outcome)	痛み，身体障害スコア*，および生活の質 *個々の研究が提示していたスコアを変換して，どちらも症状なしが 0 点，最悪の症状がある場合を 100 点になるように調整．この調整スコアが 9 ポイント以上改善した場合を臨床的に意義のある変化と定義
追跡期間	短いもので 2 週間以内，長期なものでは 12 カ月以上
研究デザイン	ランダム化比較試験 13 研究のメタ分析

結果	いずれの追跡期間においても，アセトアミノフェンの投与はプラセボ投与群に対して統計的，臨床的に意義のあるスコア改善度は見られず． なお変形性股・膝関節症において，2 週間から 3 カ月以内でのアセトアミノフェンの投与は統計的には有意にスコア改善を示すが (-3.7 ポイント，95%信頼区間 -5.5 から -1.9)，臨床的には有意であるとはみなされない．
コメント	アセトアミノフェンの痛みに対する効果は限定的である．肝機能障害がアセトアミノフェン投与群で約 4 倍 (3.8 倍，95%信頼区間 1.9-7.4) 多く発生することから，少なくとも漫然と投与すべきではないものと考えられる．

㉗ 小児で Vapor rub の塗布は風邪の症状に効果がありますか？

論文タイトル	Vapor rub, petrolatum, and no treatment for children with nocturnal cough and cold symptoms.
出典 [PMID]	Pediatrics. 2010 Dec; 126 (6): 1092-9. PMID: 21059712
P (Patient)	上気道感染症による夜間の咳，鼻閉，睡眠障害が少なくとも 7 日間続いている 2 歳から 11 歳までの小児 138 人
E (Exposure)	vapor rub（ベポラップ）の塗布（44 人）やワセリンを胸部または頸部に塗布（47 人）
C (Comparison)	無治療（47 人）
O (Outcome)	咳，鼻閉，鼻漏，睡眠障害の改善度* * 6 つの項目からなる，1 点（軽度）〜 7（重度）点のスコア変化
追跡期間	両親の観察をベースに連続した 2 日間で調査
研究デザイン	2 重盲検ランダム化比較試験
結果	鼻漏の重症度を除くすべての項目において Vapor rub は無治療と比較して症状を改善
コメント	少なくとも，総合感冒薬を勧めるよりも，こういった局所外用薬を勧めた方が有害事象も少なく抑えられそうである（ただし，症状スコアの改善が，どの程度臨床的に意義があるものなのかについては記載なし）．

㉘ ハチミツは小児の咳に効果がありますか？

論文タイトル	Effect of honey, dextromethorphan, and no treatment on nocturnal cough and sleep quality for coughing children and their parents.
出典 [PMID]	Arch Pediatr Adolesc Med. 2007 Dec; 161（12）: 1140-6.PMID: 18056558
P (Patient)	上気道炎に伴う咳で小児科外来を受診した2〜18歳の小児（105人）
E (Exposure)	ハチミツ（35人）もしくはハチミツ味に矯味したデキストロメトルファン（33人）を就寝30分前に内服
C (Comparison)	無治療（37人）
O (Outcome)	咳症状，頻度スコアの改善度〔5つの項目からなる，0点（軽度）〜6（重度）点のスコア変化〕
追跡期間	7日以内
研究デザイン	ランダム化比較試験（ハチミツ，矯味したデキストロメトルファンを投与した群は2重盲検化されている）
結果	いずれの項目においても無治療群と比較してハチミツ投与群でスコアが有意に改善
コメント	医薬品だけではなく，食品でも感冒に対する咳症状に有効であったという貴重な報告（ただし，症状スコアの改善が，どの程度臨床的に意義があるものなのかについては記載なし）．

㉙ 成人の感染症後の咳嗽にモンテルカストは効果がありますか？

論文タイトル	Montelukast for postinfectious cough in adults: a double-blind randomised placebo-controlled trial.
出典 [PMID]	Lancet Respir Med. 2014 Jan; 2（1）: 35-43. PMID: 24461900
P (Patient)	感染症後2〜8週間咳が続いている16歳から49歳の非喫煙患者（276人）
E (Exposure)	モンテルカスト10mg/日の投与（137人）
C (Comparison)	プラセボの投与（139人）
O (Outcome)	2週と4週後の質問票を用いた咳特異的QOLスコア（3〜21ポイントで数値が高いほど良好）
追跡期間	4週間

研究デザイン	2 重盲検ランダム化比較試験
結果	2 週間後，4 週間後のいずれの咳特異的 QOL スコアにおいても，モンテルカスト投与群とプラセボ投与群でスコアの改善度は同等であった（ただし，どちらも臨床的に意義があるほどのものではない）．
コメント	日本でも喘息治療等に使われるモンテルカストですが，その効果が限定的というか，あまり期待できるほど高い鎮咳効果は有していないという印象である．

㉚ 慢性腎臓病ではコレステロールを下げた方がよいのでしょうか？

論文タイトル	The effects of lowering LDL cholesterol with simvastatin plus ezetimibe in patients with chronic kidney disease (Study of Heart and Renal Protection): a randomised placebo-controlled trial.
出典 [PMID]	Lancet. 2011 Jun 25; 377 (9784): 2181-92 [PMID: 21663949]
P (Patient)	40 歳以上の慢性腎疾患者（9,270 人，平均 62 歳，男性 62.5％，血清クレアチニン　男性：1.7mg/dL 以上，女性：1.5mg/dL 以上，3,023 人が透析中）
E (Exposure)	シンバスタチン 20mg/ 日とエゼチミブ 10mg/ 日を投与（4,650 人）
C (Comparison)	プラセボを投与（4,620 人）
O (Outcome)	初発の非致死的心筋梗塞，心臓死，脳卒中，血行再建術の複合アウトカム
追跡期間	中央値 4.9 年
研究デザイン	2 重盲検ランダム化比較試験
結果	複合アウトカムはシンバスタチン / エゼチミブ群 11·3％，プラセボ群％ 13·4％でシンバスタチン / エゼチミブ群で 17％少ない．ハザード比 0.83 [95 信頼区間 0.74-0.94]
コメント	研究デザインにやや問題があり（どういうふうに問題なのかは本文を読んで考えてみて下さい）．この結果のみでエゼチミブの効果を判断してはならないと思われる．

㉛ エゼチミブで心筋梗塞の再発は予防できるのでしょうか？

論文タイトル	IMPROVE-IT Investigators. Ezetimibe added to statin therapy after acute coronary syndromes.
出典［PMID］	N Engl J Med. 2015 Jun 18; 372（25）: 2387-97. PMID: 26039521
P（Patient）	50歳以上で急性冠症候群にて入院後10日以内の患者（18,144人，平均年齢は63.6歳，男性75.7％，平均体重83kg）
E（Exposure）	シンバスタチン40mgとエゼチミブ10mgの併用投与（9,067人）
C（Comparison）	シンバスタチン40mgとプラセボの投与（9,077人）
O（Outcome）	複合心血管イベント（心血管死亡，非致死的心筋梗塞，入院が必要な不安定狭心症，割り付け後少なくとも30日後の冠血行再建術，非致死的脳卒中）
追跡期間	中央値6年
研究デザイン	2重盲検ランダム化比較試験
結果	複合アウトカムはシンバスタチン／エゼチミブ群32.7％，シンバスタチン／プラセボ群34.7％とほぼ同等である．（ハザード比0.936［95％信頼区間0.89-0.99］）
コメント	統計的有意差こそついたものの，膨大な症例数と追跡期間を考慮すればその有意差に臨床的意義を見出すのは困難な印象である．

索 引

■ あ行

アウトカム	6
アウトカムの尺度	92
医学中央雑誌	37, 242
異質性	124
一次アウトカム	106, 107, 146, 201
一次情報	35
イベント発生率	93
医薬分業	252
医療人経験	22
因果関係の証明	78
インタビューフォーム	202
隠蔽化	104
後ろ向き	79
後ろ向きコホート研究	78, 79
栄養機能食品	179
疫学	52
エビデンスの適用	243
横断研究	56
オープンラベル	110
オッズ比	98

■ か行

介入研究	75
かかりつけ薬局	251
観察研究	75
感情的な壁	67
感度	38, 192
記述的研究	56
機能性表示食品	179
疑問のカテゴリー	44
疑問の定式化	40, 241
95%信頼区間	97
傾向スコアマッチング	80, 141
ケースコホート研究	90
研究デザイン	200
健康食品	179, 187
健康食品の安全性・有効性情報	185
検索エンジン	38
検索キーワード	38, 42
現実性の壁	65
検出力	145
原著論文	35, 37
交互作用	152
交絡	131
交絡因子	63, 80, 132
コクラン共同計画	69
ごちゃ混ぜバイアス	124
コホート研究	74
コホート内症例対照研究	90

■ さ行

雑誌	37
サブグループ解析	150
産業革命	33
産業化時代	33, 35
サンプルサイズ	144
恣意的な割付	104
システマティックレビュー	70
社会保障データベース	78
出版バイアス	121
準ランダム化	104
症候診断	190

抄読会	220
情報革命	33
情報化時代	33, 35
症例対照研究	82, 99
書籍	37
真のアウトカム	6, 11, 108, 200, 201, 214
製剤学	18
生態学的研究	56
絶対リスク減少率	94
前景疑問	3, 199, 241
全数調査	143
相対リスク減少率	94
ソフトエンドポイント	110

■ た行

対照群	62
対照群イベント発生率	94
対照試験	62
代用のアウトカム	6, 109, 200, 214
ダブルクォーテーション	38
致死率	58
中央割付	105
中央割付方式	104
治療群イベント発生率	94
治療必要数	96
追跡率	112
定式化	25
定量的	70
定量的アウトカム	93
特異度	38, 192
特定保健用食品	179

■ な行

ナチュラルメディシン・データベース	186
二次アウトカム	107, 146
二次情報	36
二値的なアウトカム	92

ネットワークメタ分析	155

■ は行

ハードエンドポイント	110
背景疑問	3, 10, 199
ハザード比	100
パブメド ID	116
ハンドサーチ	36
パンフレット	198, 201, 202
久山町研究	77
ひと続きの言葉で検索	38
批判的吟味	102
評価者バイアス	121
標本	143
標本調査	143
病名診断	191
広島・長崎原爆被爆者寿命調査	78
ファンネルプロット	122
フィルタを使った検索	47
封筒法	104
複合アウトカム	108, 113
ペコ	25
ペコット	30
保健機能食品制度	179
ボンフェローニ補正	150

■ ま行

マイナス検索	39
前向き	79
街の臨床疫学者	250
マッチング	89
メタ分析	68, 70, 72
4つのバイアス	115
10分で吟味するポイント	116
盲検化	109
網羅的	70
元論文バイアス	123

■ や行

薬物動態学	18
薬理学	18
有意差	96, 97
有病割合	58
4つのバイアス	115

■ ら行

ラッダイト運動	248
ランダム化	63, 103
ランダム化比較試験	62, 63, 72, 102, 110, 220
罹患率	58
臨床疑問	2, 210
臨床決断	191
臨床スクリプト形成	259
倫理的な壁	66

■ わ行

ワークシート	116
ワーストケースシナリオ	112

■ A

αエラー	145
absolute risk reduction (ARR)	94
AND 検索	38
Article types	47
assign	106

■ B

βエラー	145
Bonferroni 補正	150
Broad	45

■ C

χ^2 検定	96
Clinical Queries	41, 42, 44
clinical question (CQ)	210
clinical study categories	44
concealment	104
95% confidence interval (95% CI)	97
control event rate (CER)	94
critical appraisal	102

■ D

diagnosis	45
double-blind	109
Dynamed	37

■ E

EBM 型抄読会	204
EBM の 5 つのステップ	23
eligible	105
etiology	45
event rate	93
exclusion	105
experimental event rate (EER)	94

■ F・G

full analysis set	111
Funnel plot	122
Google	37, 38

■ H

hazard ratio (HR)	100
HbA1c	12
heterogeneity	124

■ I・J・L

I^2 統計量	125
inclusion	105
intervention	106
ITT (intention-to-treat) 解析	111
JACC Study	78
LQQTSFA	192

M

main outcome	106
masking	109
medical genetics	43
MEDLINE	46
MeSH	46

N

N of 1 RCT	66
Narrow	45
number needed to harm(NNH)	96
number needed to treat(NNT)	96

O

on treatment analysis	111
OR 検索	38

P

PECO	25, 40, 200, 222
共有	242
PECOT	30
per protocol set	111
PMID	116
primary endpoint	106
primary outcome	106
PROBE 法	110
prognosis	45
propensity score matching	80
prospective	79
PubMed	35, 37, 41, 221, 242
p 値	97

R

random	103
randomized	103
receive	106
relative risk reduction (RRR)	94
retrospective	79

S

Scope	45
Search Details	46
single citation matcher	49, 50, 221
SMART study	222
STOP-NIDDM trial	103

T

text availability	49
therapy	45

U

Up To Date	37, 242

■ 執筆者プロフィール

青島周一（あおしま しゅういち）
医療法人社団 徳仁会 中野病院

論文を読み続ける中で出会う"曖昧性"を重視しながら，薬剤師によるEBMスタイル診療支援に取り組んでいる．薬剤師のジャーナルクラブ（JJCLIP）共同主宰．2004年 城西大学薬学部卒．保険薬局勤務を経て2012年より現職．主な著書（共著）は「薬のデギュスタシオン（金芳堂）」「薬剤師研修ハンドブック 基礎編（南山堂）」．公式ブログは「思想的，疫学的，医療について（http://syuichiao.hatenadiary.com/）」

桑原秀徳（くわばら ひでのり）
医療法人せのがわ 瀬野川病院

基本理念は「薬を介して人を心から元気に」．EBMの実践と普及活動としての薬剤師のジャーナルクラブ「JJCLIP」共同主宰．1999年広島大学医学部総合薬学科卒業，2004年広島大学大学院医学系研究科博士課程修了，博士（薬学）．大学院生時代に非常勤で精神科病院薬剤師として勤めたことがきっかけで，以後精神科医療に従事し，2010年より日本病院薬剤師会が認定する精神科専門薬剤師．著書（共著）は「臨床精神薬学（南山堂）」，「精神科薬物療法トレーニングブック（じほう）」はじめ多数．公式ブログは「はぐれ薬剤師のココロ（http://blog.hidexp.net/）」

山本雅洋（やまもと まさひろ）
有限会社 はるか薬局 三条

薬という「モノ」を介して，ヒトに安全と安心という「コト」をお届けすることが信条．EBMへの興味と実践への渇望から「薬剤師のジャーナルクラブ（JJCLIP）」を発起し共同主宰．2008年名古屋市立大学薬学部製薬学科卒業．2012年名古屋大学大学院工学研究科博士前期課程修了．2014年より現職．エビデンスと戯れることが最近の一番の愉しみ．臨床における薬局と薬剤師の在り方を模索する毎日．公式ブログは「クスリのよろず屋「雅（Miyabi）」の見立て（http://pharmasahiro.hatenablog.com/）」

薬剤師のための医学論文活用ガイド
エビデンスを探して読んで行動するために必要なこと　　Ⓒ

発　行	2016 年 3 月 25 日　　1 版 1 刷
	2017 年 2 月 15 日　　1 版 2 刷

編　集　　薬剤師のジャーナルクラブ

発行者　　株式会社　中外医学社
　　　　　代表取締役　青木　　滋
　　　　　〒 162-0805　東京都新宿区矢来町 62
　　　　　電　　話　　(03) 3268-2701 (代)
　　　　　振替口座　　00190-1-98814 番

印刷・製本/有限会社祐光　　　　　＜HI・YI＞
ISBN978-4-498-07920-5　　　　　Printed in Japan
JCOPY　＜(社)出版者著作権管理機構 委託出版物＞

本書の無断複写は著作権法上での例外を除き禁じられています．
複写される場合は，そのつど事前に，(社)出版者著作権管理機構
(電話 03-3513-6969，FAX 03-3513-6979，e-mail: info@jcopy.
or.jp) の許諾を得てください．